基于知识图谱的在线健康社区
智慧服务研究

Research on Smart Service of
Online Health Community
Based on Knowledge Graph

翟姗姗　郑　路　著

科学出版社
北　京

内 容 简 介

作为健康大数据的重要组成，在线健康社区已成为用户反映其需求与认知并获取信息与情感支持的重要场所。然而，现有在线健康社区服务平台并未给用户医疗体验带来实质性突破，诸如用户需求理解精准度不高、资源组织序化程度较低、知识服务智慧化水平不足等问题严重制约其发展。一方面资源无序现象并未完全消除，难以为智慧化服务的应用需求提供有效支撑；另一方面缺乏与用户需求特征及领域资源特征相适配的系统化技术方案，语义化、精准化的智慧健康服务功能体系尚未形成。为解决上述问题，本书以用户需求为目标导向，以知识图谱为技术手段，探索在线健康社区智慧服务方案，旨在拓展知识图谱在知识服务场景中的应用能力，引导在线健康社区信息服务朝向智慧服务的变革与创新。

本书内容丰富，应用性强，可供信息组织与检索、信息资源管理、健康信息学等领域从事相关研究的专家学者及各院校相关专业师生参考使用。

图书在版编目（CIP）数据

基于知识图谱的在线健康社区智慧服务研究 / 翟姗姗，郑路著. — 北京：科学出版社，2023.11

ISBN 978-7-03-074545-3

Ⅰ. ①基… Ⅱ. ①翟… ②郑… Ⅲ. ①智能技术－应用－社区卫生服务－研究 Ⅳ. ①R197.1-39

中国国家版本馆 CIP 数据核字（2023）第 006587 号

责任编辑：阚 瑞 / 责任校对：胡小洁
责任印制：师艳茹 / 封面设计：迷底书装

科学出版社 出版
北京东黄城根北街 16 号
邮政编码：100717
http://www.sciencep.com

北京中石油彩色印刷有限责任公司 印刷
科学出版社发行 各地新华书店经销

*

2023 年 11 月第 一 版 开本：720×1 000 1/16
2023 年 11 月第一次印刷 印张：14
字数：280 000
定价：119.00 元
（如有印装质量问题，我社负责调换）

前　言

　　健康信息学作为图书情报学、医学信息学、公共管理等学科的交叉领域，近年来进入了蓬勃发展的阶段，在线健康社区资源开发与服务利用亦成为学术研究和产业实践的热点。随着生活水平的提高和健康意识的觉醒，大众对自身健康的关注度日渐提升，也对多样化、个性化的健康医疗服务产生了极大需求。相较于其他形态的互联网健康信息服务，在线健康社区具有交互性强、易用性强、时效性强、内容多样等优势，不仅是用户涉猎健康信息的重要渠道，也是用户表达健康需求、获取情感支持的重要场所。受此影响，在线健康社区近年来得到快速发展，涌现出论坛、博客、BBS、帖吧、在线问答平台等多种社区形态，并出现了一批代表性的在线健康社区专业门户，如丁香园论坛、医享网、爱爱医论坛、39健康网等，均为用户健康信息需求的满足提供了有效支持。

　　然而，种类繁多、内容丰富的在线健康社区服务平台并未给用户在线医疗体验带来实质性突破，在各类线上健康平台不断涌现的同时，仍存在一些因素严重制约着其在智慧健康领域的发展与应用，诸如用户需求理解的精准化程度不高、信息资源组织的序化程度较低、知识服务功能的智慧化水平不足等问题，一方面导致信息资源无序现象并未完全消除，难以为上层精准化、智慧化服务的应用需求提供有效支撑；另一方面缺乏与用户需求特征及资源特征相适应的系统化技术方案，语义化、智能化的智慧健康服务功能体系尚未形成。为解决上述问题，本书拟以用户需求为导向，引入知识图谱技术进行在线健康社区资源的知识组织，并在此基础上应用相关领域最新技术成果，从语义化分面检索、交互式智能问答、场景化智慧推荐方面重构在线健康社区的智慧服务体系，从而为在线健康信息服务的实践优化提供参考。基于此，本书所进行的研究工作主要可分为以下几个方面。

　　(1)对在线健康社区用户知识需求进行精细化识别并对其间的关联关系进行分析。在深入分析在线健康社区知识需求结构特征、内容特征及使用特征基础上，探索了基于 LDA 的用户健康知识需求识别方法，并对其进行聚类分析以获取知识需求主题簇；提出基于改进 Apriori 算法的在线健康社区用户健康知识需求的关联模型，通过计算特征词-特征词、特征词-主题、主题-主题簇、主题簇-主题簇间的关联强度，以揭示知识需求间的复杂关联关系。

　　(2)构建与在线健康社区资源特征与用户需求特征相适应的领域知识图谱。充分考虑在线健康社区资源的特殊性及用户知识需求的特质性，提出面向在线健康社区的医学知识图谱构建框架，在分析知识图谱中实体类型、实体间关系类型的基础上，按照知识图谱构建的一般流程，从知识抽取、知识融合、知识存储三个步骤，探索了面向在线健康社区的领域知识图谱系统化技术方案，旨在实现在线健康社区信息资源知识组织的语义化与高度序化。

(3)探索知识图谱应用于在线健康社区智慧服务的可行性与必要性，在分析在线健康社区实现知识组织与智慧服务需求基础上，构建了基于知识图谱的在线健康社区智慧服务体系整体架构，以基于知识图谱的语义化分面检索服务、交互式智能问答服务及场景化智慧推荐服务作为在线健康社区开展智慧服务的实施路径，并充分发挥知识图谱在应用中的巨大优势，对上述三种路径进行了具体方案探索，旨在扩大知识图谱应用能力与范围的同时，引导在线健康社区信息服务朝向智慧服务的转变。

(4)选择宫颈炎为疾病案例、选取39健康网为基础数据来源，开展基于领域知识图谱的典型健康智慧服务应用示范研究。依据上述研究所提出的研究方法与研究方案，实现用户宫颈炎相关知识需求的精细化揭示，构建宫颈炎领域知识图谱，并以39健康网作为应用背景实现其智慧服务的分面检索、智能问答及智慧推荐功能，以期验证本书提出的模型、方法、框架的可用性与先进性，亦是本书所作研究的落地实现。

综上，可系统归纳本书提出的核心观点。第一，用户健康知识需求是推动在线健康社区知识组织并实现其智慧服务的前提及目标导向。全面了解用户对健康信息的认知、需求及其行为模式，形成用户健康信息需求知识体系及语义网络，可为组织和管理在线健康社区知识内容、优化和创新知识服务模式提供支持，也是信息化背景下建设现代化健康医疗体系的重难点任务。第二，知识图谱是实现在线健康社区信息资源高度序化的有效途径，亦是突破传统知识服务模式的创新手段。在线健康社区资源组织的语义化程度不足，未能将社区内海量信息资源及相关实体形成语义清晰的关联网络，难以对上层精准化、智慧化服务的应用需求提供有效支撑，亟待实现诸如知识图谱这类高效知识组织工具的开发及其在健康知识组织中的深度应用。第三，智慧服务是信息服务与知识服务逐步发展的高级形态，亦是在线健康社区服务功能朝向智能化发展的必然趋势。大数据与网络环境下，在线健康社区的服务形态已不再局限于传统的文献服务、信息服务，数据异构、类型多样的在线健康社区服务平台，若欲为用户在线医疗体验带来实质性突破，仍需创新其资源呈现方式与知识服务模式。

总体来说，本书所实施的探索性研究，旨在解决在线健康社区资源组织与服务中的实际问题，为在线健康社区服务平台建设、机制设计等提供科学参考，推动其资源组织与服务朝向语义化、智慧化方向发展。

本书的研究得到湖北省社科基金一般项目(后期资助项目)"基于知识图谱的在线健康社区智慧服务研究"(HBSK2022YB358)及湖北省"青年拔尖人才培养计划"

的大力支持。在项目研究和本书撰写的过程中，夏立新教授、张进教授、熊回香教授、曹高辉教授、邓三鸿教授、许鑫教授、王雨露书记等众多专家悉心指导，提出了诸多宝贵意见和建议。国家社会科学基金重大项目"新时代我国文献信息资源保障体系重构研究"（19ZDA345）课题也给予了大力支持，感谢胡畔、郭致怡、查思羽、陈健瑶、龙存钰、王左戎、陈欢等研究生同学参与本书的制图与文字校对工作。

在项目研究与本书撰写过程中，尽管作者投入了大量时间与精力，付出了艰辛努力，但仍难免存在疏漏，恳请各位专家、同行批评指教。

作　者

2023 年 7 月

目　　录

第1章 绪　　论

健康信息学已经成为图情档学科广泛关注的重要领域，在线健康社区资源开发与服务利用也日益成为学术研究与产业实践的热点。本书聚焦基于知识图谱的在线健康社区智慧服务这一主题，从在线健康社区知识需求识别与分析、医学知识图谱构建、基于知识图谱的智慧服务体系架构等方面进行系统研究。本章首先阐述研究开展的背景与意义，之后梳理国内外研究现状，明确研究起点，并对研究框架、研究内容、研究方法与创新之处进行阐述。

1.1　研究背景与研究意义

在线健康社区是以交互性、社区化、共享性、知识性等为特点的网络时代的产物，其核心是由资源、用户和社区三个要素共同组成。本节主要针对上述三个核心要素，对全书的研究背景与研究意义进行阐述。

1.1.1　研究背景

2016 年发布的《"健康中国"2030 规划纲要》中指出"健康是促进人的全面发展的必然要求，是经济社会发展的基础条件。实现国民健康长寿，是国家富强、民族振兴的重要标志，也是全国各族人民的共同愿望"。在《中华人民共和国国民经济和社会发展第十四个五年规划和 2035 年远景目标纲要》中，进一步提出"把保障人民健康放在优先发展的战略位置……深入实施健康中国行动……为人民提供全方位全生命期健康服务"。不仅国家与政府部门在宏观层面对健康问题予以高度关注，且随着生活水平的提高和健康意识的觉醒，人民群众对自身健康的关注度也日渐提升，涌现出越来越强烈的健康信息需求，涵盖了疾病信息、诊疗信息、养生保健信息、营养信息等多个方面[1]。

健康信息获取中，尽管用户常用的渠道众多[2]，但在线健康社区(online health community)的重要性不言而喻。中国互联网络信息中心发布的报告显示，截至 2021 年 6 月，我国在线医疗用户规模达 2.39 亿，较 2020 年 12 月增长 2453 万，占网民整体的 23.7%[3]。这一方面是由于随着我国移动互联网的快速发展与移动智能终端的普及，各年龄段、各职业的用户均将(移动)互联网作为重要甚至最重要的健康信息获取渠道；另一方面，则是因为在线健康社区具有交互性强、易用性强、时效性强、内容多样等特点，除了能够满足用户的知识性信息获取外，还可以应对健康问题的情感支持，相较于其他形态的互联网健康信息服务具有独特的优势。

受此影响，在线健康社区近年来得到快速发展，涌现出论坛、博客、BBS、帖吧、在线问答平台、QQ 群组、微信与微博等多种社区形态，并建立了一批代表性的在线健康社区专门平台，如丁香园论坛、医享网、爱爱医论坛、39 健康网等。上述在线健康社区通过多种服务功能的集成为用户健康信息需求的满足提供了有效支持，进而为疾病治疗、日常护理、饮食控制、压力缓解等健康管理与应对措施的实施提供了较大帮助。

然而，在线健康社区在支持用户信息获取与交流互动方面的使用体验仍有待于进一步优化，基于智能问答的互动式知识服务欠缺或体验较差，导致信息获取服务的知识化水平不足，仍停留在资源获取层面；检索、导航服务的语义化、智能化水平不足，导致用户信息搜寻的效率有待提高；基于推荐的主动服务精准性较差，用户不感兴趣或无效推荐内容过多，导致用户仍面临较大的信息过载压力。究其原因，一方面是因为在线健康社区资源组织的语义化程度不足，未能将社区内海量信息资源及相关实体构建为语义清晰的关联网络，难以对上层精准化、智慧化服务的应用需求提供有效支撑；另一方面是由于服务功能的智慧化水平不足，未能结合自身资源特征及用户需求特征实现与大数据、人工智能技术的深度融合应用，尚未形成语义化、智能化、知识化的服务功能体系。因此，本书拟以用户需求为目标导向，引入知识图谱技术进行在线健康社区资源的知识组织，并在此基础上应用相关领域最新技术成果，从语义化分面检索、交互式智能问答、场景化智慧推荐方面重构在线健康社区的智慧服务体系，从而为在线健康信息服务的实践优化提供参考。

1.1.2　研究意义

开展基于知识图谱的在线健康社区智慧服务研究，不仅有助于信息组织、知识服务理论的发展与跨学科的交叉融合，也对各类在线健康社区资源组织与服务工作开展具有参考价值。

1. 理论意义

理论层面上，本书所进行的研究在在线健康社区用户知识需求识别及其关联分析、基于知识图谱的在线健康社区资源组织、面向在线健康社区的智慧服务体系构建等方面取得的理论成果，有助于信息组织与信息服务理论的深化。同时，研究推进中综合采用了情报学、医学、计算机科学与技术等相关学科的理论、工具和技术，有利于促进多学科的交叉融合。

(1) 学科发展与融合角度。消费者健康信息学作为图书情报学、医学信息学、公共管理等学科的交叉领域，近年来进入了蓬勃发展的阶段。研究过程中，综合采用了情报学中的信息需求、信息组织与信息服务理论，计算机科学中的自然语言处理、信息抽取、机器学习等理论与技术，用以解决健康信息资源管理中的信息组织与服务问题，实现了多学科理论、方法与技术的交叉应用，有助于促进跨学科的交流与融合。

（2）理论丰富与完善角度。立足于用户的健康知识需求，围绕在线健康社区多源异构资源的知识图谱建设展开了系统研究，在实现在线健康社区知识组织的基础上，设计了基于知识图谱的在线健康社区智慧服务架构，其研究成果有助于推动知识组织与服务理论、用户信息行为理论的进一步深化，对完善个人健康知识体系、提升在线健康社区知识服务质量均具有借鉴意义。

（3）方法优化与创新角度。提出了用户导向的医学知识图谱模式构建方法，设计了与在线健康社区资源相适应的知识抽取、知识融合、知识存储技术方案，其研究成果有利于优化领域知识图谱及大数据知识工程技术体系，发展健康信息学领域的研究方法体系，对领域知识图谱在智慧健康管理平台建设与在线健康社区大规模知识服务中的创新应用均具有指导意义。

2. 实践意义

在线健康社区资源组织与服务本身就是一个实践性较强的研究主题，其目标即是为各类在线健康社区及健康信息服务机构开展资源组织与服务工作提供理论指导和参考。因此，本书所做研究具有较强的实践意义。

（1）用户角度。通过对在线健康社区中用户交互信息的挖掘，实现用户细粒度知识需求精确识别及潜在关联关系揭示，能够更全面地掌握用户健康知识需求，引导在线健康社区知识组织与精准服务的实现。

（2）平台建设角度。本书开展的领域知识图谱构建、智慧服务方案设计等研究，有利于解决在线健康社区资源组织与服务中的实际问题，为在线健康社区服务平台建设、机制设计等提供科学参考，推动其资源组织与服务朝语义化、智慧化方向发展。

（3）国家健康事业发展角度。选择典型在线健康社区所开展实证研究的相关成果，能够应用于在线健康医疗服务、电子病历管理及智慧医疗等工作实践中，亦可为相关医疗和网络信息监管部门的制度建设提供思路。

1.2　国内外研究现状

近年来，国内外围绕健康信息管理与服务、在线健康社区、知识图谱均进行了多方面研究，从研究主题出发，关系较为密切的是在线健康社区知识管理与服务、知识图谱构建及其在健康领域的应用两个方面。因此，本节将围绕上述两个主题对相关研究成果进行梳理。

1.2.1 在线健康社区知识管理与服务研究现状

互联网通信技术的发展、人民群众健康意识的提升及 web2.0 平台开放性程度的提高大大丰富了健康信息的获取与利用途径，除了已有的线下官方与医疗机构，用户还可通过互联网来产生和获取健康信息。由此，涌现了一批以"以病患为中心的电子健康"为核心概念的在线健康社区[4]，如好大夫在线、丁香园论坛、春雨医生等[5]。相较于传统以医生为中心的医疗健康服务模式，在线健康社区用户能够通过网络针对健康或治疗等相关问题进行知识共享、专家咨询和成员交流。此外，在线健康社区不受时间、空间和地点的限制，较好地缓解了我国医疗健康资源总量有限、分布不均的现实问题。

1. 在线健康社区发展概况

社区的本质特征在于人群的共同性和联系性，即默认社区内的人群彼此之间是相互联系的，并具备某些共同特征。随着互联网和通信技术的飞速发展，社区的活动场所由线下的地域范围拓展至线上的网络范畴，随即产生了在线社区，如论坛、帖吧、微信群聊、IT 技术交流社区等。其中，体现健康医疗领域人群共同性和联系的社区即为在线健康社区。普通用户能够通过互联网分享健康医疗主题的相关知识，与社区内其他用户之间构建社交互助圈，社区管理与开发者则通过搭建信息互动交流平台提供医疗信息服务，从而提升大众健康水平、提高用户健康意识[6]。

伴随互联网和医疗健康领域的逐步渗透与深度融合，在线健康社区引起了国家和学界的广泛关注，国务院办公厅出台《关于促进"互联网+医疗健康"发展的意见》[7]，助推在线医疗发展。国内学者主要从社区用户、健康信息主题识别和社区服务三个维度开展在线健康社区的相关研究。在社区用户层面，在线健康社区的用户主要为医生和患者，用户可以通过内容生产、好友互动等行为与社区内其他用户建立用户关系网络[8]，探索信息搜寻行为、信息提供行为、知识共享行为、信息追踪行为等。在健康信息主题识别层面，多采用内容分析、人工统计标注的方法初步分析在线健康社区中信息主题内容，应用文本聚类算法、R 语言文本挖掘、LDA 主题模型等挖掘在线健康社区深层主题内容[9]。在社区服务层面，聚焦于社区服务的影响因素、服务优化与创新、信息服务三个方面，并构建社区服务模式和运行机制[10]。

国外对在线健康社区的关注相对细化，主要从在线健康社区医患交互、社会支持、用户参与行为研究和知识共享方面展开。在医患交互层面，注重医患交互行为、关系网络及医患信任，探索医院级别、医生资质、医患交流等行为的关联模式。在社会支持层面，挖掘物质支持、信息支持和情感支持对在线健康社区用户的影响机制。在用户参与行为层面，广泛关注在线健康社区用户的各类信息行为，包括信息搜寻行为、社交行为、经验分享行为、情感互动行为等。在知识共享层面，以用户间认知演化和知识共享的决策机制为重点[11]，关注如何借助在线社区服务平台，有效传递用户生产内容与知识资源，促进用户间建立广泛关联并自主解决相关问题。

在实际建设与发展中，在线健康社区作为用户问诊、咨询、交流的重要平台，在"互联网+医疗健康"蓬勃发展、民众健康意识逐步增强的现实情境下，为用户在线医疗体验带来切实便利和有益补充，所实施的基本服务手段主要包括以下四个方面。①在线咨询服务。可为医患建立在线会话，以问答形式获取所需的健康信息，为双方提供实时高效的沟通环境。②用户在线问诊隐私保障服务。问诊中所涉及的个人健康情况及档案，须经本人授权后，医生方可查和会诊，完成会诊后，可选择取消授权，实现与医生的轻松交谈。③用户档案信息更新服务。在线健康社区可以提供体检报告、病历资料在线同步管理，随时随地登录账号，即能查询下载，随时掌握健康动态，并对社区用户健康信息归档并定期评估，根据健康指标提醒用户采取用药、就医、饮食运动等治疗干预方案。④开放信息交流共享服务。社区支持用户在健康养生、康复经验、疾病症状、各类慢性病等话题的沟通和交流，扩充用户对可用性资讯或知识的吸收获取，同时鼓励医生同行之间的医学交流，加强多方合作和信息共享，打破领域信息和知识壁垒。然而，可以看出，上述四类服务仅停留于基本业务层面，仍未上升至知识服务层面。

2. 在线健康社区中的用户研究

在线健康社区作为在线社区的典型代表，用户能够通过该平台分享自己的病症详情、治疗方式及个人经验等，也可以咨询有丰富经验的相关领域专家，还可以与有相似经历的患者进行交流，拓宽健康知识和情感支持的获取途径。得益于在线健康社区的发展，用户从传统的"医生-患者"面对面咨询健康知识转变为"医生-患者""患者-患者""医生-医生"的多渠道在线交流模式。在该模式下用户作为社区的核心，从被动吸收健康知识逐渐变为知识传播者、共享者。当前，在线健康社区中的用户研究主要聚焦于两个方面，一是对用户健康信息需求及其关联关系的主题识别与关联挖掘，二是基于用户属性信息、用户行为信息等多个层面实现用户画像构建[12]。

在用户健康信息需求识别上，比较常见的是通过问卷调查法、访谈法、小组讨论、内容分析法对健康信息需求识别进行研究。Pier 等[13]聚焦于伴或不伴抑郁症的冠心病患者健康信息需求，通过研究发现最突出用户需求是情感支持类信息。同时，采用文本挖掘对健康信息需求进行识别的方法受到了广泛关注，熊回香等[14]比较分析国内外主要在线医疗社区的服务内容，提取其中用户群体的需求特征，并在优化通用疾病本体模型的基础上，构建了慢病知识服务模型；张海涛等[15]使用谱聚类方法抽取虚拟健康社区中的知识，帮助用户快速了解所需的知识主题及内容，为其提供有针对性的服务内容。在用户健康信息需求关联关系发现上，现有研究大多从词共现的角度来分析健康信息需求之间的关系。钱宇星等[16]使用 TextRank 及 TF-IDF 两种关键词抽取算法对老年在线社区内部的文本数据进行关键词抽取，通过词共现网络对该社区内部用户信息需求之间的关系进行研究，从而获取不同的需求类型之间呈现的错杂关系；曹树金等[17]构造了以中文社会化问答网站糖尿病相关提问文本为基础的共词网络，将用户信息需求的特征及演变以可视化的形式呈现，探索十年间用户表达的共性信息需求，以为其提供有针对性的精准服务。

用户画像的构建与应用上，国内外学术研究已取得了较多成果。目前，国外的相关研究聚焦于借助患有某单一疾病或健康问题患者的用户画像框架来构建和完善系统服务，Tavares 等收集用户个人资料和情境信息，通过构建面向听力障碍和耳聋患者的用户画像，从而为其提供无障碍服务[18]。Blanco 等利用一种提供患者准确信息的电子生态瞬时评估方法收集数据，从而构建以青少年临床样本为数据来源的用户画像[19]。Aalipour 等采用描述性、横断面研究方法处理问卷信息，以确定化学战受害者推荐系统中用户画像或用户电子健康记录的最小数据集[20]。而国内研究更关注于垂直类医疗网站用户画像的构建与应用。李岩等借助分词技术从基本信息、所在单位、评价信息三个维度构建医生用户画像，为医生评价和推荐提供指导[21]。佟金铎等采集网站患者数据，运用文本分析、机器学习等方法构建医疗患者用户画像，分析影响患者就医的影响因素[22]。姚华彦等构建了患者画像标签体系，其标签维度、标签内容及标签体系构建方法有助于对患者用户进行数字化描述[23]。

3. 在线健康社区知识组织与服务相关研究

伴随互联网通信技术和在线医疗的发展，用户会源源不断地在在线健康社区中产生健康信息，若无法对相关在线健康信息进行合理组织与管理，不仅会造成用户在线健康需求的发现困难，也不利于在线健康社区的长效发展。

知识组织方面，由于在线健康社区中多源异构的资源形态与多样化的交互方式，呈现出不同类型的组织结构和分布特征，需使用适当方法对其进行知识组织和知识管理。现有在线健康社区的知识组织方法主要包括基于信息主题内容的知识组织、基于用户关系网络的知识组织和基于用户需求的知识组织。①基于主题内容挖掘的知识组织方法，主要采用自然语言处理技术、文本挖掘技术、聚类算法等实现对在线健康社区信息的主题特征、热点话题、潜在价值分析。Lu 等[24]基于文档聚类对肺癌、乳腺癌和糖尿病三个在线健康社区进行主题检测，发现健康社区相关的热门话题主要包括症状、检查、药物、手术和并发症，且不同的疾病版块讨论的话题存在一定差异；司莉等[25]对糖尿病问答数据进行主题分析，发现用户对糖尿病的提问主题可以分为症状、并发症、诊断手段、治疗方法等七类，涵盖了糖尿病及其并发症的治疗。②基于用户关系网络的知识组织方法，一般根据用户行为关系构建可视化的用户联系和影响要素分析。张超等[26]对在线医生社区的关注关系网络进行研究，发现关注关系网络具有互惠性和传递性特征，用户的发帖数、社区等级、粉丝数、积分数等是形成关注网络的重要影响因素；吴江等发现同质性（如性别、地域或疾病类型等）是在线健康社区中用户交友的重要影响因素[27]。③基于用户需求的知识组织方法，即将用户视为知识的创造者、组织者与利用者，通过获取用户个性化信息需求、用户基本信息、用户兴趣偏好等，借助于本体、语义网等技术对资源进行筛选、分析与聚合。成全等[28]面向用户需求，集成多源在线健康社区信息，构建了多层次知识融合框架；施亦龙等[29]采用内容分析法对比了百度知道和雅虎问答的自闭症版块问答文本，分析获得中国与美国在线问答社区的自闭症版块用户的特征以及问答质量差异。

在知识服务方面，针对在线健康社区知识服务方面，集中于服务模式与服务质量研究，前者关注个性化、体验式等服务方式的探索，后者聚焦信息质量与服务效果评价问题。当前，在线健康社区知识服务方式已由传统的信息资源服务，逐步发展至智能化服务、智慧化服务，知识服务的实施路径呈现出多类型、多维度的特征，主要包括知识检索服务、个性化推荐服务等方式。①信息检索服务方面，为了提升在线健康社区中用户的检索效率与用户体验，相关学者提出了在线健康信息导航的新方案。翟姗姗等[30]结合用户关注健康信息主题与网络健康信息质量评价构建了网络健康信息分面类型框架，后续又基于知识图谱构建了慢性病健康社区的分面检索模型，并以自闭症吧的帖子数据实现了相应的原型系统；陈果等[31]提出一种适用于网络社区的分面导航体系构建方案，并使用丁香园心血管论坛为对象构建了分面导航体系，实现了相应的原型系统；傅泽平等[32]从现有医学主题词表和网络医学百科词条中抽取眼科领域概念术语，并采集丁香园眼科论坛数据进行眼科领域概念术语共现频次和共现强度分析，实现了对论坛帖信息资源的分面导航。②自动问答服务。与搜索引擎不同，问答系统能够直接回答使用者所提出的问题，而并非反馈一系列相关网页，是一种信息检索系统的高级形态，也是在线健康社区知识服务的常见手段，并能够在医疗健康这一限定领域中获取较好的使用效果。Terol[33]预先设置医疗方面的十类问题，通过 NLP 技术对问题进行分析形成逻辑表达式，在知识图谱中查找出对应的答案。Lee 等[34]基于概要提取和搜索技术开发了 MedQA 系统，可以回答定义内的医疗问题，返回与问题相关的段落。③个性化推荐服务。马费成等[35]构建了面向健康领域的知识管理和服务体系，而在其服务层中所创建的用户需求画像则是其知识推荐的重要环节。王凯等[36]以在线健康社区丁香园为例，基于模糊概念格建立多粒度用户细分模型，精准化定位用户的需求，从而实施基于用户多粒度画像的在线健康社区知识服务。Li 等[37]强调了用户动态行为在移动信息服务中的重要性，平台需要通过对用户类型的识别与分类，提供动态性的泛在服务以满足个性化和多样化的用户需求。较之于常见的信息推荐手段，场景化信息推荐则以场景为驱动的信息推荐策略，更加注重用户即时需求特征与在线健康社区的资源特征，是对基于情境进行知识推荐的深化和推广，能够为在线健康社区用户提供更为精准的推荐服务。当前，场景化信息推荐需要在高级情境中融入用户需求，围绕用户意图和行为展开，其内在逻辑是通过分析情境要素对用户信息行为的影响，识别出对用户信息行为起到关键作用的情境要素[38]，从而在具体推荐中，通过感知技术融入设备、环境、服务和资源等情境要素的方式优化推荐结果。

综上所述，现有关于在线健康社区知识管理与精准服务的研究已经取得较多学术成果，构成相对体系化的理论研究和方法实践。从理论研究层面而言，有关在线健康社区的研究主要围绕用户、信息和服务三大主题展开，而研究重心相对集中于社区用户，尤其是用户行为和用户关系的研究。从应用服务层面来看，服务实现主要以用户需求为指导，大数据环境和人工智能等信息技术为深入挖掘在线健康社区内用户显隐性需求、长短期需求提供了新的技术路径，为实现多源异构的健康信息有效融合、提供与用户需求相匹配的智慧服务提供了应用思路。但由于在线健康社区中存在大量专业性医疗知识，如何实现对多源异构在线健康信息的知识融合，降低用户精确检索的操作成本，优化用户信息需求对接服务，提升精准推荐服务效率，成为该领域亟待解决的问题，故尚需进一步拓展和深化在线健康社区中健康知识的抽取、组织、融合及服务方式的研究。

1.2.2　知识图谱及其应用现状

知识图谱的概念最早由谷歌公司于 2012 年提出，其本质是一个语义网，以图的形式描述目标数据，节点表示概念，边则表示概念的属性/关系。知识图谱的初衷是为了提升搜索引擎的能力，是应用、技术(含构建工具)与服务的统称，具体是指通过 IT 技术实现异构 web 信息语义化、关联化，最终形成基于 web 共享、实体级关联数据集知识库。伴随学界和业界的广泛关注，知识图谱相关研究与实践也日趋深入，目前已成为知识组织的重要工具。

1.　知识图谱相关概念

知识图谱是结构化的语义知识库，以符号形式描述物理世界中的概念及其相互关系。其基本组成单位是"实体-关系-实体"三元组，以及实体及其相关属性-值对，实体间通过关系相互联结，构成网状的知识结构[39]。用户不再以关键词作为检索入口，而是直面客观世界的实体，通过实体之间的关系体现实体之间语义关联。计算机通过三元组来理解用户的信息需求，而不是仅仅通过网页之间的跳转让用户自己甄别信息，从而使得语义搜索成为现实。同时，知识图谱能够直观地展示知识库中包含的所有实体，即以"图谱"形式展示知识库的全貌，方便用户随意取用和精准定位。

知识图谱的内涵包括三层。一是知识图谱与传统知识库的不同之处在于，将客观世界中的实体作为节点，而不是以字符串构成实体。其搭建了一个实体与语义关系的网络，便于用户与计算机能够处于同一个语义频道。计算机不再利用已有的规则和字典进行信息呈现，而是可以模拟用户思维进行信息获取并展现。因此，知识图谱是客观世界和符号世界的桥梁。二是，知识图谱构建于 web 之上，其建立依赖于 web 概念及其概念间的链接关系，通过这些关系的组合，将信息组织起来成为可被利用的知识，因此也可理解为覆盖于 web 的一种网络。三是，知识图谱能够改变现有的信息检索方式。基于知识的发现检索能够实现概念推理，同时概念之间的结构也可以通过图形化的形式展示给用户，形成结构化、系统性更强的知识，减少用户人工过滤检索结果的工作量。

2. 知识图谱构建的技术探索

知识图谱通过利用大数据、web 挖掘、图数据库、可视化等技术，对碎片化网络信息展开深入挖掘，从而实现语义关联网络的建立，是一种具有丰富知识存储、完善知识体系及推理机制的多层次、多粒度、开放动态的结构化知识库。目前知识图谱的相关理论和技术正依托本体库不断发展，该库的构建主要是基于概念及其相互关系，使用 OWL（及其数据模式、逻辑基础）形式化表示并形成本体概念层级体系，利用成型的本体库能够扩充并有效链接相关概念以提升知识关联能力[40]，基于实体和概念叠加增强知识自动推理能力[41]以挖掘隐性知识，最终提供基于实体及其关系的知识服务。

知识图谱的框架通常分为两类，一类从逻辑结构出发，另一类则从技术路线出发。逻辑结构是一种自顶而下的知识图谱框架，包括知识图谱的模式层和数据层。通过本体技术管理这些知识，构成知识图谱的模式层。数据层通过模式层来规范实体、实体属性、实体属性值及实体的类别，从而精简知识图谱，将物理世界中最客观的知识呈现出来。技术路线是自底而上的构建方式，主要探讨面对开放领域或者垂直领域的海量数据，如何通过技术手段不断迭代，最终形成知识图谱，即通过自动或者半自动技术实现对原始数据的直接处理，通过知识抽取、知识融合的反复循环，从原始数据中将知识提取出来，识别实体、实体关系、属性、属性值信息，从而构建一个可以映射客观世界的实体网络。

知识图谱的构建过程通常包含知识表示、知识抽取、知识融合与图谱质量控制四个层面。①知识表示是对知识进行描述的一种形式，通过采用相关信息技术实现对海量信息资源的结构化处理，使得信息资源向结构化数据转换。前期知识表示多采用 XML（可扩展标记语言）、RDF（resource description framework）、RDFs（RDF schema）、OWL（web ontology language）、URI（uniform resource identifier）等描述语言[42]，随后基于深度学习的知识表示学习逐渐兴起并得到广泛关注。这一技术方案突破以往对知识实体语义关系挖掘的桎梏，能有效实现对实体、复杂语义关系的表示[43]。②知识抽取是构建知识图谱过程中的关键技术之一，通过知识抽取获取的实体和关系、属性构成最基本三元组，能够体现信息中的客观知识和语义关系，主要涉及实体抽取、关系抽取、属性抽取等方面。实体抽取主要解决如何从文本数据集中自动识别出实体，并保证识别出的实体质量。关系抽取是根据文本中的语料确定实体之间的关联，通过实体关系将实现实体间的链接。例如，Alan 等[44]采用 N 元关系模型对 OIE 系统进行了改进，提出 KRAKEN 模型，实现了对原有实体关系的有效扩充。属性抽取则是寻找实体与属性值之间的关系。DBPEDIA 是世界最庞大的多领域本体知识库之一，其利用属性抽取技术从 wikipedia 网页信息框中抽取超过 458 万个实体和超过 30 亿条实体关系信息，构建了 wikipedia 之上的知识网络，为 wikipedia 中知识检索和知识利用提供便利条件[45]。③知识融合是精简知识图谱、完善知识图谱体系和控制知识图谱质量的关键部分，大致涉及实体链接和共指消解等方面。实体链接是通过计算候选实体与知识库中实体的相似度来确定两个实体是否能形成映射，进而确定两个实体之间的链接关系。共指消解即对于语料中多个候选实体在语义层面与知识库中某一个实体表达一致，只要将多个候选实体合并到知识库中对应实体即可。BEAN 等[46]通过从原始语料中抽取实体上下文模式信息，应用 DEMPSTER SHAFER 概率模型对实体模式进行建模，发现其在恐怖主义数据集和路透社自然灾害新闻数据集上分别取得了 76% 和 87% 的共指消解准确率。④图谱质量控制常伴随于知识抽取或知识融合阶段，通过对抽取或融合的结果进行置信评估，保留评估结果较好的知识样本，剔除低质量知识样本，从而优化知识抽取效果，提升知识融合效率，增强知识图谱质量。Qin 等[47]采用深度强化学习技术自动识别假阳性知识关系，通过将假阳性知识样本负向加入训练数据集，有效提升了数据样本质量，增强了知识样本关系抽取效果。Feng 等[48]根据其构建的基于噪声数据的句子级关系分类模型，采用关系分类器对高质量知识样本进行约束训练学习，对高质量知识样本实施分类，有效提升了知识样本与关系分类的质量。

3. 知识图谱在健康信息领域的应用研究

知识图谱在健康信息领域的应用研究或聚焦于特定疾病或侧重于某一应用情境。针对某特定疾病，廖开际等[49]综合利用 BiLSTM、CRF、BiGRU 等深度学习模型对医疗社区文本进行实体识别及关系抽取研究，最后以乳腺癌数据为例构建了乳腺癌知识图谱；杨佳琦[50]采用 BERT-BiLSTM-CRF 模型进行命名实体识别，构建了包含 15 个实体、多种关系的糖尿病医学知识图谱；奥德玛等[51]使用自然语言处理与文本挖掘技术，参考国际医学标准术语集、多源异构的临床相关资源等，研发了中文医学知识图谱 CMeKG1.0。

而在知识图谱应用情境的选择上，主要集中于辅助决策、医疗搜索引擎和医疗问答等方面。在辅助决策上，聂莉莉等[52]通过自然语言方法构建了基于"疾病-症候-特征"结构模型的医学诊断知识图谱，并将其运用到临床决策支持系统中，提高了传统知识图谱的效率与疾病诊断正确率；Jayaraman 等[53]基于知识图谱所构建的药物效应表示和推理模型，可使医生和护理人员获取关于药物副作用的动态信息，从而避免了因人工解释而造成的错误；Pham 等[54]结合医学领域知识、Pearson 相关性和语义关系建立了一个用于预测患者健康状况的诊断分类模型，实验结果表明，该模型优于基线模型，可提高疾病诊断的准确率，辅助医学从业者做出正确预测与判断。在医疗搜索引擎方面，梅祎等[55]提出了一种基于本体的疾病关联搜索方法，建立涵盖基因、表型、药物、文献等数据之间的异构网络，设计关联搜索算法测评节点与关键词间的每条路径，得到最高评分的路径就是该节点的最终得分，由此识别节点间的关联关系；贾李蓉等[56]构建了一个中医药知识图谱，通过在检索系统嵌入"知识卡片""知识地图"，将中医药概念可视化，让用户可选择其中的概念辅助查询或搜索；Beyer 等[57]提出一种在 GIS 环境中将经过地理编码的健康信息与社区的地理信息相链接的方法，在爱荷华州使用该方法创建大肠癌地图并进行实验，结果表明，参与者可以在特定地理范围内直接与健康信息进行交互。针对医疗问答，李贺等[58]构建了基于疾病知识图谱的自动化问答系统，该系统回答与新型冠状病毒感染相关疾病问题的平均准确率达到了 86%；Shen 等[59]提出的双向长短记忆模型，基于医学知识图谱进行知识表征学习，提高了医疗问答的准确性；王继伟等[60]实现了基于中文医疗知识图谱的智能问答系统，该系统的回答准确率达到 90.7%，为用户快速准确地提供问题答案。

总体而言，知识图谱是一种高效的知识组织工具，其主要构建环节包括知识表示、知识抽取、知识融合与图谱质量控制等方面，涉及自然语言处理、深度学习、认知计算、机器学习等关键技术。其不仅能有效识别相关的医学实体及关系，发掘其中蕴含的显性与隐性知识，还能实现对多源异构在线健康信息的知识组织，为在线健康社区知识服务的开展提供必要的数据基础与应用场景。然而，当前健康信息领域中，依旧呈现知识图谱覆盖面不全、应用场景不明、使用效果不佳等问题，故如何针对在线健康社区资源特征与用户需求特征，构建大规模领域知识图谱，从而提高在线健康社区知识服务效率，是该领域亟待解决的问题。

1.2.3　研究述评

综上，有关在线健康社区知识管理与服务、知识图谱构建及其在健康领域的应用研究均取得了丰硕成果。围绕前者，国内外学者均认为在线健康社区应向服务精准化、智慧化方向发展，并聚焦在线健康社区分面检索、用户画像、信息推荐等进行了实现方案研究，但受资源组织语义化程度较低的制约，服务的精准化、智慧化水平仍有待进一步提升；围绕后者，形成了较为成熟的知识图谱构建流程与通用技术方案，并在包括医学、健康在内的多个领域进行了初步应用研究与实践，验证了知识图谱在提升服务智能化水平中的重要作用，并能为本书的研究开展提供技术思路参考，然而针对在线健康社区这一特定应用领域，系统化的知识图谱技术方案探索还较少。总体来说，当前研究还存在着进一步突破的空间。

(1) 动态化问题。用户生成内容及其行为数据具有动态性特征，致使知识化的用户需求存在极强的时变与演化问题，亟待加强对用户动态知识需求的细粒度识别能力及复杂关联关系的精细化揭示能力。然而传统的知识工程较少考虑知识的演化特征，导致大多以数据为驱动的在线健康社区知识组织与服务目标性与针对性不强。总体来说，针对在线健康社区用户动态知识需求识别与关联关系挖掘的研究范式还有待进一步提炼与完善。

(2) "量-质-序"问题。从数据类型来看，海量在线健康信息资源包括结构化、半结构化和非结构化数据；从数据来源来看，海量健康数据分布于一个个独立的在线健康社区平台中，因此动态变化的数据间存在语义缺失、一致性不符和数据冗余等质量问题；从应用角度来看，海量在线健康数据必然造成"数据迷航"与"信息过载"。故在线健康信息资源具体呈现出海量、多源、异构的表征。知识图谱作为一种以语义网为基础的新型海量知识管理和服务模式，能够在实现知识语义化与有序化基础上提供开放的数据获取和知识服务，但目前仍缺乏与特定领域资源特征及用户需求特征相适应的知识图谱系统化技术方案，极大地限制了在线健康社区信息资源的量-质转化与高度序化。

(3) 精准化问题。当前在线健康社区智慧化服务的开展与推广仍面临着巨大的挑战，一方面用户健康知识需求不明确，导致智慧服务存在着较大的盲目性。另一方面，既缺乏具体的智慧服务应用场景与应用领域，也缺乏针对用户需求变更、领域知识流变等问题的精准服务策略。在健康信息领域，尚未形成通用性较强、系统性较高的智慧服务体系，服务实施路径有待进一步明确，服务的精准化、智能化水平仍有待进一步提升。

综上所述，本书将根据在线健康社区资源特征及用户知识需求特征，从结构化、半结构化、非结构化数据源中获取海量的健康数据，对其实施知识抽取、知识融合、知识存储，构建面向海量、异构、多源在线健康社区信息资源的高质知识图谱，并结合其典型应用领域探索在线健康社区知识服务实施路径，最终为用户提供智慧健康知识服务。

1.3　研究框架

在分析研究背景、意义和国内外研究现状的基础上，本节拟围绕基于知识图谱的在线健康社区智慧服务研究框架进行设计，技术路线、研究内容及研究方法阐述如下。

1.3.1　技术路线

本书以在线健康社区为研究对象，以用户知识需求为目标导向，探索特定领域知识图谱构建方法及其应用于在线健康社区智慧服务中的系统化技术方案，在一定程度上解决在线健康社区中存在的用户需求理解精准度不高、资源组织序化程度较低、知识服务智慧化水平不足等问题，旨在全面提升在线健康社区知识服务的智慧化水平与精准化程度。为达到上述总体研究目标，需分别从"用户-资源-平台"三个方面实现以下具体目标。

本书遵循"研究对象—>现状分析—>科研问题—>理论依据—>研究目标—>方案探索—>实证研究—>研究总结"的思路展开(图 1.1)。首先，明确研究对象即在

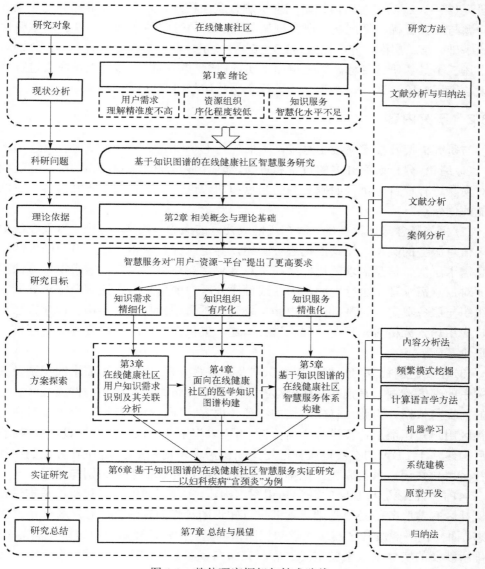

图 1.1 整体研究框架与技术路线

线健康社区；其次，对当前在线健康社区建设与发展中存在的关键问题进行现状分析，以明确研究的科研问题即基于知识图谱的在线健康社区智慧服务；接着，对相关概念与理论基础进行归纳，为研究提供必要理论支持；然后，依据研究目标进行具体的方案探索；最后，进行上述方案的实证研究与应用示范，并对研究工作进行总结与展望。

基于此，将研究内容划分为三个研究层面，由浅入深开展研究。第一层面，基础研究(第 1、2 章)。对国内外研究现状进行全面梳理，分析当前研究不足并凝练科研问题与研究目标，据此制定研究框架与方法。同时归纳本书所涉及的基本概念与理论基础。第二层面，方案探索(第 3～5 章)。亦为本书的核心研究内容，分别对应于上述三个具体研究目标。第三层面，实证研究(第 6 章)。即对上述成果进行系统实现与应用检验。最后，在第 7 章进行全文总结与研究展望。

1.3.2　研究内容

与研究框架及技术路线相对应，本书包括七个研究章节，各章内容概述如下。

(1)绪论。分析研究开展的背景和意义，调研国内外相关领域的研究与实践现状，并对现状进行评价分析，明确研究的起点和切入点，提出并确立研究内容、方法和可能的创新点。

(2)相关概念与理论基础。对在线健康社区的概念、类型、特征，以及在线健康社区信息服务的类型、模式演化进行阐述，界定研究对象相关核心概念的内涵；从信息需求层次、信息需求语境模型、信息需求状态与类型及信息需求挖掘方法四个方面对信息需求理论进行说明，为在线健康社区中的用户需求挖掘及需求导向的资源组织与服务奠定理论基础；从内涵与外延、逻辑结构与技术架构、构建方法与技术、应用场景分析对知识图谱理论进行阐述，提供在线健康社区资源知识图谱构建的理论基础。

(3)在线健康社区用户知识需求识别及其关联分析。用户知识需求的识别及其关联关系的深度挖掘，是推动在线健康社区知识高效组织、实现在线健康社区智慧服务的前提与依据。为此，首先从结构特征、内容特征与使用特征三个维度对在线健康社区用户知识需求特征进行全面分析，为需求识别及关联分析方法设计提供指导；之后构建基于 LDA 的在线健康社区用户知识需求识别和基于 Apriori 算法的在线健康社区用户知识需求关联关系挖掘模型，实现用户知识需求的识别与关联。

(4)面向在线健康社区的医学知识图谱构建。实现资源的语义化组织是推进在线健康社区智慧服务的必要基础，本书拟以知识图谱作为在线健康社区资源语义组织形态，面向在线健康社区实现医学知识图谱构建。首先开展知识图谱模式框架设计，明确所涉及的实体及关系类型；之后研究面向多源数据的医学知识抽取方法、多层次知识融合模式与实现方法及基于图数据库的存储方法，形成系统的技术实现方案。

(5)基于知识图谱的在线健康社区智慧服务体系构建。立足于用户健康知识需求及所构建的在线健康社区医学知识图谱,进行在线健康社区智慧服务体系框架构建,并围绕检索、问答与推荐三类智慧服务方式,分别开展技术实现方案研究,形成基于知识图谱的在线健康社区分面检索、基于知识图谱的在线健康社区智能问答及融合知识图谱与用户画像的在线健康社区场景化推荐技术模型,实现健康知识服务的语义化、精准化、智能化目标。

(6)基于知识图谱的在线健康社区智慧服务实证研究。为验证所提出的方案与方法的合理性,本书以宫颈炎为疾病案例,39 健康网为基本数据来源开展实证研究。对 39 健康网中的宫颈炎相关问诊数据进行用户知识需求识别与关联关系分析,构建用户对宫颈炎知识需求的语义关联网络;对 39 健康网中多源异构数据实施知识抽取、知识融合任务,并借助于 Neo4j 构建宫颈炎疾病知识图谱;基于所识别的细粒度知识需求及构建的知识图谱,实现 39 健康网中语义化分面检索、智能化问答及场景化推荐三类智慧服务方式。

(7)总结与展望。对本书研究工作进行归纳与总结,提炼研究过程中的核心学术观点,并对相应的未尽事宜进行探讨和展望。

1.3.3 研究方法

本书研究的主题交叉性较强,涉及计算机科学学科、健康信息学和情报学等领域,具有较强的实践特性。根据研究要求,采用多学科方法围绕关键问题进行研究,主要采用的研究方法包括以下五种。

(1)文献述评法。通过对国内外相关研究主题的文献进行调研,了解目前国内外关于在线健康信息资源组织与服务的研究和实践发展现状,对理论探索和实践发展情况进行归纳总结,以此明确本书研究的科学问题,并制定研究方案。

(2)内容分析法。通过选择典型在线健康社区,并采集社区发帖标题、主帖内容、跟帖回复作为基础数据,采用内容分析法从兴趣偏好、参与内容和行为类型的维度,对在线健康社区的用户需求内容特征进行分析。

(3)频繁模式挖掘方法。采用 Apriori 这一经典的频繁模式挖掘算法对在线健康社区中用户需求间的关联关系进行识别,探究不同健康知识需求之间的内在关联。

(4)计算语言学与机器学习方法。采用词法分析、BIO 序列标注等计算语言学的方法进行自然语言的分析与处理,在此基础上采用 LDA、规则匹配、条件随机场、双向长短时记忆网络、注意力机制、嵌入学习等机器学习方法进行技术模型构建,从而实现在线健康社区用户需求识别、知识图谱方案与智慧服务模型的构建。

(5)实验与实证方法。本书所进行的研究包含大量技术方案的探索,需借助实验进行最佳技术方案的确定。同时,拟以典型在线健康社区为实证对象,从实际情况出发，进行用户需求识别与关联、知识图谱构建、智慧服务实现，用于验证、修正和完善所提出的理论模型与技术方案。

1.4　研究特色与创新之处

从学术思想上，本书以用户知识需求为导向，以知识图谱为技术方法，以知识组织与服务过程为手段，以期提供高度集成、实时高效、开放互联的在线健康社区知识服务；从学术观点上，探索面向在线健康社区的知识图谱构建方案，并发挥其语义化组织与开发式并举的优势，以适应特定的智慧服务场景；在研究方法选用上强调定性研究与定量研究方法的结合，同时注重对其他学科研究方法的借鉴与融合，并以问题为导向进行研究方法的规范应用。基于上述研究特色，本书的创新之处主要表现在以下三个方面。

(1)针对用户知识需求及其关联关系揭示精细化程度不高的问题，提出基于改进Apriori 算法的用户健康知识需求关联关系模型。当前有关用户信息需求识别的研究，大多仅采用较传统的问卷访谈和内容分析方法，且鲜少涉及对识别后的信息需求进行更深层的关联分析与关系发现，缺乏对用户知识需求的精细化洞察，直接影响了用户需求与知识服务间的精准匹配。为解决上述问题，本书基于 LDA 模型提取用户健康知识需求并进行主题簇识别，在界定知识需求间关联关系类型的基础上，利用改进后的 Apriori 算法构建用户健康知识需求关联关系模型。较之基于共词分析识别知识需求关联的方法，该模型借助支持度与置信度量化特征词间的关联强度，并基于关联规则度量健康知识需求间不同类型的关联关系，将用户属性、交互内容与交互行为视为一个有机整体，不仅可对动态知识需求进行精准描述，亦可揭示不同粒度知识需求间的强化语义关系与复杂关联，为后续构建面向在线健康社区的知识图谱及实施在线健康社区智慧服务提供指导。

(2)为解决健康知识组织序化程度不高的问题，提出与在线健康社区资源特征及用户需求特征相适应的领域知识图谱构建方案。当前医学领域的知识图谱构建主要面向结构化、半结构化与非结构化文本直接进行，缺乏明确、合理的用户导向，且大部分知识图谱虽在实体数量上规模庞大，但大多实体缺乏相应的结构化信息描述与语义化关系界定。针对上述问题，本书根据用户知识需求，对知识图谱实体类型与关系类型进行划分，并以此为依据，按照"知识抽取-知识融合-知识存储"基本流程，构建与资源特征及用户需求特征相适应的领域知识图谱。较之传统医学知识图谱，本书所构建的领域知识图谱，一方面有效聚合了多源数据信息，可从结构化、半结构化文本中获取大量数据层面的知识，尤其是实体信息，亦能从非结构化文本中获取用于填充数据层面的信息(属性值)，实现实体、关系与属性的融合。另一方面，图谱构建目标性明确，借助于用户知识需求与外部知识库，完成新实体/关系的识别与发现及因果链条补全,旨在提升知识图谱质量以达到在线健康社区知识高度序化的目标。

(3)为拓展知识图谱在知识服务中的应用能力与范围,提升在线健康社区知识服务的精准化程度,提出集成语义化分面检索、交互式智能问答、场景化智慧推荐的在线健康社区智慧服务体系,探测知识图谱应用与智慧服务实施的最佳适配场景。当前在线健康社区所提供的信息服务存在方式单一、集成度较低、个性化程度不高等问题,诸如用户主动获取信息时面临的导航方式不清晰、语词理解混淆等困难,面向用户进行信息推送时存在的数据稀疏、冷启动等共性问题,均成为在线健康社区服务效果不佳的重要原因。针对上述问题,本书提出基于知识图谱实现在线健康社区智慧服务的解决方案,在深入分析在线健康社区开展知识组织与智慧服务需求的基础上,构建基于知识图谱的在线健康社区智慧服务架构,制定了实现其智慧服务的三条路径即语义化分面检索、交互式智能问答、场景化智慧推荐。所构建的在线健康社区智慧服务体系,一方面,借助知识图谱在系统呈现知识、知识关联与知识体系方面的巨大优势,推动在线健康社区信息资源向知识资源的转化,实现在线健康社区知识组织高度序化;另一方面,集成语义检索、自动问答、个性化推荐等知识图谱的典型应用领域,拓展医学知识图谱在在线健康社区中的深度应用,引导在线健康社区信息服务朝向智慧服务的变革与创新。

第 2 章　相关概念与理论基础

本章从在线健康社区信息服务、用户信息需求理论和知识图谱相关理论三个方面展开相关概念与理论基础的文献梳理。首先对在线健康社区的概念与类型进行辨析，并从内涵与特征、服务类型与内容、模式及演进多个角度对于在线健康社区信息服务相关理论进行总结；而后针对用户信息需求理论进行梳理，具体包括信息需求语境模型、信息需求状态与类型及信息需求挖掘方法分析。最后对知识图谱相关理论进行了归纳，具体涉及知识图谱的内涵与外延、逻辑结构与技术架构、构建方法与技术及应用场景分析。

2.1　在线健康社区信息服务概述

健康问题是人类社会经久不衰的热点话题，伴随着互联网通信技术的发展、民众健康意识的提升及 web2.0 平台开放性程度的提高，健康信息已不再局限于现实生活的实体卫生机构中，而是在互联网中大规模地产生并进入到用户的日常生活中。作为医疗健康行业与互联网平台结合的全新展现形式，在线健康社区为不同类型的用户提供了病情交流、获取专业帮助等相关服务。本节从在线健康社区的概念与类型切入，梳理在线健康社区信息服务的内涵与特征、服务类型与内容，最后对信息服务、知识服务及智慧服务的演化历程进行分析。

2.1.1　在线健康社区的概念与类型

在线社区是指通过互联网等电子媒介而形成的社交网络[61]，这与开源社区、虚拟社区、网络社区、数字社区等的概念类似。在线社区的成员们通过社交平台聚集在一起，可以围绕共同感兴趣的话题相互交流，建立某种社交关系，并对所属小组具有归属感。2014 年后，"互联网+医疗"的平台不断涌现，在线健康社区也逐渐融入到人们的日常生活中。迄今为止，国内外不同领域的专家学者对于在线健康社区提出了不同的定义。Demiris 从在线健康社区的服务对象出发，提出在线健康社区是以患者为中心的互联网社区，其建设核心旨在解决平台用户的相关问题[62]。Yan 从在线健康社区的呈现形式出发，将在线健康社区平台归纳为社交媒体的一种，平台注册用户可以在平台上获取或分享相关康复信息和经验[63]。部分学者选择从在线健康社区的参与主体出发，将在线健康社区视为一种健康生态系统，参与其建设过程中的医生、患者及医院等实体机构均为该生态系统内的重要组成部分，而日益成熟的信息技术则是搭建整个生态系统的桥梁[64]。李莹莹则从信息技术的视角出发，认为在线健康社区即为技术的衍生产物，其目标旨在借助信息技术对各类健康信息资源进行有效整合，从而最大程度提升信息及其他人力物力资源的利用效率[65]。

根据不同参与主体间构成的多种交流情境，在线健康社区可分为医生交流、患者交流、医患交流三种类型[66]。其中，医生交流社区的主要用户为医护工作人员，更侧重于为健康工作者提供专业的学习交流平台，同时为医学专业的学生提供学习临床经验的场所；患者交流社区的主要服务对象则为疾病患者，他们可通过主动分享自己的疗愈经历或获取他人的治疗经验，来获得群体认同感和归属感；而医患交流社区的出现则为医生和患者之间提供了一个在线交流平台，也是当前最为常见的在线健康社区类型。在该社区中，患者可在特定的场景下打破时间和空间的局限性，实现更为高效的在线问诊及病情诊断。

根据应用类型的差异性，在线健康社区可分为在线社区与服务平台两种类型。在线社区即就某一话题进行相互交流、经验分享，普遍出现在"医生-医生""患者-患者"之间，具有代表性的是丁香园论坛、爱爱医论坛等。服务平台即在线问答平台，用户提出问题，权威/专家(一般是拥有营业执照的医疗工作者)进行解答，实现患者和医生间的交流服务，主要作用于医生与患者之间，如 39 健康网、春雨医生等。

根据组织形式的不同，在线健康社区可分为垂直型在线健康社区、综合类社区中的健康信息专业版块和即时通信群组。垂直型在线健康社区中的信息通常与医疗健康类主题密切相关，以医疗和保健内容为主组织信息的同时参考疾病类型进行分类，如甜蜜家园论坛、好大夫在线。综合类社区中的健康信息专业版块，如百度帖吧中各类医疗健康专区、新浪网内的新浪健康等。即时通信群组则包括以健康信息交流为目的而组建的 QQ 群组和微信。

2.1.2　在线健康社区信息服务的内涵与特征

在线健康社区信息服务主要是指包括患者和健康工作者在内的参与主体利用信息技术进行交互，从而提供或获取相关信息资源的过程。常见的在线健康社区信息服务包括但不限于网络沟通交流、个人健康信息档案建立、信息咨询等。当前在线健康社区信息服务主要呈现实用性强、传播范围广和用户信任度高的特征。

(1)实用性强。在线健康社区的信息服务质量是用户使用感受的关键影响因素之一，也是此类社区在市场中提升竞争力的关键要素。对于在线健康社区的用户而言，社区所提供的信息服务实用价值越高，用户对于该在线健康社区的使用意愿越强，用户黏度也会有所提升。相反，当社区所提供的信息服务出现包括界面用户友好性较差等实用性不强的情况时，已有的注册用户会趋向于选择其他同类型社区，进而造成在线健康社区用户流失率高，甚至是平台的存续问题。

(2)传播范围广。广泛的用户群体是在线健康社区得以持续发展的根本。社区用户间的分享行为一方面为在线健康社区提供了更为丰富的健康信息资源,另一方面根据社会认同理论,用户对于社区的宣传会在一定程度上提升企业形象和服务质量。广泛的传播范围意味着更广泛的用户群体和更高的用户参与度。因此,传播范围广也是在线健康社区优质服务质量的重要表现之一。

(3)用户信任度高。与其他类型的在线交流社区不同,在线健康社区中涉及的内容存在较为敏感的个人健康信息。随着用户信息安全意识的日益加强,用户对于在线健康社区的依赖程度与用户对其服务的信任程度密切相关,用户更倾向于使用其信任的社区进行信息交流或咨询等行为。基于此,发展较为成熟的在线健康社区往往拥有相对稳定的用户群体,这类用户群体对于平台所提供的服务通常持以信任态度。

2.1.3　在线健康社区信息服务类型与内容

从在线健康社区应用层面来看,根据在线健康社区服务内容、交互方式、增值服务和社区参与者的不同,信息服务类型可以划分为诊疗服务类、资讯服务类及交互服务类三种主要类型(表 2.1)。

表 2.1　在线健康社区信息服务内容类型

	诊疗服务类	资讯服务类	交互服务类
服务内容	在线自助体检、加号挂号、医院医生信息	疾病知识、药品知识、保健知识、专家访谈	留言评论、社区问答、基础检测工具
交互方式	留言、QQ、电话、医师评分、就诊经验分享	留言、电话、用药经验分享	发表帖子、评论回复、投票、微信公众号
增值服务	医生竞价、医院后续服务、会员收费、电话咨询	植入式广告	帖子优化
社区参与者	医院、医生、普通网民	医院、药店、医生、普通网民	社区管理员、药店、患者及患者亲属等

表 2.1 中,诊疗类服务主要包括在线自助体检、加号挂号及在线问诊等功能;资讯类服务旨在为用户提供包括疾病知识在内的专业信息;交互类服务更关注平台与用户间及用户与用户之间的交流,为线上交流提供更为便捷安全的空间。

相较于传统实体健康信息服务模式,在线健康社区信息服务更凸显了互联网技术的便捷性。基于上述所划分的类型和参与主体的信息交互活动流程,在线健康社区信息服务内容可以具体归纳为以下五类。

(1)健康信息资源获取。获取专业性强的健康信息资源是信息用户较为普遍的信息需求,同时丰富的健康信息资源也是各在线健康社区建设的重要保障。在社区建设过程中,相关人员通常需要对海量的网络资源进行甄别和筛选,保证所收集信息的真实性和可溯源性。

（2）健康信息资源传递。健康信息资源的价值主要在用户使用过程中体现，同一健康信息资源在不同用户的认知中可能存在着截然不同的使用价值。而有效的信息传递服务可以实现将健康信息资源针对性推送给拥有相对应信息需求的用户，从而实现健康信息资源的价值最大化。

（3）健康信息资源加工。此类服务内容通常是指将已收集的健康信息资源围绕某一特定需求或主题事件进行资源的重组和推送，以提升健康信息资源的普及率。例如，在新型冠状病毒感染期间，在线健康社区可通过包括微信公众号在内的相关社交媒介进行相应内容的推送。此外，此类服务内容中也包括解析用户使用日志数据，从而掌握用户的健康信息偏好，实现更为个性化的信息推送。

（4）健康信息资源安全保障。除专业性医学知识外，在线健康社区中还存在大量与注册用户密切相关的个人健康信息，如就诊记录、发病症状等。因此，健康信息资源安全保障服务在在线健康社区的建设过程中尤为关键。开展此类服务时会根据用户的需求对部分信息进行加密操作，避免造成个人隐私泄露的不良影响，最大程度保障用户个人隐私安全。

（5）健康信息资源更新。随着信息技术的日渐成熟和在线用户的日益增长，在线健康社区中所存储的信息资源呈现增长速度快的趋势。在保证在线健康社区数据容量的前提下，定期的健康信息资源更新具有不可忽略的重要意义。健康信息资源更新服务既包括对于社区内的资源进行补充和完善，保障信息资源的时效性，也包括对于社区内利用率较低或已经老化的资源进行清理，以保障在线健康信息服务工作的正常推进。

2.1.4　在线健康社区信息服务模式的演进

根据在线健康社区信息服务的重心不同，当前常见的在线健康社区所提供的信息服务模式可大致划分为以健康信息为核心、以用户为核心和综合性三种类型[67]。①在以健康信息为核心的服务模式中，社区会在运行前期将统一采集的海量资源推送给社区内所有用户，接收到信息的用户根据自己的信息需求自行进行针对性筛选。服务方后续可通过获取用户的使用记录数据了解用户的信息偏好，进行更为个性化的信息推送服务。②在以用户为核心的服务模式中，通常由用户首先提出个性化信息需求，社区所承担的更多是解决用户信息需求的功能。与以健康信息为核心的服务模式相比，该模式将会在一定程度提高健康信息的利用效率。③综合性服务模式，则是对上述两种服务方式的补充与优化。服务方可通过社区解决用户日常健康信息需求，同时还可以实现针对性的健康信息推送。当面临更为复杂的信息需求时，包括"春雨医生"在内的在线健康社区会提供更为专业的人工服务。综合性服务模式充分结合了以健康信息为核心和以用户为核心两种服务模式的优势，在保证功能全面性的前提下实现了更为个性化的服务。

纵观信息服务模式的发展历程,在线健康社区的服务模式大致经历了信息服务、知识服务到智慧服务三个重要阶段,虽无法对上述三个阶段进行明确时间范围的区分,但也能较为清晰地呈现出其发展脉络。①信息服务阶段,属在线健康社区服务模式发展中的初始阶段,在该阶段中,在线健康社区注重健康医疗相关主题信息收集的全面性、时效性和专业性,但该阶段下的服务方式存在互动效率低、表达性差、集成度不够等问题。②知识服务阶段,属在线健康社区服务模式发展的中间阶段。针对信息服务阶段中存在的问题,越来越多的学者开始关注于对社区内信息的质量管理及内容的提炼及转化。这一阶段中,在线健康社区通过将无序、零散的知识整合成有序、紧密的知识体系,从资源组织的角度实现知识的组织、知识的传递、知识的共享和知识的导航,减少社区内用户获取信息的阻力。③智慧服务阶段,属在线健康社区服务模式的成熟阶段。与知识服务相比,智慧服务更强调知识的转化、价值的实现和服务的个性化。随着信息技术的成熟和人们自身健康意识的提高,不断增长的健康信息需求和紧缺的优质健康医疗资源间存在明显矛盾,越来越多的学者开始关注于智慧服务这种信息服务的高级发展形态。例如,盛姝提出基于知识库和案例库的在线健康社区诊疗解决方案自动推理模型,旨在提升智能诊疗的准确率[68];崔阳通过结合用户画像理论、场景理论以及概念格理论,构建了在线健康社区多维特征标签用户画像,并在此基础上提出了场景化推荐模型[69]。同时,多个在线健康社区提供了包括线上问答、个性化推荐等服务方式,旨在兼顾知识内容的关联性和用户信息需求的前提下,提升社区服务效率。上述三个阶段并非完全割裂其存在的关联关系,前一阶段通常是后一阶段实现的资源基础,而后一阶段在前一阶段的基础上进一步实现了对于资源整合层次的深入和信息价值的有效转化。

作为信息服务模式发展中追求的目标,当前在线健康社区所提供的智慧服务主要呈现知识性、智能化、自动化和个性化四大特征。智慧服务的知识性体现在其以知识服务为基础,面向用户需求提供资源获取、知识关联与分析、个性化及场景化等不同层次服务;智慧服务的智能化体现在其通过成熟算法智能化从各类显性及隐性的异构信息中抽取知识,并借助于智能化设备感知用户需求的动态变化;智慧服务的自动化体现在整个服务模式实现过程中逐渐实现由机器取代人工的服务形式,如智能问答服务;智慧服务的个性化则体现在其任务目标的细粒度化,将所提供的解决方案逐渐从群体进一步细化到个人,每一个用户个体均能够在社区中获得更具针对性的解决方案。

2.2　用户信息需求理论

为了提升在线健康社区服务效果,明确用户信息需求是必需的环节。本节首先通过总结归纳信息需求层次理论的基本内涵和常用的信息需求语境模型,进一步明确信息需求在不同情境下的不同状态与类型，最后梳理现有研究中常见的信息需求挖掘方法。

2.2.1　信息需求层次理论的基本内涵

信息需求是用于描述用户对信息内容及信息载体的一种期待状态，包括但不限于对信息服务的需求[70]。需求层次理论最早由美国心理学家 Maslow 在 1943 年提出，他认为人的需求从低到高可分为生理需求、安全需求、社交需求、尊重需求和自我价值需求五种类型，且现实中人们总是会在低层次的需求得到满足后才会进一步追求更高层级的需求[71]，信息需求存在于各层级的需求之中，持续不断进行动态演化。

在需求层次理论的基础上，信息学家 Kochen 将信息需求由浅到深划分为需求状态、认知状态和表达状态三种类型。国内学者也针对需求层次理论进行了更为全面的解读，将需求状态理解为由外部环境和自我认知结构等因素决定的基础性信息需求；认知状态是指用户在受到一些外界因素引导下所意识到的信息需求，但该类需求仍停留在认知层面，用户无法将其准确地描述出来；表达状态则是用于指信息用户可以认识到且可以清晰表述的信息需求[72]。

2.2.2　信息需求语境模型

随着互联网技术的发展和用户信息素养的提高，用户的信息需求层次也在不断深化，主要表现在信息内容的多样性和全面性、信息检索方式的便捷性和用户友好性、信息服务的人性化和个性化等多个方面[73]。

1981 年，信息学家 Wilson 提出了信息需求语境模型[74]，该模型中共涉及用户、媒体/中介、技术/工具和服务方四个要素(图 2.1)。其中，用户主要作为信息需求的发起者，直接或间接向信息服务方提出需求，而信息资源这一要素则是由信息服务方在接收到信息用户的信息需求后进行提供。多数情境下，用户通常会借助包括媒体、技术在内的中间媒介来传递自身信息需求，发起信息搜寻行为。

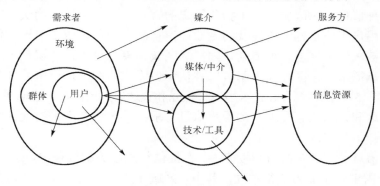

图 2.1　信息需求语境模型

2.2.3　信息需求状态与类型

当前关于信息需求状态与类型的相关研究中，较为典型的模型是由 Taylor 于 1962 年提出的信息需求分类模型[75]。Taylor 在其研究中将用户的信息需求划分为内在需求、意识需求、形式化需求、折中需求。其中，内在需求用于指代客观存在的信息需求，意识需求是指信息用户可以意识到甚至可以较为模糊表述的需求，形式化需求用于指代用户可以使用包括文字、音频等形式化方式显性表达出来的需求，而折中需求则是指不能被其他人或事物完全理解的信息需求。上述类型中，内在需求和意识需求隶属于用户的隐性需求，而形式化需求和折中需求则归结为显性需求范畴。

在信息需求状态分类理论基础上，国内学者对用户信息需求进行了细化，并使用集合理论来进一步描述不同类型信息需求间的关系（图 2.2）[76]。

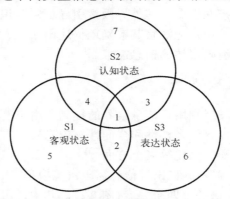

图 2.2　用户信息需求的状态描述

图中，区域 S1、S2、S3 分别对应科亨提出的客观状态、认知状态和表达状态，共同构成了用户信息需求的状态描述集合。在此基础上，用户信息需求状态被进一步细分为 7 种情形：①区域 1 用于指代用户的客观信息需求被准确认识并表达出来的状态，如用户工作过程中所涉及的专业性信息需求；②区域 2 用于指代用户的客观信息需求被表达出来但未被清晰认知；③区域 3 表示可以被认识且表达出来的非客观用户信息需求；④区域 4 表示可以被认识但无法明确表达出来的客观用户信息需求；⑤区域 5 表示客观存在但未被充分认知和表达出来的用户信息需求；⑥区域 6 用于指代表达和认识均存在偏差的用户信息需求；⑦区域 7 则是指代认知有误且未被表达的用户信息需求。

从提供信息服务的参与方角度来看，在提供信息服务的过程中，处于区域 1、2、4、5 的信息需求状态尤为值得关注。其中，区域 1 所处的信息需求状态是当前信息服务的主要需求来源；区域 2 和 4 所指代的信息需求状态则是需要信息推荐服务重点关注的部分，针对性的信息推荐服务会激发用户更准确认识自身需求；而区域 5 所处的信息需求状态会为服务方提供信息服务带来一定的负面影响。

除此以外，情报学家 Ingwersen 将用户信息需求划分为验证性信息需求、有意识的主题信息需求和混乱的主题信息需求[77]。在后续的研究中，Reijio 在 2012 年提出根据不同的情境将用户信息需求归纳为行为情境、任务情境和对话情境[78]。在行为情境下，用户的信息需求由时间和空间来限定，且始终处于动态变化的状态；在任务情境中，时间和空间因素会进一步具体化，工作任务或问题的定义会使得用户更明确自身信息需求；在对话情境下，用户信息需求被视为多方共同作用影响下的衍生结果，例如，对话过程中阐述问题的具体程度、对话参与者的角色等。

2.2.4　信息需求挖掘方法

信息需求挖掘的早期研究中，问卷访谈法是主流研究方法之一。随着信息处理技术的发展及信息量的爆炸式增长，问卷访谈法已无法满足信息服务方的要求，而内容分析法及文本挖掘的方法便逐渐成为常用的信息需求挖掘方法。本节主要对问卷访谈法、内容分析法、文本挖掘三种方法及其在在线健康社区领域的应用研究进行介绍。

1. 问卷访谈法

早期对信息需求挖掘的研究中，研究人员会对问卷进行针对性的设计，来探寻用户使用产品或接受服务的主要驱动因素，挖掘用户信息需求，厘清用户在接受服务后所产生的积极影响。除此之外，访谈也是一种比较常用的调查方式，有学者曾对糖尿病患者进行深度访谈，通过这种方式来探寻他们在在线健康社区中讨论的热点话题[79]。

受样本数量的限制及问卷设计规范化的影响，基于调查问卷的方法难以从宏观角度既客观又全面地反映出在线健康社区的发展现状。而在运用访谈法推进研究时，资料收集方法作为整个研究的前端，对于研究结果的质量有着直接的影响，但访谈法所耗费的时间及人力成本较高，并且对访谈者存在一定的访谈技巧要求。同时，由于访谈法涉及多方参与主体，除采访者外，访谈效果也易受到被访谈者个人因素的影响。例如，被访谈者有意识地回避或隐瞒客观情况，导致获取的信息产生扭曲甚至失真的不良影响。

综上所述，问卷访谈法存在较为明显的缺点，主要包括收集样本数量过少、样本采集目标不均衡、研究对象难寻、长时间跟踪研究困难。上述不足导致使用该方法进行的研究往往无法准确反映出研究问题的真实情况和演变趋势。

2. 内容分析法

随着在线健康社区的快速发展和日益成熟，越来越多的在线健康社区开始相继出现并投入使用。相关研究为能精准捕获用户信息关注焦点，会选取影响力大且传播范围广的在线健康社区为案例，对其中的语料内容进行人工标注和统计分析，从而实现对用户信息需求更深层次的挖掘。例如，Schultz 选取的研究对象为某癌症论坛中的所有主帖内容，由此识别用户关注度最高的癌症类型[80]。Rodgers 对一个乳腺癌在线社区中的信息进行内容分析，确定该社区中的用户在获得了社区其他用户的情感支持之后，心态与情绪均获得了积极影响[81]。部分研究学者则将实证对象聚焦于慢性病主题社区[82]，例如，Attard 将帕金森综合征论坛中搜集到的用户记录作为研究对象，提出用户可通过在社区中的分享行为提升应对疾病所衍生负面影响的心态和能力这一研究结论，对于慢性病患者的心理引导具有借鉴意义[83]。

但本书关注的在线健康社区中的语料内容，具有数据规模大且增长速度快、发布时间具有连贯性、单条数据内容篇幅短、数据由用户真实产出、数据内容广泛且价值密度低等特征。面对具有上述特征的语料内容，基于内容分析的用户信息需求挖掘方法所耗费的时间和人力成本极高，且语料中的噪声数据会对分析结果产生一定程度的负面影响，从而导致用户信息需求理解的精准度不高。

3. 基于文本挖掘的方法

当前，以文本挖掘技术为代表的智能化处理手段已被大量应用于在线健康社区文本处理过程中，旨在更有效地获取有价值的信息。例如，Bekhuis 利用自然语言处理工具并根据在线健康社区的发帖特征抽取出诊疗相关的术语词汇，并以此为依据对信息内容进行分类处理[84]；Zhou 在研究中采用医疗健康字典，并结合机器学习技术来自动抽取医疗术语[85]。除了自然语言处理工具之外，部分在线健康社区的主题分析研究中会选择复杂程度高且效果良好的文本挖掘算法。例如，Chen 分别对乳腺癌、糖尿病和纤维肌痛等三个主题在线健康社区中所有语料内容进行聚类分析，并提出在线健康社区中热点主题演化是根据社区的不同而产生的这一重要结论[86]。对在线健康社区进行主题分析并非文本挖掘技术的唯一应用，情感分析也是该技术方案的应用典范。例如，Chee 等将情感词典与机器学习的方法相结合并应用于在线健康社区文本中的情感词抽取，用于判断文本情感倾向[87]；而 Vydiswaran 则更进一步优化了情感强度计算函数，可以达到自动抽取情感词的目的，并将其应用于分析用户发帖情感表达的强弱[88]。此外，神经网络、决策树及朴素贝叶斯等分类算法也同样被应用于构建网络健康社区的情感分类模型，以实现对发帖内容情感极性的自动识别[89]。

综上，基于文本挖掘的信息需求挖掘方法可以避免问卷访谈法及内容分析法应用于在线健康社区场景下引起的弊端，通过引入针对性的文本挖掘算法，一方面可减少人力、物力成本的消耗，另一方面，可以在一定程度上弱化噪声数据产生的负面影响，改善数据来源质量。

2.3　知识图谱相关理论

知识图谱的本质是一个图形结构的语义网，经过近十年的发展，知识图谱已在多个领域得到大规模的应用与推广。本节将从知识图谱的内涵与外延、逻辑结构与技术架构、构建方法与技术和应用场景分析四个部分展开知识图谱相关理论的论述。

2.3.1　知识图谱的内涵与外延

1965 年，普赖斯在 Science 上发表了《Networks of Scientific Papers》，他表明了论文的引证网络中有密集分布的小条/小块，研究这些小条/小块有利于形成当代科学的"地形图"。由此，引文分析得到快速发展，为后续知识图谱的相关研究提供了参考。早期，对知识图谱内涵的定义也局限为基于文献计量学和科学计量学领域的科学知识图谱。

2012 年，谷歌再次提出了知识图谱概念，其内涵被赋予了新的意义和理解。知识图谱被认为是一个知识库，主要目的用来改善搜索引擎的性能，其本质上是一种揭示实体间关系的语义网络，并可以形式化地描述现实世界中的事物及其相互关系。可以认为，知识图谱是以知识为对象，有效展示知识和知识内部结构关系的一种图形，具有"图"和"谱"的双重特性。从"图"的角度，知识图谱即为知识网络，现实世界中的实体用节点表示，实体间的关系则用边表示，通过知识抽取、知识融合等过程，将非结构化知识有效地以结构化的形式进行展示；从"谱"的角度，知识图谱可以通过符号的形式展示物理世界中的概念及概念间的关联关系，是语义知识库的结构化表示，将不同类型的信息通过不同的关系连接在一起获取一个关系网络，提供从"关系"的角度分析问题的能力。

可以说，知识图谱有效地促进了互联网服务由传统的信息服务向智能服务、智慧服务的方向转变，知识图谱、大数据及深度学习等技术方案已经逐渐成为推动人工智能发展的核心驱动力。当前，知识图谱由于其强大的信息组织能力和知识表达能力，已在智能问答、语义搜索、决策支持、个性化推荐等智能服务中得到广泛应用。

2.3.2　知识图谱的逻辑结构与技术架构

知识图谱构建过程中通常利用节点表示实体，使用边表示实体间的关系。知识图谱中所提及的实体一般所指代的是现实生活中客观存在的事物，而关系则可被用于描述这些事物间存在的显性或隐性关联。从逻辑层面出发，知识图谱可分为概念关系图谱、实体关系图谱以及两者之间的关系。其中，概念关系图谱相当于实体关系图谱的模式层，往往采用本体用于描述经过验证后的知识。鉴于本体支持约束条件等特性，使用本体描述可以更有效地规范实体及实体间的联系。除了概念层面的内容外，概念关系图谱中还添加了实体层信息，进一步补充完善实体信息的描述。概念关系图谱的主要组成部分包括不同概念、概念自身相关属性及不同概念间存在的语义关系。概念间语义关系通常可分为两种，分别是包括规范化的 RDFs 属性和用户自定义属性。

实体关系图谱则是概念关系图谱具象化的结果，包括实体节点及字符串的集合、边的集合和实体间的关联关系。客观存在的事实通常可以使用一个表示形式为主谓宾的三元组进行描述，而实体关系图谱与概念关系图谱间的关系通常表示为rdf:type。

知识图谱的技术架构主要是指知识图谱概念关联模式的构建过程，具体可分为自顶向下和自底向上两种构建方式。前者主要是指在构建前提前定义概念关系图谱，而后将实体关系图谱补充进知识库中。因此，对于自顶向下的构建方式来说，全面且规范化的概念关系图谱是构建该模式下知识图谱的重要基础。而实际上，自底向上的构建方式是当前使用较为广泛的构建模式，其实现核心是通过外部数据链接提取出实体，并选择置信度较高的实体纳入构建范围。本节将围绕这种发展相对较为成熟的自底向上构建方式展开具体介绍(图 2.3)。

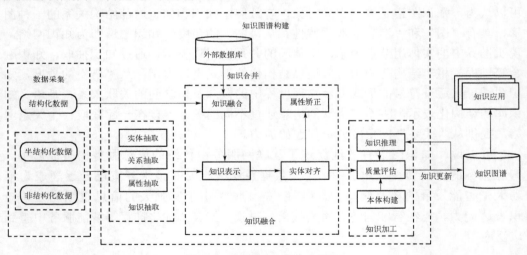

图 2.3　知识图谱的技术架构

自底向上的构建模式下，知识图谱的技术架构可以主要归纳为五个关键环节，具体包括数据采集、知识抽取、知识融合、知识加工和知识应用。

1. 数据采集

该环节主要是从外部开放的链接数据中进行概念知识图谱各组成部分原始数据

的获取，具体包括概念、属性及实体间关系等。从外部开放链接中可获取的数据按照结构分类大致可分为结构化数据、半结构化数据及非结构化数据三种类型。结构化数据一般是指可以使用二维表结构来表达的数据，如关系型数据库，这类数据通常是数据采集中最为理想的数据类型，但在大规模知识图谱构建的实际过程中，主要数据来源则是包括文本在内的非结构化数据和包括 HTML 在内的半结构化数据。

2. 知识抽取

该环节主要是从半结构化和非结构化数据中，提取构建知识图谱所需实体、关系、属性等相关信息。根据知识图谱所涉及的多项内容，该环节主要包括实体抽取、关系抽取和属性抽取三个部分。实体抽取主要指从已采集的数据集中完成实体的识别和提取工作；关系抽取主要是在实体抽取的基础上，进一步抽取这些实体间的关联关系，将孤立的实体节点连接起来；属性抽取则是从数据中抽取各实体相应的属性信息，以进一步提升图谱实体描述的全面性。

3. 知识融合

该环节主要关注的是，从不同数据源中抽取的信息所具有的独立性问题，例如，单一数据源所存储的信息有限，以及不同数据源间存在同名异义或异义同名的情况。这一环节大致可分为实体链接和知识融合两个部分。实体链接是指将数据源中采集到的实体与知识库中的对应概念建立映射关系，常见用于判断实体与概念一致性的方式是计算两者的相似度，并选取相似度最高的实体对建立链接关系。而知识融合过程，一方面是与较为成熟的外部知识库建立连接解决融合过程中的实例冲突问题，另一方面是将多个高质量的数据库进行合并补充完善知识图谱，因此在知识图谱构建的实际过程中，常常将知识融合与图谱补全工作合并进行。

4. 知识加工

该环节主要进行的是本体构建、知识推理及知识质量评估等操作。首先，针对所抽取到的实体进行实体相似度度量、实体上下位关系等抽取计算工作；其次，针对上一步所构建的初步图谱进一步推理，获取实体间潜在的关联关系；最后，在上述工作完成后针对所构建的知识图谱进行置信度检验，以确保知识关联的可靠性。

5. 知识应用

该环节主要考量所构建的知识图谱的具体应用场景，也是其落地实现的关键所在。可以说，知识图谱是人工智能研究和智慧服务实现的基础核心技术，能够赋予系统精准查询、深度理解与逻辑推理等能力，被广泛使用于搜索引擎、问答系统及个性化推荐等多项以知识驱动为核心的实际工作中。

2.3.3　知识图谱构建方法与技术

在知识图谱的技术架构下，结构化、半结构化及非结构化的数据通过知识抽取和知识融合形成初步的图谱框架，并通过知识加工逐步丰富完善，最后将其应用于服务系统中，提升信息服务的效率。本节主要针对知识图谱技术架构中涉及的具体方法或技术进行说明。

1.　自然语言处理

自然语言处理是当前人工智能领域的一个重要研究方向。对于中文语料库来说，就是利用计算机对汉字、词语、句子和篇章的输入、输出、存储、识别、分析等多方面进行加工处理[90]。基于中文的自然语言处理主要包括中文分词、词性标注、词义消歧、文本分类等。由于本书在进行知识图谱构建时，其数据来源大多为非结构化文本，故需要借助自然语言处理技术对其进行初步的数据处理。

自然语言处理的流程通常包括五个环节[91]。首先是原始文本的获取，这一环节大多是借助网络爬虫来完成；其次是对文本进行预处理，即是对获取的原始文本进行分词和删除停用词等清洗处理；然后是对文本进行特征化处理，即将抽取的词语映射到各自维度的词向量，方便后续进一步深入地分析；接着，利用生成的词向量针对模型进行训练，例如，基于支持向量机的机器学习模型算法；最后则是利用准备好的测试集完成对模型的评估。

自然语言处理的思想和技术手段始终贯穿于知识抽取的流程中。需要说明的是，在对于目标文本的预处理中，需要对其进行停用词处理、分词处理和提取词干等。而在文本语言处理的环节中，则需根据任务需要对处理后的文本内容进行不同粒度或不同层次的分析，例如，词性分析、句法分析、语法分析等。

2.　命名实体识别

作为知识抽取环节的一项基本任务，命名实体识别是指识别原始文本中具有特殊含义的专有名词。例如，人名、地名、机构名等。这些专有名词往往区分度较高，包含的信息量较大，对于自然语言处理和知识抽取均具有重要意义。

命名实体识别方法根据实现原理不同主要分为两大类，即基于规则和基于统计的方法。早期的命名实体识别大多是基于规则的方式，即由各领域的专家学者总结归纳出规则，并输入计算机或系统中完成匹配，但这种方法成本过高，极大限制了其应用的时效性。在认识到基于规则的方式不能满足研究人员的需求后，基于统计的命名实体识别方法开始被广泛使用，其中最具代表性的是 HMM 方法。该方法在使用了 Viterbi 算法后极大提高了对于命名实体中位置识别的准确性。但是这种基于统计的方式准确性不如基于规则的方式，故越来越多的学者尝试将上述两种方式进行融合与完善，以达到更好的命名实体识别效果。

3. 实体匹配

不同的数据提供方对同一个事物(实体)可能会有不同的描述,因此,需要对这些实体进行匹配,这也是知识融合环节的关键与重点任务。本书所进行的实体匹配任务即为实体对齐,对象是真实世界客观事物的不同实例,通过对来自于不同数据源或不同知识图谱中的两个实体对齐,便可以实现其中一个知识图谱或其他数据来源中该实体的三元组扩充至另外一个知识图谱中,并取得知识图谱合并和扩展的效果。由此可见,实体对齐将会极大程度地提升当前知识图谱的规模与质量。

在知识图谱被提出之前,实体对齐工作也被理解为共指消解。在信息检索与自然语言处理的相关领域,这一过程主要借助于传统概率模型和机器学习技术实现,但存在着较大的局限性。最常见的方法是通过实体属性相似度来判断实体是否匹配,但无法区分所有属性的权重,即对关键性实体属性缺乏有效的识别方法。也可通过包括层次聚类、K-means 聚类等算法实现相似实体聚类,以此作为实体对齐的依据,但数据集的规模将对其造成极大的影响。当前,有学者提出通过支持向量机将这一过程转换为一个二分类问题,直接判断两个实体间是否能够实现对齐,但这一方法必须对实体间进行两两计算,工作量大且准确率较低。

知识图谱的发展,为实体对齐技术提供了新的研究契机,并取得了较好的效果。或将实体对齐问题看作是一个全局匹配评分目标函数的优化问题,但其研究适用于已经确定了实体关系的大型知识库,且人工参与程度要求较高;或将实体对齐问题看作是基于字符串和属性的相似度匹配问题,但需事先制定可扩展的对齐框架并明确实体属性,从而导致与传统相似度计算方法类似的精确度不高的问题;或借助用户 UGC 数据,利用用户标注的行为数据来提升实体对齐质量,这对于人工要求过高,在大规模数据要求下难以实施。随之产生的是知识嵌入技术,通过引入知识表示学习模型,将知识图谱中的实体及其属性以向量形式进行表示,通过计算向量空间距离来实现对齐。该方法的核心在于,将所有实体以标准化的形式嵌入同一语义空间,并对其进行降维处理。当然,也可对实体属性进行类似处理。

4. 实体链接

实体链接任务的实质,就是将数据来源中的实体指向知识库或知识图谱中实体的过程,可丰富文本的语义及其关联关系,在信息检索、自然语言处理领域均有极为广泛的应用前景。目前的实体链接任务主要包括两个环节,即实体提及检测与实体消歧,前者旨在检测文本中的提及实体,后者则是对被识别的实体进行歧义消除,并与知识库或知识图谱中的实体形成映射关系。实体链接任务可以依靠消歧模型或端到端模型实现,前一类模型主要针对数据源或文本中的实体提及进行消歧,后者将实体识别过程与链接匹配过程进行融合,将文本中的实体及模型中的候选实体直接进行相似度匹配。可以看出,实体链接的关键性环节就是实体消歧,且能够在知识融合及图谱补全环节发挥重要作用。

当前，实体链接任务所涉及的主流技术方法有以下四种。①基于概率模型的方法。该方法主要借助生成概率模型，在建立提及实体与候选实体的基础上，将实体知识建模为一种概率分布，通过模型推理来估计实体歧义消除的概率并寻求最优解，利用异构的实体知识来实现实体链接。②基于主题模型的方法。文本中的相同语词或者相同实体有时可能会表示不同的主题概念，如"小米"可能是一种食物，也可能是电子品牌。而学者们认为同一文本中的词或实体往往对应于相同或相似的主题[92]，故针对同一文本中的语义异同实体或语词，则可以利用概率-主题模型进行实体消歧，其原理是将知识图谱中的候选实体与文本中的提及实体映射到统一的主题空间，依据实体在该空间所处的位置，将给定文本中的实体映射为知识库或知识图谱中的候选实体。需要说明的是，知识库及知识图谱中的候选实体应当是无歧义的。这一方法的实现关键在于，首先给定文本中的提及实体集合，从而获取文档的主题分布，再根据主题分布进行实体与候选实体的相似性计算，从而达到语义消歧的目标。③基于图的方法。该方法在识别了文本中的提及实体后，通过某一距离内的子图来进行推理，从而获取知识图谱候选实体之间、提及实体之间、候选实体与提及实体间的关联关系。一种经典的做法就是建立一个基于实体—边关系图形的表现形式即"参考图"。针对特定文本集合，"参考图"的构建需要经历三个步骤，即实体名称的标识，候选实体的选择及候选实体关系深度的确定，由向量空间模型计算文本中提及实体与实体的相似度，利用其间的链接关系计算语义相似度，并从上述两个方面全面考虑实体间的关联程度。④基于深度学习的方法。以上几种方法，其链接过程几乎没有考量实体在语义层面的相似度问题，仅从概率或主题分布中获取实体消歧的依据。为解决上述问题，学者们将眼光投放在基于深度学习的实体链接方法上，提出诸如基于深度神经网络的语义相关性模型，将实体、实体关系与实体属性输入至多层神经网络以提取实体向量特征，通过计算实体语义向量相似度来实现实体消歧。

总体来说，上述方法在实体链接中均有所应用，然而，当前大多数实体链接方法尚未识别正确的提及实体，或直接忽略了对提及实体的检测，并在消歧过程中对提及实体与候选实体采用不同的编码方式进行处理再计算相似度，割裂了提及实体与候选实体可能本就存在的关联关系。

除此上述方法技术外，深度学习、本体构建、本体对齐等技术方案，均会在知识图谱构建过程中有所涉及。

2.3.4　知识图谱的应用场景分析

知识图谱因其自身强大的语义关联能力与信息组织能力受到了普遍关注，在金融、电商、医疗等领域得到了广泛的应用。相较于通用知识图谱，领域知识图谱因能较好解决特定领域需求中的实际问题而获取了更高的关注度，其可视为一个基于语义技术的领域知识库。由于领域知识图谱通常基于领域或行业数据构建，有着严格而丰富的数据模式，故对领域知识的深度、准确性均有一定的要求。本书所构建的知识图谱正是针对在线健康社区这一特定背景下的领域知识图谱，故本节将对领域知识图谱的应用场景进行分析，一方面简要呈现领域知识图谱在具体场景中的应用优势，另一方面将为在线健康社区智慧服务体系匹配最佳图谱应用策略。

1. 语义搜索

基于知识图谱的语义搜索实现关键是搜索引擎借助实体识别、关系抽取等方法，对用户输入进行语义识别，并与知识图谱中的本体进行映射[93]，依据知识图谱定义的规则形成结构化的数据库，从而大幅度提升搜索引擎的检索质量。当前，各大搜索引擎主要基于互联网碎片化信息、百科、关联数据集、行业数据、领域知识分别构建通用或领域知识图谱，在此基础上利用语义关系、组织索引等技术构建语义搜索引擎，并结合语义识别、多任务人机协作、推荐系统等技术，智能理解用户信息检索行为、深入挖掘需求与信息之间的潜在关联，形成关联数据集，最终以知识卡片等形式可视化呈现搜索结果。在线健康社区中，可借助领域知识图谱，反馈与用户搜索意图匹配的知识内容，而并非是包含关键词的相关网页链接，从而减少查找医疗信息或医药知识的复杂度，辅助用户快速并精确定位所需信息。

2. 自动问答

问答系统是信息服务的一种高级形态，即计算机自动回答用户所提出问题。不同于现有搜索引擎，问答系统返回用户的不再是基于关键词匹配的相关文档及其排序，而是精准的自然语言形式的答案。问答系统融合了知识推理、语义表示和计算、语义解析等多种复杂的技术与方法，需要计算机对用户自然语言进行理解，通过实体的关联深度分析问题的本质，从而为问题匹配准确的答案。但在健康领域，受限于医学用语的复杂性和词语的多义性，往往无法正确理解资源的语义关系及用户需求，从而无法精准定位知识内容，更不能高效反馈用户提出的问题，甚至可以说，大多在线健康社区问答系统的核心仍是检索系统。而知识图谱不仅揭示知识结构信息还有内容信息，可为问题解析、知识检索、答案推理等功能提供有效的技术支持，极大推动在线健康社区自动问答向智能化方向发展。

3. 个性化推荐

个性化推荐能够基于机器学习技术从海量数据中深入挖掘用户行为及业务特征，针对不同场景提供实时、精准的信息内容。利用知识图谱所构建的推荐系统可以实现用户、项目之间的相互连接，赋予项目实体属性，支持语义分析、行业规律、知识挖掘与逻辑推理，从而增强数据的语义性，进一步提高匹配推荐的准确度，已逐渐成为当前推荐系统研究的重要方向[94]。纵观国内外在线健康社区推荐服务实践工作，知识图谱技术虽已得到一定程度的应用，但随着在线健康社区中信息体量急剧增加，用户寻求其需求信息的难度也逐渐上升，信息供给与用户知识需求间始终未能达到平衡，亟待适应性强的推荐机制来满足用户特定场景下的信息需求。一方面，需实现对用户显性需求的快速响应及对隐性需求的动态挖掘；另一方面需实现以用户需求场景为中心的智慧推荐，提升在线健康社区知识推荐的智能化水平与精准化程度。

综上，可以看出知识图谱在语义搜索、自动问答、个性化推荐中的巨大应用优势，且均在在线健康社区知识服务中有所体现，但目前并未形成系统化的智慧服务体系与成熟技术方案，知识图谱应用场景与智慧服务实现场景的匹配程度有待进一步提升。

第3章 在线健康社区用户知识需求识别及其关联分析

用户知识需求的识别及其关联关系的深度挖掘，是推动在线健康社区知识高效组织、实现在线健康社区智慧服务的重要参照依据，一方面可为组织与管理在线健康社区知识内容、优化与创新在线健康社区知识服务模式明晰合理的目标导向；另一方面还可为开发和设计人员分析用户痛点、改善用户体验提供合理化建议，实现健康信息服务平台的精细化运营，增强用户黏性。鉴于此，本章首先从三个维度对在线健康社区用户知识需求特征进行全面分析，而后提出基于 LDA 的在线健康社区用户知识需求识别方法，以及基于改进 Apriori 算法的在线健康社区用户知识需求关联关系挖掘方法，以期进一步深化对在线健康社区用户知识需求的理解，进而为构建知识图谱并实现在线健康社区智慧化服务提供支持。

3.1 在线健康社区用户知识需求多维特征分析

在线健康社区的用户知识需求，是健康信息需求的延伸及其在具体应用场景中的呈现，也是用户利用社交平台消除健康知识认知方面的不全面性与不确定性过程中产生的一种更高层次需求。随着网络技术与计算机技术的高速发展，在线健康社区的用户知识需求亦呈现出由单一向多样、由简单向复杂、由粗略向精细、由静态向动态、由查询性向知识性、由被动性向主动性转变的趋势。

2020 年出台的《关于深入推进"互联网+医疗健康""五个一"服务行动的通知》中提出要坚持线上医疗服务与线下实体医疗机构融合协作。线下医疗机构要在不断完善医疗健康服务行动的背景下，利用信息技术来为医疗服务补位。实体医疗机构与依托其的互联网医院之间需要共享数据，协同开展业务，提供线上平台与线下机构无缝连接的服务[95]。在线健康社区这一代表性的线上平台中，用户对于医疗健康信息的需求已不再是简单粗略的，而是日趋精细化。然而，在线健康社区信息资源的海量、低质现象，导致用户的信息搜寻行为如同大海捞针一般，其健康信息需求并不总是能得到满足。因此，为了使用户更加明晰自身的医疗健康信息需求、提高在线健康社区知识需求精细化程度，加快"互联网+医疗健康"智慧化服务的建设，需要对用户知识需求进行识别并挖掘其中的关联关系。本节将从结构特征、内容特征和使用特征三个维度分析在线健康社区用户知识需求，结构特征主要描述社区内用户健康知识需求不断深化的过程，内容特征聚焦用户对健康主题内容的认知与理解；使用特征则重点关注用户健康知识需求的使用目标与应用方式。上述三个方面的探索，旨在刻画用户健康知识需求全貌，并为 3.2 节与 3.3 节中的知识需求识别与关联关系挖掘提供理论依据。

3.1.1　在线健康社区用户知识需求的结构特征

从类型结构来看，信息需求不仅包括对信息客体本身的需求，也包括对获取信息过程中相关要素的需求，如对信息检索工具、信息系统及信息服务的需求，可以描述为用户对能够促进其目标或是兴趣实现的信息及其工具的一种期待[96]。健康信息需求一直是信息需求领域的热点之一，有学者提出当个体面对自我感觉身体不适或曾有危险性行为导致其对健康状况表示怀疑或不确定的情境，主动选择寻求相关健康信息来确定病症的行为就是健康信息需求[97]。结合前面所提到的概念，健康信息需求可以被定义为用户为解决自己或他人的健康问题而提出的对医疗、预防、保健和康复等相关信息的需要，包括对信息检索工具、健康信息资源和健康信息服务的期待状态。

网络环境的不断发展推动用户不满足于简单表面的信息需求，而逐渐向知识性需求转变[98]，并呈现出全面性、实用性、多样性、及时性和动态性的特点[99]，得益于此，用户的健康信息需求也逐渐转向健康知识需求。结合在线健康社区的特点、类型和具体的使用情景，用户健康知识需求的产生可粗略分为以下三种类型：问题驱动型、浏览偶遇型和交流深化型。其中，问题驱动型是指用户自身现有的知识结构和过往经验无法支撑用户解决遇到的健康问题，在解决问题过程中，知识需求逐步产生；浏览偶遇型是用户在浏览包含健康知识的网页、网站过程中，偶然产生地想要深入了解某类健康知识的需求；交流深化型指的是用户通过在在线健康社区注册信息、完成问答、实时浏览的过程中获取了更加丰富的健康知识，促使其知识储备升级，从而产生更为深入的知识需求。这三种类型的健康知识需求各具特点，问题驱动型的健康知识需求产生于问题形成过程，用户可能无法准确表达出完整的知识需求；浏览偶遇型的健康知识需求的产生包含很多偶然因素，所以一般不具有持久性；交流深化型的健康知识需求是知识不断完善的过程，呈现逐渐清晰化的趋势特征。可以说，用户知识需求涉及知识获取、知识利用与知识服务的各个环节，是一个不断演化深入发展的动态过程，在该过程中，用户的健康知识需求由浅入深、由粗到细、由被动到主动，不仅受个体因素的限制，也受周围外部环境的影响。

结合马斯洛的需求层次理论和泰勒的信息需求层次理论，本书将在线健康社区中的用户知识需求划分为客观层面的健康知识需求、意识层面的健康知识需求、表达层面的健康知识需求、明确的健康知识需求和个性化的健康知识需求五个层次。①客观层面的健康知识需求产生于用户利用在线健康社区解决日常生活中形成的实际健康问题的需要，是一种隐性的知识需求。这种需求可能一开始不能被用户完全识别出来，而是随着时间的推移和问题的逐步解决不断被发觉和完善，其产生和发展过程都是客观存在的，由客观因素决定、受客观因素影响。②意识层面的健康知识需求是客观层面的健康知识需求在人脑中的反映，同样也是一种隐性知识需求。这类知识需求虽能够被用户意识，但是受限于其固有的知识水平，无法将这种知识需求表达出来，但可随着用户知识水平等主观条件的提高不断被完善。③表达层面的健康知识需求表现为用户借助语言、文字、图片等可视化的方式表达意识层面的健康知识需求，在线健康社区中指的是用户之间的互动交流，包括向医生专家问诊、为其他患者用户解答等。在这个阶段，用户的表达能力将直接影响知识需求的显化程度。④明确的健康知识需求是指表达层面的知识需求随着用户的知识结构、认知能力、表达能力等不断完善，逐步向客观层面的知识需求靠拢的过程。在线健康社区中指的是用户修正完善检索式、持续追问回帖等行为，在线健康社区平台的界面设置、功能布局、使用感受等都会影响这种知识需求的逐步明确。⑤个性化的健康知识需求也是最高层次的知识需求，这种层面的健康知识需求根据用户个人的需求特点和使用场景的不同而改变，在在线健康社区中指的是智能问答、专属客服等服务。此时，用户的知识需求十分明确且具体，是经过前述四个层面的知识需求逐步发展而成的。因此，除了用户自身的认知能力，在线健康社区的技术能力和服务水平也是影响个性化健康知识需求满足程度的重要因素。

综上所述，可认为在线健康社区的用户健康知识需求是一个呈现阶梯式递进的动态过程，只有在满足处于底层的基本知识需求前提下，更高层次的知识需求才会浮现和显化，对于在线健康社区而言，持续满足用户不断深入和发展的知识需求是知识服务追求的目标。

3.1.2　在线健康社区用户知识需求的内容特征

本书通过调研在线健康社区帖子标题的方式，采集用户发布和回复的主题帖标题文本，借助内容分析法从兴趣偏好、参与内容和行为类型的维度，全面分析在线健康社区内不同类型的用户需求所涉及的知识内容。调研结果显示，当前在线健康社区的用户类型包括求助类、提问类、描述类、情感表达类、经历记述类、知识分享类、社交类、质疑类、广告类、无关行为共十大类参与行为[100]，其中用户质疑类参与行为侧重于表达社区相关规则的疑问和不解，该类参与行为与无关参与行为的用户生成内容鲜少涉及用户病情或情感的讨论，难以反映用户需求特征，无法映射为在线健康社区核心用户类型，因此不在本书的讨论范畴。基于此，结合在线健康社区社会支持视角下的用户参与类型的分类标准，本书将在线健康社区核心用户划分为以下几种类型。

（1）求助类用户。通常指处于病情认知初期的用户，由于缺乏经验难以清晰表达其真实需求。该类用户的发帖多用"求助""求教""请（问）"等祈使词开头，部分涉及请求对象，如"大神""前辈"或该疾病范畴相对有经验的其他用户，也有部分并没有明显的特征词表现其求助意愿，因而需要对帖子标题进行语义分析，结果发现求助类用户最显著的特质是表达了用户求助的意愿，其中只有部分用户提及了病情特征或表达了自己的情绪和情感状态。然而，由于这类用户可能受主观情绪影响，在其帖子标题中并未表达出具体问题，因此无法获取用户的具体需求，对于这部分用户需要分析其帖子的正文文本内容以挖掘其真实需求。在对收集到的用户帖标题进行梳理后发现，求助类用户倾向于在发布主题帖时使用强情绪类词汇，如"真心""万分感谢""急急急""多谢"等，说明用户正处于疾病认知初期时迷茫、无助的情感状态，十分需要情感上的支持。

(2)提问类用户。该类用户已具有初阶的疾病知识储备，具备清晰表达出具体问题的能力。该类用户发帖标题的问题描述方式具有强指向性，如二选一式问题，问题内容涉及的范围也更加多样化，如治疗方案、测量指标、疾病类型、治疗副作用等。提问类用户对相关病情存在一定认知，对病情的焦急程度有所缓解，但在日常生活中尚存许多单凭个人力量难以解决的问题，容易产生观望的心态难以决断。例如，某用户帖标题为"有怀孕需求的宫颈炎可以用海极星治疗吗"。

(3)记叙描述类用户。该类用户仅分享了自身或患病亲属的患病、治疗等相关情况或经历，既未涉及求助信息，也未提出具体问题，通常内容篇幅相对较长，部分就诊记录与诊断经验的分享还能给其他用户带来一定参考借鉴。例如，某用户帖标题"手术日记：巨大子宫肌瘤的腹腔镜下全宫切"。

(4)情感互动类用户。该类用户并不展示具体的问题等需求内容，而仅为了抒发当前心理状况及情绪情感。由于个人认知方式和立场的不同，用户对待疾病的态度也会大相径庭，消极类情感以茫然、着急、害怕、后悔、痛苦、心碎等类型表达为主，积极类情感以感慨、达观、沉着、冷静等表达为主，另外，绝大多数用户都渴望得到社区的关怀，如他人的共情、支持、祝福、安慰等情感支撑。例如，某用户帖标题"明天就要手术了，又开始担心了"。

(5)知识分享类用户。该类用户发帖主题以共享疾病知识为主，包括专家和普通用户两类。其中，专家等有经验的权威人士发帖内容主要是提供专业信息咨询服务，帖子中所包含的情绪词汇目的是为了体现该知识的必要性及信息支持的态度。而普通知识分享类用户的共享行为以搬运其他专家医生等专业人士生产知识为主，包括饮食运动习惯、日常保健、治疗手段、疾病冷知识等。例如，某用户帖标题"【分享】妇产科手术操作经验集"。

(6)社交扩展类用户。该类用户社交能力较强，发帖内容中包含较强互动需求，其社交互动以线上活动为主，如组织线上投票讨论、建立病友交流群、寻找同地域病友等。例如，某用户帖标题"妇科疾病打开微信扫描二维码"。

(7)医疗产品供应商。该类用户发帖主题以治疗方案、药物、治疗仪器等广告及求购信息等为主。这类用户往往以看似知识分享的形式发布主题帖吸引社区用户，其真实目的在于推广相关医疗产品，其发布的信息内容虽可为其他患者类用户提供医疗支持资源，但仍需加强内容质量的审核以保障其他类型用户的权益与隐私。例如，某用户帖标题"宫颈炎，阴道炎，就认准千金这个消字号品牌"。

通过上述分析发现，将在线健康社区用户按照其社区参与行为与发帖内容划分为以上七类较为合理，且通过对主题帖特征词的识别，并分析各类型用户知识需求的内容特征，能够为全面识别用户需求主题、构建知识图谱及用户画像提供指导性依据。

3.1.3　在线健康社区用户知识需求的使用特征

在线健康社区中的用户知识需求是在用户自身性和外部性共同作用下产生的，对其进行全面深入的探索，一方面可以弥补用户自身经验不足及认知水平的差异，另一方面可以消除解决问题过程中知识理解程度所衍生的不确定性影响。鉴于社交网络环境下的用户知识需求特性，在线健康社区用户知识需求呈现出以下特征。

（1）内容多样化。在线健康社区相关平台使用门槛较低，任何注册用户在浏览信息的同时，均可以根据其需求进行提问与回复，甚至可以回答其他用户针对疾病知识、诊疗方式、药品使用等方面提出的各种问题。除此之外，在线健康社区中还有一些用户愿意分享自身的诊疗经验与情感经历，故用户需求内容不仅包括上述健康知识，还涉及情感交流、精神支持、社会交互等多个方面，识别或挖掘真实用户需求更为困难。

（2）及时性与动态性。使用在线健康社区的大部分用户，在涉及疾病诊断、医院/专家推荐等方面的内容时，常表现出一定的急迫性，希望能第一时间获取相关信息。还有一部分用户对某种疾病缺乏基本了解，但由于其需求较为紧急，也会希望快速获取该疾病相关信息。与此同时，部分用户所患病症较轻且容易治疗，其真实需求会随着病症的逐渐好转而发生变化，故也具备较大的动态性。

（3）集成性与个性化。用户在使用在线健康社区时，往往不局限于某一种类型的健康信息，而是希望对某种疾病进行全面了解。例如，某用户在了解某疾病症状的同时，也希望获取该疾病就诊医院、科室、医生等各种信息，且由于个人需求的差异性，根据用户的个性化需求提供智慧化服务势在必行。

（4）场景化。在线健康社区用户需求呈现出明显的场景化特征，即用户有可能是在浏览或查询的过程中不断产生动态信息需求，其所处的不同在线健康社区、不同用户界面、不同导航系统，均有可能影响用户需求的变化，存在一定的偶然性。

综上，在线健康社区的用户知识需求会随着用户自身知识认知水平、平台差异、外部环境及问题解决难易程度等多种因素而发生变化，这也成为在线健康社区需要提供智慧服务的本质原因之一。具体来说，需对用户知识需求进行有效识别，并挖掘其关联关系，为实现集知识组织与知识服务为一体的智慧化服务提供必要依据。

图 3.1 反映了对用户知识需求进行识别与关联分析的过程，及其在智慧化服务中的应用情境。

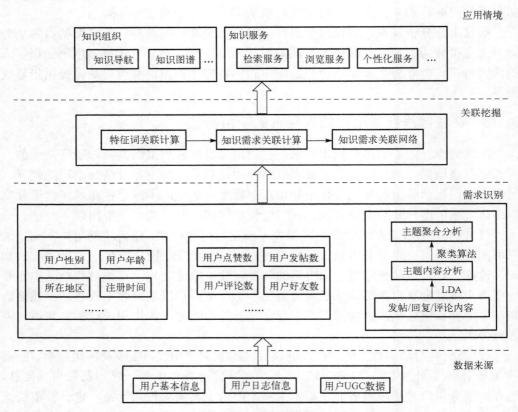

图 3.1　在线健康社区用户的知识需求应用情境分析

在知识组织与服务的过程中，从宏观层面看，充分利用用户知识需求，分析用户间的交流内容、个人行为数据、个人基本信息及用户间存在的交互关系，能够为在线健康社区知识组织与服务提供理论指导与决策依据。换言之，用户需求的深入挖掘能够直接引导在线健康社区知识组织的优化与高度序化，并进一步影响智慧服务开展的目标取向与功能实现。具体来说，将用户知识需求与多源在线健康社区信息资源进行关联与匹配，建立主题与分类混合导航体系，不仅可以为用户提供浏览、查询与推荐等多种服务，还可以使用户健康知识需求在智慧健康领域知识空间下实现纵向细化与横向发展。同时，借助社会网络分析、结构方程等多种学科研究方法，可深入分析各类用户群体/个体及其交互特征，构建用户画像。从微观层面上看，知识组织与服务不仅可以将非结构化的网络信息资源与医学文献关联起来，还可以将其与结构化的主题词表、关联数据融合，解决普通用户认知所产生的自然语言表达与专业词汇间的数字鸿沟问题。更为重要的是，构建诸如知识图谱等知识组织工具也需要深入分析用户知识需求，在分析医学知识图谱的实体、属性与关系时，要考虑用户认知、理解程度及使用习惯，且为充分体现知识图谱应用于在线健康社区信息资源管理与服务时的巨大优势，其中的知识融合等过程均需要匹配用户查询意图或提问意图。

3.2　在线健康社区用户的知识需求识别方法

对于健康知识需求的识别，早期多使用问卷访谈法，随着时代发展，数据量的激增，内容分析法及文本挖掘的方法相继涌现，为了更有效地识别用户真实的健康知识需求，以文本挖掘技术为代表的智能化手段也被大量应用于在线健康社区信息内容处理中。本节主要论述了借助 LDA 进行在线健康社区用户知识需求识别的关键过程。

3.2.1　LDA 模型应用于在线健康社区用户知识需求识别优势分析

潜在狄利克雷分配模型是一种用于主题提取的文本分析方法，其主要特点是能够从海量的文本信息中提取出有用的信息，并且为每一条信息分配一个主题，使某一文本的所涉主题能够快速呈现。面对在线健康社区中用户真实产出、内容广泛的海量数据，LDA 模型能够高效准确地提取出其中的信息需求，其应用优势主要表现在三个方面。

（1）在概率上，LDA 模型以先验概率分布为基准，能够有效地降低实验过程中过拟合问题发生的概率，对于文本量较大的主题提取过程非常适用。过拟合是指分类器仅对大量数据进行了精准划分，而未能准确描述数据宏观特征，可能会导致在对新的测试数据进行处理时由于适应性不足而失去精准度。图 3.2 直观展示了过拟合问题的产生，分类器 2 将所有数据进行了分类，且分类结果精准，但分类器 2 对于新数据的弱适应性使其难以被应用到其他数据集上，这就引发了过拟合问题。此时 LDA 方法就体现了其优越性，LDA 模型将先验概率——狄利克雷分布引入，并以这一分布为前提对文档和主题进行随机选取，从而避免产生过拟合问题。

（2）在结果输出方面，特征词隶属于主题的概率是判断主题具体内容的重要信息，通过 LDA 模型可以将关于特征词隶属于主题的概率直观地展示出来。本书借助于 python 下 gensim 库来调用 LDA 模型，在数据能够被快速处理的同时，还能提供特征词隶属于该主题的概率值，对主题所包含信息直观展示。

（3）可以利用一致性曲线来得到最优主题数，避免人为给定主题数的不精准性。通常使用困惑度和一致性来判断一个 LDA 模型是否合理，困惑度是指对于一个文本隶属于某个主题的不确定程度，也就是说，主题的个数与模型的困惑度呈现的是

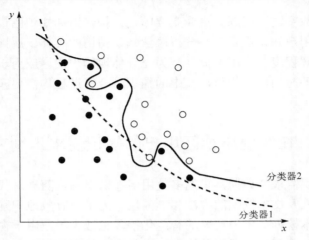

图 3.2　分类器过拟合示意图（分类器 2 发生过拟合）

反比状态，具体见图 3.3。如前面所提及的一样，当主题数达到一定数量时，生成的模型可能会产生过拟合的问题，因此单纯依靠困惑度来对一个模型的质量进行定义也是不准确的，需要结合一致性曲线进行进一步的判断，一致性曲线表征的是提取出的主题与实际情况之间的相符程度，也就是说，主题数所对应的一致性越高，就说明该主题数量越能够贴合实践中的真实状态，进一步地，也能够说明该主题数量下提取出来的主题及其特征词是更加具有精密性的，具体见图 3.4。

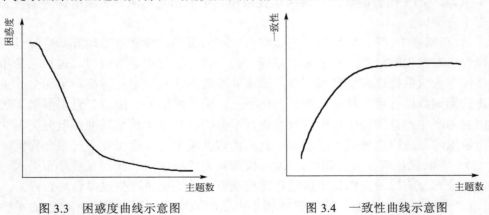

图 3.3　困惑度曲线示意图　　　　　　　　图 3.4　一致性曲线示意图

3.2.2　基于 LDA 的在线健康社区用户知识需求识别方案设计

　　主题提取是识别在线健康社区用户知识需求的关键性环节，也是深入挖掘其关联关系的基础性工作。基于 3.3.1 节中论及的 LDA 在主题识别中的优势分析，以及研究过程中利用的帖子数量及单个帖子的篇幅，本书最终选择 LDA 主题模型用于主题提取。首先，LDA 模型的主要特点之一是其能够从海量的文本信息中提炼出有效信息，并且能够为每一条信息分配对应的主题。其次，LDA 主题模型运行过程中所涉及的先验概率分布可以有效规避机器学习过程中产生的过拟合问题。最后，LDA 模型运行结果中还包含特征词隶属于主题的概率，满足后续步骤需要。

　　LDA 模型主要通过词语共现概率来完成词语间的聚类，并利用狄利克雷分布对文档生成过程进行刻画。本书假设用户发帖主题服从超参数狄利克雷先验分布，表示为

$$\mathrm{Dir}(\theta_c|\alpha) = \frac{\Gamma\left(\sum_{t=1}^{T}\alpha_t\right)}{\prod_{t=1}^{T}\Gamma(\alpha_t)}\prod_{t=1}^{T}\theta_{ct}^{\alpha_t-1} \tag{3.1}$$

其中，θ_{ct} 表示帖子 c 在主题 t 中的分布，对每一个生成的帖子主题 t 与主题词项之间服从分布 $\phi_t \sim \mathrm{Dir}(\beta)$；每篇帖子 c 与主题词之间服从分布 $\theta_c \sim \mathrm{Dir}(\alpha)$，每篇帖子中的第 n 个词项生成主题项 $z_{cn} \sim \mathrm{Multinomial}(\theta_c)$ 和 $w_{cn} \sim \mathrm{Multinomial}(\phi_{z_{cn}})$。基于此，LDA 似然模型表示为

$$p(W|\alpha,\beta) = \prod_{c=1}^{C}\int p(\theta_c|\alpha)\prod_{n=1}^{N_c}\sum_{z_c}p(z_{cn}|\theta_c)p(w_{cn}|\phi_{z_{cn}})d\theta_c \tag{3.2}$$

　　基于此，基于 LDA 的主题提取和主题簇构建步骤如图 3.5 所示。

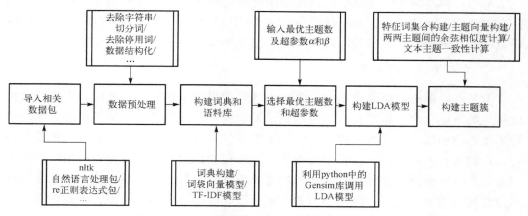

图 3.5　基于 LDA 的主题提取和主题簇构建步骤

　　潜在主题数量设定的准确性也是影响主题模型提取准确性的关键影响因素，但 LDA 方法本身并不能自动生成最佳的主题数量。近年来的研究中不同的学者对此提出了主题数量设定的不同方法或参考依据，如困惑度、非参数模型自动训练、Perplexity-var 方法。但已提出的方法大多面临运算效率低、模型过拟合等问题。因

此，本书借助一致性曲线确定最优主题数量，其计算步骤大致可以划分为数据切分、概率计算、确认测度和取平均值四个步骤[101]。一致性分数在计算过程中通过融入布尔滑动窗口实现单词标记邻近性的捕获，旨在从语义层面分析文档内的特征词隶属于该主题的概率。

为了进一步降低 LDA 主题模型提取结果的稀疏性，本书选择余弦相似度聚算法作为主题簇生成实现的方法。该方法是一种基于相似度思想的聚类算法，测量相似度的指标是余弦值。作为基于划分的聚类方法，其易于使用者理解和实现的同时，聚类结果也呈现"高内聚低耦合"的特点。用余弦值来度量向量空间中两个向量之间的差异大小，便能够更关注两个向量在方向上的差异，而不是距离或长度上的差异[34]。通过计算主题之间在内容维度上的余弦相似度来达到主题精确聚类的效果，具体计算公式为

$$\cos(\theta) = \frac{\alpha * \beta}{|\alpha| * |\beta|} = \frac{\sum_{i=1}^{n}(x_i \times y_i)}{\sqrt{\sum_{i=1}^{n}(x_i)^2} \times \sqrt{\sum_{i=1}^{n}(y_i)^2}} \qquad (3.3)$$

其中，α 和 β 均为 n 维向量。

3.2.3　在线健康社区用户知识需求识别流程

本节具体展现基于 LDA 的在线健康社区用户健康知识需求识别流程，主要包括文本选择及预处理、面向在线健康社区 UGC 文本的 LDA 模型训练、基于 LDA 模型的用户健康知识需求提取及用户健康知识需求主题簇构建这四个阶段。

1. 文本选择及预处理

由于在线健康社区包含丰富的信息内容且使用成本较低，使其成为用户获取健康信息的重要平台，用户在社区中浏览、发布信息，进行自身相关的经验分享，也会主动提出问题。在在线健康社区中，患者不仅人数占比大，更是社区的积极参与者，在健康信息的交流、传播中占据着主动积极的地位，因此，提取出用户在社区中表达的真实健康知识需求，对为用户提供更优质的知识服务及在线健康社区管理和建设均有着重要意义。然而不同的在线健康社区中包含不同类别、不同趋向、不同特征的健康知识需求，所以需要透析社区内部的 UGC 文本内容与结构特征，并且以此为基准，选取能够反映用户真实健康知识需求的字段作为数据采集对象，从中提取用户健康知识需求。

本书对较为主流的在线健康社区(如春雨医生、寻医问药网、39 健康网等)进行调查研究后，发现在线健康社区的用户知识需求具备四个特点：①社区中的用户在

进行健康知识搜寻时，亟须在社区中找到既能满足自身需求又具备时效性的知识；②用户需求不仅包括医学常识、治疗方案等健康信息，还包括情绪支持、自我管理等方面的内容；③用户知识需求的内容并非是一成不变的，而会根据诸如自身疾病发展状况等原因不断变化；④用户通常不愿付出大量的时间和精力，而是希望通过更为高效便捷的方式获取所需要的健康知识。然而，用户健康知识需求具有形式多元化及内容个性化等特点，但是其共同点在于大多用户都是通过提问文本来表达他们的健康知识需求，而主题识别恰恰是对海量文档中蕴含的隐藏语义结构进行聚类，进而识别出文本所蕴含的主题信息的过程，因此，对在线健康社区中用户发布的提问文本进行主题识别，可以将表达同一主题的提问文本聚为一类，不同的类别则代表用户健康知识需求的主题不同。

在选择合适的 UGC 文本作为实验数据后，还需对其进行数据清洗、分词和去除停用词的预处理工作，将原始数据转化为完整、清洁且结构化的数据。在这一过程中，本书选择目前主流的中文分词工具包 Jieba 进行语料库词语切分，同时考虑到在医疗文本领域尚未有公开、统一的专业停用词表，故本书结合哈尔滨工业大学停用词表、百度停用词表、四川大学机器智能实验室停用词库、中文停用词表，针对在线健康社区信息资源特征，自行构建初始停用词表，完成对实验数据的预处理。

2. 面向在线健康社区 UGC 文本的 LDA 模型训练

LDA 模型训练阶段是主题识别的核心部分，训练结果将直接影响到所提取主题的质量和精准性，所涉及的具体过程主要包括以下几个方面。

(1) 导入相关数据包。主要包括 nltk 自然语言处理包、re 正则表达式包、numpy 科学计算包、pandas 数据处理包、pprint 可视化包、gensim 机器学习包、pyLDAvis 主题模型可视化包等。

(2) 构建词典和语料库。由于 LDA 模型是基于词袋的模型，所以构建词典是极为必要的。词典主要由数据包中的单词和词组构成，语料库则是由单词序号及该词出现的频率形成的词对构成，表达式为[word_id, word_frequency]。例如，[1,2]的含义即是 ID 为 1 的单词在该文本中的词频为 2。词典和语料库是 LDA 模型的输入数据集。

(3) 词袋向量模型的构建与处理。词典构建完成后需要构建词袋向量模型，系统为词典中的单词逐个分配 ID，同时计算单词的词频，词 ID 和词频共同组成[词 ID,词频]二元组。随后，引入 TF-IDF 模型对其中的词向量进行处理，通过对不同词向量 TF-IDF 值的计算及排序，提取文本段中含有用户知识需求的关键词。

(4) 调用 LDA 模型。除构建 LDA 模型所需要的词典和语料库，还需输入最优主题数及超参数 α 和 β。在没有其他先验知识的前提条件下，可以预先假设超参数 α 和 β 均为 1。此后就可直接利用 python 中的 gensim 库调用 LDA 模型，调用时将各个参数设置为之前步骤中确定好的值即可。

(5)计算主题一致性得分。为使 LDA 模型提取出的主题一致性尽可能高，本书拟选定一个主题个数区间，随后计算在该区间内所有主题个数对应的主题一致性得分，然后利用 matplotlib 库中的 pyplot 函数绘制主题数一致性曲线，即以主题个数为横轴，主题一致性得分为纵轴，直观展示一致性得分随主题个数的变化情况，以便于确定最优主题个数。

3. 基于 LDA 模型的用户健康知识需求提取

在该阶段中，首先利用训练好的 LDA 模型处理所有文本，即将前面确定的最优主题个数及合适的参数值代入 LDA 模型中进行主题提取，同时利用 LDA 模型判断每个文本隶属于哪个主题。随后，对 LDA 模型输出的结果进行归纳总结，获取用户健康知识需求。

在对 LDA 模型的输出结果进行展示前，为了更直观地展示 LDA 模型对主题提取的结果所具备的高效性和准确性，表 3.1 展示了以 39 健康网为例，对部分问诊示例进行人工主题提取的结果及根据主题词识别的健康知识需求主题。

表 3.1 39 健康网中部分用户提问及其健康知识需求示例

问诊示例	主题词	健康知识需求主题
打算备孕前，去做了宫颈癌筛查……今天早上起来浑身酸痛乏力，反胃，同时拉了好几次肚子。已完成阴道微生态检查。只是因为吃完药非常不适，不知是否是因为我的过敏体质。所以想来咨询一下用药是否要修改。	吃药、换药	药品使用指导
2 月体检发现宫颈 TCT 非典型鳞状上皮细胞不明确意义，……，用了左氧氟沙星栓效果不好，白带反复发黄量多、慢性宫颈炎 HPV 感染、宫颈炎合并阴道炎怎么办。	阴道炎、HPV 感染	并发症治疗
剖宫产后 2 年。近 2～3 个月感觉外阴痒且每月经后 7～10 天左右会出现少量红色分泌物(红褐至粉红)。2 月中赴妇科检查白带，HPV(16+)与 TCT(轻度炎症)，子宫 B 超。而后遵医嘱 3 月中进行阴道镜与活检检查结果(慢性宫颈内膜炎?)请教医生，就目前病情，建议如何进行下一步治疗。	治疗、检查、病情	明确病情
大夫您好，我做了 TCT 筛查，……，我网上查阅了一些资料，上面说会是什么癌前病变，而且治不好。我接下来要怎么做？需要做手术吗？就诊前需要做些什么呢？	手术、就诊	治疗方案
得了急性宫颈炎日常生活中需要注意什么，饮食和卫生都有哪些需要注意的？检查频率和日常生活有什么要求？	日常、饮食、卫生	日常护理

LDA 模型输出的结果为主题词概率矩阵，图 3.6 为 LDA 模型对某数据样本进行主题提取的结果。其中，每一行代表一个主题，为首的数字为主题编号，随后是该主题下的主题词及这个主题词隶属于该主题的概率。例如，病原体这一词语属于主题 0 的概率为 0.023。LDA 模型并不会直接输出不同主题的名称，而是以主题词-

概率的形式表示不同的主题，因此，还需人工对获取的主题词概率矩阵进行提炼总结，进而确定最终每个主题的名称。

```
(0, '0.067*"治疗" + 0.065*"宫颈炎" + 0.023*"病原体" + 0.019*"感染" + 0.019*"患者" + 0.017*"阴道" + 0.016*"症状" + 0.016*"应" + 0.016*"检查" + 0.015*"出血"')
(1, '0.056*"息肉" + 0.050*"宫颈" + 0.033*"宫颈炎" + 0.023*"同房" + 0.018*"阿米巴" + 0.018*"检查" + 0.017*"子宫" + 0.013*"女性" + 0.012*"建议" + 0.012*"内膜"')
(2, '0.077*"宫颈炎" + 0.053*"慢性" + 0.053*"治疗" + 0.026*"炎症" + 0.024*"宫颈" + 0.018*"急性" + 0.017*"患者" + 0.016*"女性" + 0.015*"出血" + 0.013*"情况"')
(3, '0.056*"治疗" + 0.027*"患者" + 0.017*"结核性" + 0.017*"阴道" + 0.016*"药物" + 0.016*"宫颈" + 0.015*"关节" + 0.014*"治愈" + 0.013*"症状" + 0.012*"手术"')
(4, '0.086*"宫颈" + 0.062*"糜烂" + 0.039*"治疗" + 0.024*"宫颈炎" + 0.022*"上皮" + 0.013*"一种" + 0.013*"症状" + 0.012*"柱状" + 0.012*"检查" + 0.012*"药物"')
(5, '0.068*"宫颈炎" + 0.042*"阴道" + 0.035*"感染" + 0.026*"分泌物" + 0.026*"出血" + 0.024*"症状" + 0.023*"患者" + 0.022*"增多" + 0.021*"治疗" + 0.019*"病原体"'
(6, '0.035*"宫颈炎" + 0.030*"出血" + 0.026*"宫颈" + 0.022*"慢性" + 0.021*"治疗" + 0.021*"患者" + 0.019*"症状" + 0.018*"女性" + 0.018*"急性" + 0.016*"分泌物"')
(7, '0.035*"出血" + 0.031*"宫颈炎" + 0.025*"结核性" + 0.022*"结核" + 0.018*"症状" + 0.016*"宫颈" + 0.016*"检查" + 0.014*"影响" + 0.014*"输卵管" + 0.012*"治疗"'
(8, '0.069*"宫颈炎" + 0.066*"治疗" + 0.030*"宫颈" + 0.028*"阴道炎" + 0.020*"慢性" + 0.019*"白带" + 0.017*"炎症" + 0.016*"检查" + 0.014*"康栓" + 0.014*"疾病"')
(9, '0.044*"宫颈癌" + 0.039*"治疗" + 0.028*"患者" + 0.018*"手术" + 0.016*"HPV" + 0.015*"发生" + 0.011*"情况" + 0.011*"年" + 0.011*"重度" + 0.011*"药物"')
(10, '0.100*"宫颈" + 0.039*"宫颈炎" + 0.025*"慢性" + 0.025*"炎症" + 0.022*"检查" + 0.021*"治疗" + 0.015*"宫颈癌" + 0.013*"阴道" + 0.012*"息肉" + 0.011*"患者"')
(11, '0.032*"治疗" + 0.031*"霉素" + 0.027*"宫颈炎" + 0.027*"阿奇" + 0.023*"p" + 0.021*"急性" + 0.021*"给予" + 0.018*"炎症" + 0.016*"抗生素" + 0.014*"环素"')
(12, '0.024*"性疾病" + 0.013*"p" + 0.011*"癌症" + 0.008*"炎" + 0.004*"出是" + 0.004*"阴" + 0.004*"自洁" + 0.004*"加未" + 0.004*"加娇妍洁" + 0.004*"而令"')
(13, '0.097*"宫颈" + 0.070*"囊肿" + 0.040*"治疗" + 0.018*"症状" + 0.017*"炎症" + 0.015*"分泌物" + 0.013*"女性" + 0.013*"腺体" + 0.012*"导致" + 0.010*"情况"')
(14, '0.055*"治疗" + 0.022*"宫颈" + 0.021*"阴道" + 0.021*"检查" + 0.018*"药物" + 0.015*"怀孕" + 0.014*"手术" + 0.013*"影响" + 0.012*"女性" + 0.012*"宫颈炎"')
```

图 3.6　LDA 模型输出示例

在提取在线健康社区用户各类知识需求后，有必要结合用户年龄、性别等自身属性对不同年龄层、不同性别用户的健康知识需求分布情况进行分析，以实现对整个在线健康社区内部不同人群的不同种类信息需求的全面了解，为后续挖掘不同主题之间的关联关系提供基础。

4. 基于聚类分析的用户健康知识需求主题簇构建

鉴于 3.2.2 中选择的聚类算法，用余弦值来度量向量空间中两个向量之间的差异大小，其计算方式见公式(3.3)。在这一过程中，首先利用提取出来的主题特征词构建一个词袋模型，并且针对词袋模型中的每一个词，参照主题的特征词，将主题表征为多个向量。然后依据构建得到的主题特征向量对主题两两之间进行余弦相似度计算，得到主题之间的相似度值。根据相似度计算结果，为每一个类型帖子选取最合适的主题簇数量。表 3.2 展示余弦相似度计算的示例。

表 3.2　利用余弦相似度计算主题相似性的示例

利用余弦相似度计算主题相似性的示例：

假设存在主题及特征词分布如下：

Topic1：a, b, c, d, f

Topic2：a, c, e, c, d

列出两个主题所有特征词：a, b, c, d, e, f。将两个主题转换为特征向量表示：

Topic1：1,1,1,1,0,1

Topic2：1,0,2,1,1,0

则两个主题的余弦相似度为

$$\cos(\theta) = \frac{1\times1+1\times0+1\times2+1\times1+0\times1+1\times0}{\sqrt{1^2+1^2+1^2+1^2+0^2+1^2}\times\sqrt{1^2+0^2+2^2+1^2+1^2+0^2}} \approx 0.68$$

由此可见，主题 1 和主题 2 的相似度为 0.68，接近 1，两个主题相似。

以宫颈炎为例，通过对在线健康社区中相关数据进行采集后，剔除掉字段缺失和与主题无关的记录，经过 LDA 提取后获取主题名称，部分主题提取部分如表 3.3 所示。

表 3.3　基于 LDA 的主题提取结果（部分）

主题序号	主题名称	问答记录数量/条
0	宫颈炎检查	3143
1	感染性宫颈炎	1324
2	结核性宫颈炎	2067
3	宫颈炎治疗方案	2187
4	宫颈炎药物	1201
5	宫颈炎症状	1471
6	慢性宫颈炎	2017
7	并发症及治疗	1579
8	用药指导	2419
9	HPV	1651
10	复发治疗	1985
11	急性宫颈炎	1344
12	宫颈癌治疗	3124
13	宫颈炎恢复	2465
14	宫颈炎与怀孕	1347

通过提取结果可知，提取后的所得结果仍存在区分度不高的情况。为了使得主题提取的结果更为精确，本书根据主题模型提取结果进行聚类分析，旨在形成内部特征差异小、外部特征差异大的主题簇。根据构建得到的主题特征向量对主题两两之间进行余弦相似度计算，并为每一个帖子选取最合适的主题数量。在主题及主题簇的生成过程中，本书通过已有的特征词及概率分布结果，对主题进行人工归纳并命名，最终生成主题簇及对应主题，部分主题簇及其对应主题情况如表 3.4 所示。

表 3.4　主题簇及对应主题（部分）

主题簇	问诊主题
病情诊断与检查	宫颈炎检查(2)/宫颈炎症状(5)
宫颈炎病情病症	感染性宫颈炎(1)/结核性宫颈炎(2)/慢性宫颈炎(6)/急性宫颈炎(11)
并发症及治疗	并发症及治疗(7)/HPV(9)/宫颈癌治疗(12)/宫颈炎与怀孕(14)
治疗指导	宫颈炎治疗方案(3)/宫颈炎药物(4)/用药指导(8)
恢复与复发治疗	复发治疗(10)/宫颈炎恢复(13)

在主题识别与主题簇生成的过程可以发现，由于所选择的疾病及其类型不同，

会导致主题识别与主题簇生成结果有较大的差异。图 3.7 展示了以新型冠状病毒感染为例，在 39 健康网上获取数据后，形成的主题簇生成结果。

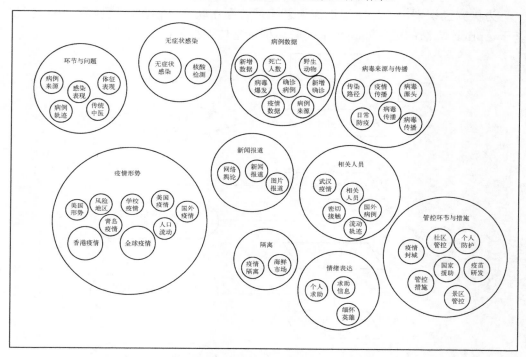

图 3.7　主题簇生成结果（以新型冠状病毒感染为例）

由图 3.7 可见，以新型冠状病毒感染为例，主题簇生成结果同样存在区分度不高的情况，如环节与问题这一主题簇下感染表现与体征表现两个主题在内容上仍具有一定的相似性，导致主题过于分散。同时，较之宫颈炎疾病，新型冠状病毒感染由于其较大的社会影响及事件的特殊性，形成了诸多其他疾病并不具备的主题或主题簇，如武汉疫情这一主题。

3.3　在线健康社区用户知识需求关联关系分析

3.2 节已从方法的角度精细化识别了在线健康社区用户知识需求，本节将结合在线健康社区信息资源特征与用户知识需求特征，更深层次地揭示用户知识需求间的关联关系，为构建在线健康社区知识图谱并实现其智慧服务提供更为精确的目标导向。基于此，本节借助 Apriori 算法，在界定用户健康知识需求关系类型的基础上，实现其知识需求的关联关系发现。

3.3.1　基于 Apriori 算法的在线健康社区用户知识需求关联模型整体架构

为探究已识别出的健康知识需求之间是否存在联系、存在何种联系，本书提出基于 Apriori 算法的健康知识需求关联模型，整体架构如图 3.8 所示。

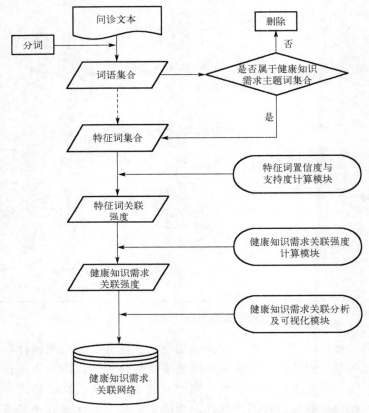

图 3.8　基于 Apriori 算法的健康知识需求关联模型整体架构

该关联模型主要分为以下三个模块：①特征词支持度与置信度计算模块。支持度与置信度是关联分析的核心指标，旨在将事物间的复杂关联关系进行抽象，并得到数值化的度量描述。②关联强度计算模块。由于特征词是各类健康知识需求的细粒度表达，因此本节在计算特征词关联强度的基础上，对健康知识需求之间的关联强度进行度量。③分析及可视化模块。根据各健康知识需求之间置信度的大小关系，定义前序、后继和平行三种关联关系并进行可视化分析。其中，特征词支持度与置信度计算模块是整个模型的核心部分，后续的健康知识需求关联强度计算、健康知识需求分析及可视化模块都以此模块为基础。支持度是指数据集中包含该项集的数据占全部数据集的比例，旨在度量一个项集在原始数据中出现的频率，例如，对于

特征词 A 和特征词 B，其关联规则 $A \rightarrow B$ 的支持度 Support $= P(AB)$，即为特征词 A 和特征词 B 同时出现于一个文本的概率；置信度则是针对关联规则的定义，例如，关联规则 $A \rightarrow B$ 的置信度 Confidence $= P(B|A)$，即为特征词 A 出现的条件下出现特征词 B 的概率。

3.3.2　在线健康社区用户知识需求关联关系的类型判定

作为知识发现的手段之一，关联分析可以实现一个物品的出现对另一个物品影响程度的量化描述，其在知识需求关系发现中的应用能够高效地揭示特征词之间存在的相互依存关系。例如，在一则关于用药指导的提问文本中，若存在"症状 B"的同时也存在"药品 A"，则"药品 A"可能可以用于治疗"症状 B"。本书利用 LDA 模型识别用户健康知识需求，各类健康知识需求中均包含特征词，因此用户健康知识需求的关联关系同样也可以通过特征词间的关联分析来界定。

对于每一类健康知识需求，根据 LDA 模型输出的结果，可将其视为一个由若干个主题词组成的集合，那么通过主题词之间的关联强度就能够量化知识需求的关联强度。实际上，LDA 模型的最优主题个数通常不会很多，即提取出的健康知识需求种类不会过多，而 Apriori 算法是一种基于先验知识挖掘关联关系的算法，如果仅将每类健康知识需求主题视为一个事务，该主题中的若干个主题词视为项目作为 Apriori 算法的输入，那么将会由于数据量过少而导致获取的关联关系与真实关系存在偏差。因此为了解决上述问题，本书将每一个帖子视作一个事务，其由多个特征词的项目组成，且这些特征词一定属于由所有健康知识需求主题词组成的主题词集合；随后利用 Apriori 算法，挖掘出满足一定支持度和可信度条件下的频繁出现在一起的特征词。由于支持度只能说明特征词 A、B 同时出现的概率，并不能量化特征词 A、B 之间的关联关系强度，故本书仅将支持度作为判别条件，识别大于等于最小支持度的有向词对 $\{A \rightarrow B\}$，并在此基础上，只对已识别的强关联词对进行可信度计算，据此作为主题-主题关联分析的依据；最后，进一步对信息需求主题之间的关联类型进行界定，将其分为前序关系、后继关系及平行关系。对于任意两个健康知识需求 D_1 与 D_2 的关联关系界定方法如表 3.5 所示。

表 3.5　健康知识需求之间的关联关系判定方法

关系	向量表示	解读
前序关系	只存在 $D_1 \rightarrow D_2$，置信度为 $Co(D_1 \rightarrow D_2)$	D_1 的出现影响 D_2 的出现，定义 D_1 为 D_2 的前序健康知识需求，D_2 为 D_1 的后继健康知识需求
后继关系	既存在 $D_1 \rightarrow D_2$ 关系又存在 $D_2 \rightarrow D_1$ 的关系，$Co(D_1 \rightarrow D_2) > Co(D_2 \rightarrow D_1)$	D_1 对 D_2 出现的影响大于 D_2 对 D_1 出现的影响，舍弃 $D_2 \rightarrow D_1$，定义 D_1 为 D_2 的前序健康知识需求，D_2 为 D_1 的后继健康知识需求
平行关系	既存在 $D_1 \rightarrow D_2$ 关系又存在 $D_2 \rightarrow D_1$ 的关系，且 $Co(D_1 \rightarrow D_2) = Co(D_2 \rightarrow D_1)$	D_1 与 D_2 之间的影响相同，具有双向关系，可视作等同关系进行考量

例如，D_1 为用户对"病情加重指导"的健康知识需求，D_2 为用户对"住院治疗指导"的健康知识需求，定义最小置信度为 0.32，且 $\mathrm{Co}(D_1 \to D_2)=0.65$，$\mathrm{Co}(D_2 \to D_1)=0.14$，那么"病情加重指导"需求影响"住院治疗指导"需求的出现，是"住院治疗指导"的前序知识需求。再例如，D_1 为患者对"用药副作用"的健康知识需求，D_2 为患者对"换药指导"的健康知识需求，且 $\mathrm{Co}(D_1 \to D_2)=0.76$，$\mathrm{Co}(D_2 \to D_1)=0.43$，那么"用药副作用"需求对于"换药指导"的需求较大，则判定"用药副作用"为"换药指导"的前序知识需求。而平行关系表述的是两类健康知识需求间具有等同影响的双向关系，例如，D_1 为用户对"盐酸马普替林片的服用指导"的健康知识需求，D_2 为用户对"路滴美的服用指导"的健康知识需求，且 $\mathrm{Co}(D_1 \to D_2)=0.68$，$\mathrm{Co}(D_2 \to D_1)=0.68$，那么"盐酸马普替林片的服用指导"与"路滴美的服用指导"的关系是平行且等同的。

3.3.3　在线健康社区用户知识需求关联模型实现的关键步骤

前节中阐述了基于 Apriori 算法的健康知识需求的关联模型整体架构及健康知识需求关联关系界定方法，本节将以此为基础，进一步阐明基于 Apriori 算法的健康知识需求关联模型实现步骤，主要包括基于支持度与置信度的特征词关联强度计算、基于特征词关联强度的健康知识需求的关联强度度量、健康知识需求关联关系界定及可视化分析。

1. 基于支持度与置信度的特征词关联强度计算

设用户发帖数量为 T，首先计算每个特征词出现的帖子数量 $C(C \leqslant N)$，C_A 表示含有特征词 A 的主题数；再计算任意两个特征词共现的帖子数，记为 R；最后计算支持度 S、可信度 Co。其中，支持度表示特征词 A 和特征词 B 共同出现在所有帖子中的概率，计算方式见公式(3.4)。置信度表示特征词 A 出现的帖子中，特征词 B 出现的概率，计算方式见公式(3.5)。

$$S(A \to B) = \frac{R}{T} \tag{3.4}$$

$$\mathrm{Co}(A \to B) = P(B \mid A) = \frac{R}{C_A} \tag{3.5}$$

需要说明的是，在 3.2 节中识别出若干个主题簇及其相对应的主题后，仍然需要界定用户发帖的主题归属，即每一个帖子属于哪一个或哪些主题，也就是主题分配过程。本节参照的标准是每条帖子中每个主题的一致性分数，即每个主题与该帖子内容层面的匹配程度。若在分配过程中出现两个主题隶属于该帖的概率相同的情况，则通过人工判断来赋予主题。主题分配完成后，结合主题簇生成结果，再为每一个帖子分配对应的主题簇,以实现更精确的主题分配。故每个用户帖中所包含的特征词必须是相互独立的,且这些特征词均需要从该帖所分配的主题中获取,即当该帖中若出现特征词并不属于该帖所分配主题的特征词集合时,则不纳入计算范围。

通过置信度与支持度挖掘其间关联强度的过程,主要由两个步骤实现。

步骤 1　逐层搜索所有由特征词组成的用户发帖,通过迭代找到所有大于等于最小支持度的特征词频繁项集。具体而言,在首次针对发帖文本进行扫描的过程中,通过计算每一个特征词的支持度并选择以最小支持度阈值为判断依据,进一步划分隶属于频繁项目的特征词。后续的扫描工作主要是基于过往扫描所得到的频繁项目进行自连接处理,产生新的项目集,即候选项目集。同时还需针对候选项目集的实际支持度进行计算和更新,当其确定满足最小支持度阈值时,则可以被划分为特征词频繁项集。之后的过程也按照同样的步骤,已确定的特征词频繁项目就作为后续扫描时的基础项目,不断重复此过程直到无法产生新的特征词频繁项目集。即第一次扫描获取特征词频繁项集 L_1,再利用 L_1 来寻找特征词频繁项集 L_2,然后用 L_2 找出 L_3,依次迭代,无法找出频繁项目集时便停止。

步骤 2　利用特征词频繁项集构造出满足最小置信度的规则。遍历所有最终的特征词频繁项集,对于每个特征词频繁项集 L,任意互为补集的非空子集 X 和 Y 之间的关联关系 $X \to Y$,利用公式 $\mathrm{Confidence}(X \to Y) = P(Y \mid X) = (P(XY)) / (P(X) = P(L)) / (P(X)))$ 计算置信度 C,如果 C 大于设置的最小置信度则保留这个关联关系 $X \to Y$,否则就舍弃。例如,针对特征词频繁集 $L = \{w_1, w_2, w_3\}$,该频繁集的非空真子集有 $\{w_1, w_2\}$,$\{w_1, w_3\}$,$\{w_2, w_3\}$,$\{w_1\}$,$\{w_2\}$ 和 $\{w_3\}$,对应关联关系的置信度如表 3.6 所示。根据表 3.6 计算出特征词频繁集 L 中各种关联关系的置信度后,将其与设置的最小置信度比较,大于最小置信度的保留,小于的删除,整体计算流程如图 3.9 所示。

表 3.6　基于置信度的关联关系筛选示例

X	Y	关联关系 $X \to Y$ 的置信度
$\{w_1, w_2\}$	$\{w_3\}$	$\mathrm{Confidence}(\{w_1, w_2\} \to \{w_2\}) = P(\{w_1, w_2, w_3\}) / P(\{w_1, w_2\})$
$\{w_1, w_3\}$	$\{w_2\}$	$\mathrm{Confidence}(\{w_1, w_3\} \to \{w_3\}) = P(\{w_1, w_2, w_3\}) / P(\{w_1, w_3\})$
$\{w_2, w_3\}$	$\{w_1\}$	$\mathrm{Confidence}(\{w_2, w_3\} \to \{w_1\}) = P(\{w_1, w_2, w_3\}) / P(\{w_2, w_3\})$
$\{w_1\}$	$\{w_2, w_3\}$	$\mathrm{Confidence}(\{W_1\} \to \{w_2, w_3\}) = P(\{w_1, w_2, w_3\}) / P(\{w_1\})$
$\{w_2\}$	$\{w_1, w_3\}$	$\mathrm{Confidence}(\{w_2\} \to \{w_1, w_3\}) = P(\{w_1, w_2, w_3\}) / P(\{w_2\})$
$\{w_3\}$	$\{w_1, w_2\}$	$\mathrm{Confidence}(\{\{w_3\}\} \to \{w_1, w_2\}) = P(\{w_1, w_2, w_3\}) / P(\{\{w_3\}\})$

2. 基于特征词关联强度的健康知识需求关系度量

按照前面提及的方法步骤,首先计算主题中特征词间的支持度和置信度,然后利用支持度作为筛选强关联特征词对的依据,以置信度作为描述特征词之间关系强

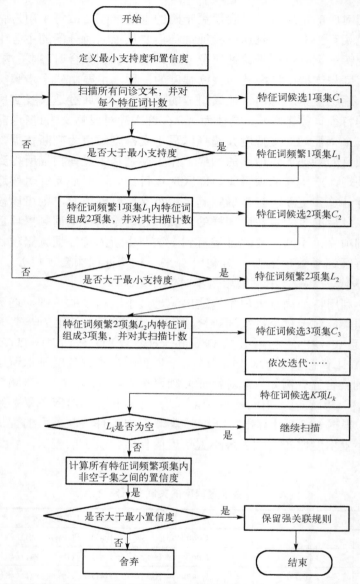

图 3.9　基于支持度与置信度的特征词关联强度计算流程图

度的指标，计算特征词-特征词之间的置信度。由于这些特征词均属于主题词集合，而每类健康知识需求又由若干个主题词组成，因此，不同健康知识需求之间的关联关系可以通过特征词之间的关联强度计算得出。对于任意两类健康知识需求而言，分别计算其所有特征词两两之间的置信度总和，最后取平均值作为这两个健康知识需求之间的关联关系强度，表 3.7 展示了一个计算健康知识需求之间的关联关系强度示例。通过该方法，不仅可以计算主题间的关联强度，还可以进一步得出由主题聚类而成的主题簇间的关联强度，从而揭示不同粒度用户知识需求间的关联关系。

表 3.7 健康知识需求之间的关联关系强度计算示例

设特征词 w_1、w_2、w_3、w_4、w_5、w_6 分别属于如下健康知识需求：

健康知识需求 D_1：w_1、w_2、w_3

健康知识需求 D_2：w_4、w_5、w_6

则健康知识需求 D_1 和健康知识需求 D_2 的关联关系强度为：

$\mathrm{Co}(D_1 \to D_2) = (\mathrm{Co}(w_1 \to w_4) + \mathrm{Co}(w_1 \to w_5) + \mathrm{Co}(w_1 \to w_6) + \mathrm{Co}(w_2 \to w_4) + \mathrm{Co}(w_2 \to w_5) + \mathrm{Co}(w_2 \to w_6) + \mathrm{Co}(w_3 \to w_4) + \mathrm{Co}(w_3 \to w_5) + \mathrm{Co}(w_3 \to w_6))/9$

$\mathrm{Co}(D_2 \to D_1) = (\mathrm{Co}(w_4 \to w_1) + \mathrm{Co}(w_4 \to w_2) + \mathrm{Co}(w_4 \to w_3) + \mathrm{Co}(w_5 \to w_1) + \mathrm{Co}(w_5 \to w_2) + \mathrm{Co}(w_5 \to w_3) + \mathrm{Co}(w_6 \to w_1) + \mathrm{Co}(w_6 \to w_2) + \mathrm{Co}(w_6 \to w_3))/9$

3. 健康知识需求关联关系网络构建及可视化展示

根据前面提及的主题间置信度来界定不同健康知识需求之间的前序、后续和平行关系，并对其进行可视化展示以实现用户不同健康知识需求的深层关联关系分析。关联强度矩阵的构建有助于直观呈现在线健康社区用户知识需求关联关系网络，如表 3.8 所示。

表 3.8 健康知识需求间置信度转化为矩阵的过程

		D_1	D_2	⋯	D_n
	D_1	/	$\mathrm{Co}(D_1 \to D_2)$	⋯	$\mathrm{Co}(D_1 \to D_2)$
[主题→主题：Co] $\Longrightarrow$	D_2	$\mathrm{Co}(D_2 \to D_1)$	/	⋯	$\mathrm{Co}(D_2 \to D_n)$
	⋯	⋯	⋯	/	⋯
	D_n	$\mathrm{Co}(D_n \to D_1)$	$\mathrm{Co}(D_n \to D_2)$		/

本书首先将同一健康知识需求主题之间的置信度设置为 "/"。其次，对于主题间的可信度 $\mathrm{Co}(D_1 \to D_2)$ 和 $\mathrm{Co}(D_2 \to D_1)$，将二者间置信度较低的用 "0" 替代，例如，当 $\mathrm{Co}(D_1 \to D_2)$ 大于 $\mathrm{Co}(D_2 \to D_1)$ 时，证明主题 2 的出现受到了主题 1 的影响，那么此时主题 1 对于主题 2 的影响可以忽略不计。若 $\mathrm{Co}(D_1 \to D_2)$ 和 $\mathrm{Co}(D_2 \to D_1)$ 相等，证明主题 1 和主题 2 是等价关系，保留双方原有可信度。置信度矩阵能够最大限度地展示出主题间的三种关系，从而清晰地呈现用户健康知识需求间的关联关系网络。

为对用户知识需求进行直观展示，本书同时获取了直接反映用户需求的主题帖，以及该主帖下的回复帖及楼中楼帖，针对同一疾病，将用户知识需求主题与回复帖/楼中楼帖中的主题进行比较分析。图 3.10 揭示了 "新型冠状病毒感染疫情" 相关的主帖、回复帖及楼中楼帖中用户不同的健康知识需求。

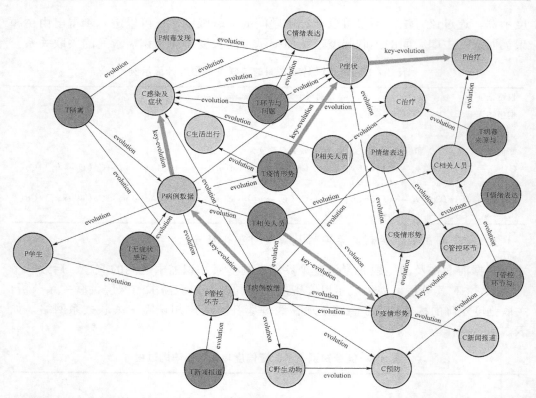

图 3.10　主题帖/回复帖/楼中楼帖主题簇关联关系网络（"新型冠状病毒感染疫情"为例）

　　图中，T、P、C 分别表示主题所属层级，即主帖、回复帖和楼中楼帖，主题簇间的关联关系主要通过连线来体现。通过分析，可以确定新型冠状病毒感染疫情相关帖子中的核心主题簇为主帖层级的"相关人员""疫情形势""病例数据"，回复帖层级的"症状""疫情形势""病例数据"，楼中楼帖层级的"管控环节与措施""感染及症状"。在此基础上，根据核心主题簇及对应主题簇下的主题关联关系，还可以进一步确定基于某一疾病的相关主题演化路径。图中直观呈现了三条主题演化路径，分别是主帖层级的"相关人员"至回复帖层级的"疫情形势"至楼中楼帖层级的"管控环节与措施"、主帖层级的"疫情形势至回复帖层级的"症状"至同样是回复帖层级的"治疗"、主帖层级的"病历数据"至回复帖层级的"病历数据"至楼中楼帖层级的"感染及症状"。这也充分说明，即使用户知识需求明确的情况下，仍然会出现主题的漂移与演化。

第4章 面向在线健康社区的医学知识图谱构建

知识图谱作为一种重要的知识组织工具,以结构化的形式描述客观世界中概念、实体及其之间的关系,所具有的高效的数据和知识检索能力、智能化的数据和知识推理能力,使其成为实现知识有序化的有效手段。面向在线健康社区的医学知识图谱构建,既是对规模庞大、种类多样、内容丰富的在线健康社区信息资源进行有效加工、处理与组织的需要,更是开展在线健康社区智慧服务的基础性工作。基于此,本章旨在以在线健康社区用户知识需求为指导,构建医学知识图谱框架,并以此为基础,借助于当前知识图谱构建的基本流程,通过"知识抽取-知识融合-知识存储"三个核心环节,构建与在线健康社区信息资源特征及用户知识需求特征相适应的医学领域知识图谱,从而为实现在线健康社区智慧服务提供优质数据来源。

4.1 面向在线健康社区的医学知识图谱框架

相较于开放域知识图谱自底向上的构建方法,本书构建的面向在线健康社区的医学知识图谱,是一类典型针对特定领域的知识图谱,所涉及的概念与知识覆盖范围较为固定或可控。而在应用方面,本书的整体研究目标即为借助所构建的知识图谱,实现在线健康社区精准化、智能化的知识服务,故对构建的领域知识图谱有着较高的精度要求。基于此,本书所采用的思路是,先为待构建的知识图谱定义好基本的数据模式,即确定其实体基本类型与实体间主要关系,以此作为知识图谱的顶层框架。该框架的构建一方面可以在其约束下指导知识抽取的进行,如定义所抽取的实体类型与基本属性,另一方面可作为模式层参与与外部知识库的融合,从而使所构建的知识图谱完善与精准。

基于此,本节首先从实体类型与实体间关系两个方面,对医学知识图谱顶层框架进行设计,以此为基础,借鉴已有的知识图谱构建技术架构,分析面向在线健康社区的医学知识图谱构建的各关键环节。

4.1.1 实体类型分析

与当前已有的医学知识图谱不同,本书所构建的面向在线健康社区的医学知识图谱,其显著特点主要表现在以下三个方面。

(1)更聚焦于用户知识需求。用户提问帖内容中所涉主题,可以直接反映出在线健康社区用户的知识需求主题,第3章中已基于在线健康社区多源数据对其用户知

识需求主题进行了详细分析，将直接用于指导医学知识图谱的实体类型划分，表 4.1
展示在线健康社区用户知识需求主题及对应问诊实例。

表 4.1　在线健康社区用户知识需求主题及对应问诊实例

	用户需求主题	问诊示例
	疾病	是什么自闭症？
	症状	请问月经推迟，白带增多是怎么回事？
是什么	病因	白癜风的发病因素？
	并发症	颈椎病的并发症？
	传染性	肝病有传染性吗？
	部位	痛风常发于哪些部位？
	诊断/检查项目	妇科检查有哪几项？
	治疗	慢性宫颈炎宫颈肥大怎么治疗？
	药品（药物）	内分泌失调长痘痘，可以吃逍遥颗粒和排毒养颜胶囊吗？
怎么做	日常护理	风湿关节僵硬日常怎么护理？
	饮食控制	糖尿病饮食禁忌有哪些？
	医生/医院	治疗 HPV 哪个医院/医生比较好？
	科室	小儿百日咳应该去武汉市儿童医院哪个科室挂号？

　　(2)实体及关系的描述更贴近用户表达习惯。大多医学知识图谱的实体表达过于
专业，对于一般用户来说具有门槛限制，而面向在线健康社区的医学知识图谱在构
建过程中考虑到这一因素，将实体及关系的表达采用通俗词语代替专业词。

　　(3)对现有医学知识图谱进行选择性裁剪或拓展。一方面，本书所构建的医学知
识图谱面向在线健康社区用户知识需求，只保留与用户需求主题一致或相关的实体、
属性与关系，而对于用户需求主题无关的实体属性与关系进行删减；另一方面，本
书所构建的医学知识图谱，其数据来源涉及医学文献、电子病历、在线疾病知识库
及在线医疗社区中的用户生成内容，实现了对现有医学知识图谱的扩展与完善。

　　本质上，知识图谱是一个语义网，其基本单位是"实体 1-关系-实体 2"的三元
组形式。在健康医疗信息领域，对医疗实体类型的划分已有相关研究，如崔洁等建
立了仅包含患者的基本信息、检查和诊断三种概念和七种单向语义关系(has_a、
instance_of、attribute_of、part_of、拥有、诊断和检测)的乳腺肿瘤知识图谱[102]；Zhou
等以疾病的主要概念、症状、处方、药物、病历、地区、医生和朝代及古代中医书
籍为基础，构建了一个知识图谱[103]；Xiu 等构建了包含患者、疾病、疾病类型、检
查等七个类别和 16 种语义关系的消化系统肿瘤知识图谱[104]。在表 4.1 所反映出的
用户知识需求主题基础上，参考领域专业书籍与相关文献的成果，将知识图谱的实
体类型划分为 13 类，具体释义如表 4.2 所示。需要强调的是，并发症也是由疾病所

引发的症状，与症状实体含义相同，而传染性一般只涉及是否判断，故上述两者不单独作为实体类型进行区分。同时，考虑到患者作为健康知识需求的主要受众，将其纳入实体类型的划分中。

表 4.2　在线健康社区中的医学实体类型

实体类型	含义	举例
疾病	引起人体生理或心理不适的各类疾病名称的集合	宫颈炎；宫颈癌；肥胖；自闭症……
病因	导致疾病发作的因素	细菌感染；遗传因素；内分泌失调……
症状	表现为疾病发生时所产生的一系列生理或心理临床表现	头晕；呕吐；腹泻；高烧；癫痫……
部位	疾病病发的位置	头部；肺部；面部；四肢……
诊断/检查	用于发现或确定某种疾病的手段/项目	物理检查；化学检查；一般检查……
医疗科室	疾病所属科室	内科；外科；儿科；妇产科……
饮食控制	患某种疾病忌吃宜吃食物	宫颈炎患者宜吃苹果、西红柿等蔬菜，忌喝酒……
日常护理	患某种疾病在生活起居方面的注意事项	风湿病患者不能见风；宫颈炎患者应饮食清淡……
治疗	用于治疗疾病的手段，治疗方式多种	物理治疗；心理治疗；运动治疗……
药物/药品	用于治疗疾病的药物/药品	头孢曲松钠；头孢克肟……
患者	患一种或多种疾病的人或群体	患者的基本特征：性别；年龄……
医生	为患者提供治疗的人或者群体	医生的基本特征：姓名；性别；从业时间……
医院	患者就诊和医生治病的场地单位	医院的基本特征：位置；等级；专家人数……

如表 4.2 所示，本书共划分为 13 个医学实体类型，分别是疾病实体、病因实体、症状实体、部位实体、诊断/检查实体、医疗科室实体、日常护理实体、治疗实体、药品(药物)实体、患者实体、医生实体、医院实体。其中，疾病实体、症状实体、诊断/检查实体、部位实体可以精准确定用户病情及其患病程度的实体；患者实体、病因实体可以添加相应的特征进一步增大健康信息的匹配概率，例如，对于年龄为 12 岁以下的用户，在进行分面检索时只为其推送与儿童较为相关的健康信息；医生实体、医院实体是患者进行就诊的重要参考依据，例如，有些患者会倾向于选择从业时间长的医生、有些患者倾向于选择离家近的医院、有些患者倾向于选择级别高和专家人数多的医院；药品实体、治疗实体、医疗科室实体、饮食控制实体、日常护理实体是可以指导用户后续的操作进而满足用户健康需求的实体，药品和食物是用户需求量较大且在日常生活中较为容易接触到的，因而，将治疗实体中的药品与饮食单独列为新的医学实体类型。另外，在医学领域，众多实体类型也可同时作为某一实体的属性存在，例如，症状、病因、部位等实体类型也可作为疾病这一实体类型的属性，故不再对实体属性类型单独进行说明。

4.1.2　实体间主要关系分析

中文语词之间蕴含丰富的语义关系，在《汉语主题词表》中，以"Y"（用）、"D"（代）、"S"（属）、"F"（分）、"Z"（族）、"C"（参）进行关系表示。

基于这些中文词语之间的基本关系，本节将医学知识图谱中医学实体类型间的关系划分为等同关系、上下位关系、相关关系。

(1)等同关系。即两种医学实体类型表达相同含义，可以分为缩写词与异形同义词两类。如"妊娠高血压综合征"与"妊高征"、"宫颈癌"与"cervical cancer"。等同关系以对医学实体的相似度为评判标准进行概念归类，相似度越高，表明两个医学实体越相似，则表明这两个医学实体属于等价实体。

(2)上下位关系。即医学实体类型之间在语义、语法结构上存在上下位关系。以"宫颈炎"与"慢性宫颈炎"为例，其中，"宫颈炎"属于上位词，"慢性宫颈炎"属于"宫颈炎"的下位词，本书主要参照医学主题词表与维基/百度百科的层级关系得到医学实体间的上下位关系。

(3)相关关系。在各医学实体之间，主要存在的关系是相关关系。例如，治疗实体与疾病实体之间具有治疗手段关系，疾病实体与症状实体间具有症状关系，疾病实体与疾病实体间具有并发症关系等。为更好地展示实体间主要关系，列举出如表 4.3 所示的部分实体间主要关系及举例。

表 4.3　实体间主要关系（部分）

实体 1	实体 2	RDF 三元组举例
疾病	疾病	<妊娠高血压综合征，是，妊高征>
疾病	疾病	<宫颈癌，是，cervical cancer>
疾病	疾病	<急性宫颈炎，属于，宫颈炎>
科室	科室	<眼科，属于，外科>
疾病	症状	<急性宫颈炎，症状，宫颈红肿>
疾病	诊断/检查	<宫颈炎，检查，妇科检查>
疾病	药物/药品	<宫颈炎，药物，多西环素>
疾病	部位	<慢性肾炎，部位，肾脏>
疾病	治疗	<抑郁症，治疗，心理治疗>
疾病	科室	<宫颈炎，科室，妇科>
疾病	日常护理	<高血压，日常护理，饮食少盐>
症状	诊断/检查	<血压高，检查，量血压>
诊断/检查	部位	<胃镜，部位，胃部>
药品	症状	<多西环素，治疗，宫颈炎>
患者	医院	<小明，就诊于，人民医院>
治疗	科室	<心理治疗，科室，心理科>
医生	治疗	<王医生，主刀，手术治疗>

部分实体间关系可以直接使用 RDF 三元组表示，例如，疾病实体和科室实体的 RDF 三元组关系为<宫颈炎，科室，妇科>。也存在某些实体间的关系需要推理才能得到，例如，治疗实体和科室实体需要以疾病实体作为两个实体间关系的桥梁<喉镜，疾病，慢性咽喉炎>、<慢性咽喉炎，科室，耳鼻喉科>。

以在线健康社区中某一帖子为例："宫颈炎的早期征兆一般会出现疼痛、接触性出血、不规则出血、分泌物增多等症状"，可提取出的实体及其间关系有<宫颈炎，相关症状，疼痛>、<宫颈炎，相关症状，接触性出血>、<宫颈炎，相关症状，不规则出血>、<宫颈炎，相关症状，分泌物增多>。

4.1.3　面向在线健康社区的医学知识图谱构建流程

面向在线健康社区的医学知识图谱构建是一项系统性的工作，并需要随着时间不断对其进行更新与完善，构建流程如图 4.1 所示。

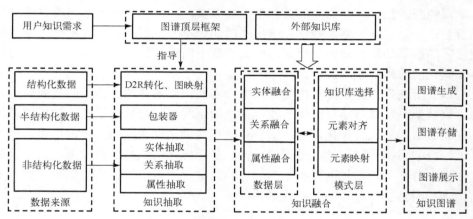

图 4.1　面向在线健康社区的医学知识图谱构建流程

首先，需要获取医学知识图谱所需要的数据源，按照结构化程度可将其划分为非结构化、半结构化及结构化数据。其次，根据前两个小节所设计的图谱顶层框架，针对不同的数据源实施不同策略的知识抽取。然后，针对知识抽取结果中可能存在的术语冲突、语义冲突、信息缺漏等问题，结合外部知识库，从模式层、数据层进行知识融合。最后，选择合适的数据库作为医学知识图谱的数据存储方式，并进行可视化展示。总体来说，面向在线健康社区的医学知识图谱构建涉及以下几个主要环节。

（1）知识抽取。作为构建面向在线健康社区的医学知识图谱初步环节，其主要任务是在图谱顶层框架的指导下，分别针对非结构化、半结构化及结构化的数据来源，制定相应的知识抽取策略，据此提取实体、属性及实体关系，并在此基础上形成结构化的知识表达。这一环节中，面向非结构化数据所进行的实体抽取、关系抽取和属性抽取是其主要工作。

(2)知识融合。该过程主要包括模式层的知识融合与数据层的知识融合，涉及实体融合、关系融合、属性融合、元素对齐、元素映射等多个技术环节。通过知识抽取环节，得到了初步三元组集合，但由于知识抽取结果中存在大量的数据质量问题，信息缺失、遗漏与错误大量存在，数据间的关系也缺乏层次性和逻辑性，若以此直接作为知识图谱构建的数据基础，会极大降低知识图谱的质量，从而制约其可用性。因此，既需要进行异构数据间的知识融合，也亟待引入高质量外部知识库，对同类知识进行高效整合、对缺失知识进行补全、对知识间的矛盾和歧义实现有效消除，从而解决知识的质量问题。

(3)知识存储。该过程主要涉及图谱的生成、存储与展示，即对上述环节所构建的知识图谱进行全面管理与可视呈现。面向在线健康社区的医学知识图谱不仅本身包含丰富的医学知识，知识间的关联复杂且繁多，因此使用非关系型数据库进行存储是首要选择。另外，将这些三元组形式的知识存入数据库后，并不代表面向在线健康社区的医学知识图谱构建完成，而仍需要不断进行管理与完善，使其能够拓展在具体领域的应用广度与深度。

在本书所进行的知识图谱构建过程中，需认识到图谱顶层框架的重要作用。一方面，该框架是在线健康社区用户知识需求的直观呈现与全面反映，知识图谱的构建不仅是数据的集成与序化，更是用户获取在线健康社区知识内容的桥梁。另一方面，这一框架将指导知识抽取过程的进行，从而优化知识抽取的效果，且该框架能够在知识融合环节，与外部数据中的知识体系进行映射，以达到对实体、属性及关系信息进行纠错、扩充与补全的效果。

4.2　面向多源数据的医学知识抽取

知识抽取是构建在线健康社区的医学知识图谱构建的关键环节之一，在该环节中需要先分析各医学实体类型及主要关系，进而根据相关方法从多源的数据源中进行抽取。这一过程既包括对数据来源及抽取方法的选择，也涉及针对多源数据进行知识抽取时的不同策略。

4.2.1　医学知识抽取的数据来源与方法选择

本书所实施知识抽取的数据来源可分为结构化数据、半结构化数据和非结构化数据。其中，结构化数据一般是指可以使用关系型数据库表示和存储，用二维表来逻辑表达实现的数据，并循序一定的长度与规范，可以通过图映射和链接数据对其进行知识抽取；结构化数据是指网页百科资源等，具有一定的结构化文档的特征，可以通过生成包装器来学习抽取规则，具体流程包括进行网页清洗、标注、评估和知识抽取；非结构化数据则包含期刊文献、网络社区资源、电子病历等多种形式的数据资源，表达方式灵活，一般由自然语言语句构成，这类文档的知识抽取通常较为困难，需借助自然语言处理技术、机器学习方法等方法实现。下面将分别对不同的数据来源及其知识抽取方法进行说明。

1. 结构化数据及其知识抽取方法

结构化数据是知识图谱构建过程中质量较高的一类数据来源，是高度组织与整体格式化的数据类型，在线健康社区中也大量存在可直接获取的结构化数据，如医院信息、医生信息、药品信息等。如图 4.2 所展示的 39 健康网中的医院信息，就是一类典型的结构化数据。

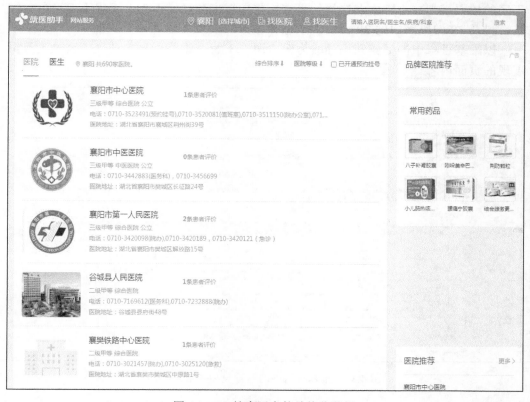

图 4.2　39 健康网中的结构化数据

由图 4.2 中的数据来源，极易获取各医学实体及其实体属性、属性值等信息，例如，襄阳市中心医院、襄阳市中医医院、襄阳市第一人民医院等均是医院这一实体类型中的具体实体。对于这类数据，通常可以采用图映射或 D2R 转换的方式进行知识获取。一般来说，针对链接数据的知识抽取方法主要是图映射，针对数据库的知识抽取方法主要是 D2R。

2. 半结构化数据及其知识抽取方法

半结构化数据主要是指 web 网页信息，如百度百科、维基百科、360 百科等。一般来说，对于所采集数据来源为开放链接数据、在线百科及开放知识库时，因其具有固定的格式且数量有限，故采用构建面向站点的包装器，既可保证抽取的正确率也可以保证数据获取的效率，是目前常用的且较为成熟的数据获取方法。该方法被视为一种基于规则的文本信息抽取模型，其本质是构建一系列抽取规则并应用于诸如从 HTML 网页中抽取出结构化知识[105]，可通过手工方法、包装器归纳法和自动抽取方法实现。而这一方法存在的最大问题就是，对于不同结构的网页需要制定不同的抽取规则，由于本书选择的半结构化数据来源规模不大，仅限于度百科、维基百科及 39 健康网中的 39 百科，故选择该方法较为合理。

以维基百科中的健康知识抽取为例，图 4.3 为在维基百科中搜索"宫颈炎"所展现的页面内容。

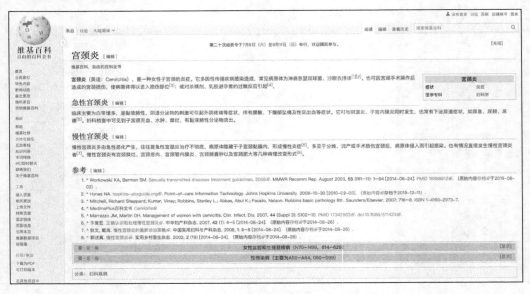

图 4.3　　维基百科中的宫颈炎相关信息界面

图 4.3 详细提供了宫颈炎相关信息及附属子节点，其内容简洁，精度较高，分类信息也较为完整，因此本书采用手工提取的方式定义包装器规则，通过其页面信息提供的 API 接口爬取网页文本信息并导入包装器中，抽取的宫颈炎相关实体及实体关系如表 4.4 所示。

表 4.4　维基百科页面所包含的宫颈炎相关实体间关系(部分)

实体	关系	实体
宫颈炎	部位	女性子宫颈
宫颈炎	科室	妇科
宫颈炎	医学专科	妇科学
宫颈炎	病因	性传播疾病
宫颈炎	病原体	淋病奈瑟双球菌
急性宫颈炎	属于	宫颈炎
急性宫颈炎	症状	白带增多
急性宫颈炎	并发症	阴道炎
急性宫颈炎	症状	黏液脓性分泌物
慢性宫颈炎	属于	慢性炎症
慢性宫颈炎	病理形式	宫颈腺囊肿
……	……	……

3. 非结构化数据及其知识抽取方法

较之结构化与半结构化数据,非结构化数据以自由文本形式呈现,因缺乏规范的文档结构,对其实施知识抽取较为困难,往往需要借助 NLP、机器学习、深度学习等技术方案,探索细粒度的语义识别方法。而在以数据驱动的知识图谱构建过程中,非结构数据中的知识抽取至关重要,大量的实体与关系都存在于这些内容丰富、规模庞大的非结构化文本中。面向非结构化数据所进行的知识抽取主要包括实体、属性及关系抽取。需要说明的是,由于可以将实体属性视为实体与属性值间的一种名词性关系,因此也可将属性抽取问题视为关系抽取问题,故从技术方案层面,本书将属性抽取与关系抽取合并处理,不再分开赘述。

(1)实体抽取。4.1 节中已对本书涉及的实体类型进行了界定,包括疾病、病因、症状、部位等 13 种实体类型,涉及疾病-症状、疾病-诊断、药品-治疗等多种关系。面向非结构化的实体抽取任务需要从大规模自然语言文本中识别出特定类型的命名实体,尤其针对由大量 UGC 数据构成的在线健康社区信息资源,不仅需从中获取医学命名实体,且还需要考虑在这些实体与各类医学本体/知识库/词表表达的差异性问题。目前,实体抽取的主要方法主要包括基于字典匹配或专家规则的方法、传统机器学习的方法及深度学习的方法。基于字典匹配或专家规则的实体抽取方法,依据医学领域专家的经验制定抽取规则,常辅助于已有的医学词典。这类方法简单易行且精准度较高,但难以应用于快速增长的大规模数据集中;基于传统机器学习的实体抽取方法,通过序列标注训练集、提取特征向量的方法,采用相关算法从假设空间获取标准训练集上的局部或全局最优解,能够较好地应用于小规模数据集中,但过于依赖特征向量的构建与人工筛选时的主观判断，在大规模语料中的实体抽取效果不佳；基于深度学习的实体抽取方法，近年来取得了较大的研究进展并引起了业界与学界的广泛关注，成为目前主流的实体抽取方法之一。这类方法能够从大规模原始数据中自主学习，从而极大地提升了实体抽取的精度与速度。综合以上因素，本书选择基于深度学习的方法从大量非结构化数据中获取实体知识。

（2）关系抽取。4.1 节中将医学实体间关系、实体与属性间的关系大致分为三个大类，即等同关系、层级关系及相关关系。等同关系主要是指缩写词与异形同义词；层级关系通常指上、下位词本身存在的层级结构；相关关系则是实体间的关联关系，包括了多类关系形式，是最为复杂的。等同关系与层级关系一般可从已有的词表/知识库/本体中获取，而在本书中，等同关系较为复杂，因为在线社区用户所使用的医学用语和词表/知识库/本体中的术语存在着较大的差异性，不同用户针对同一语词的表达可能也会千差万别。实体间的相关关系，则更需要依据非结构化数据特征、用户知识需求特征及知识图谱应用场景特征等进行更深层次的判断。现有研究的实体关系抽取研究，大多采用的技术方案是预设实体关系类型，再将关系问题转化为一个分类问题进行处理，典型方法包括基于规则的方法、基于统计的方法、基于机器学习或深度学习的方法等。综上，考虑到本书所涉语料集规模较大且医学领域中的实体关系类型较多，故选择基于深度学习的方法进行体关系获取。

综上，通过对上述结构化、半结构化、非结构化数据来源及其知识抽取方法进行分析，结构化与半结构化数据规模较小，且技术方案较为成熟，而本书所进行的知识图谱构建的数据来源主要为非结构化数据，故在本章中仅对非结构化数据的知识抽取过程进行详细阐述，具体见 4.2.2 节与 4.2.3 节。

4.2.2　基于 Bi-LSTM-CRF 的医学实体识别

随着机器学习的不断发展，实体抽取也从低效率的人工方式转变至基于各类算法/模型的高效方案，在线健康社区中包含丰富的知识，无论是对相关疾病的诊治还是病友间的疾病交流，均对在线健康社区用户具有重要意义，故亟待实现面向结构化数据的高效知识抽取。

面向非结构化数据的医学实体抽取是一个典型的序列标注问题，也被认为是一个命名实体识别的过程。在统计机器学习方法中，CRF 是效果最好的序列标注模型，具有特征设计灵活、全局最优等优势，使其在此类问题中得以充分应用，但该方法存在的最大问题就是对特征模板过度依赖。随着深度神经网络的研究发展，基于神经网络的方法在命名实体识别中取得了长足的发展。例如，应用广泛的 Bi-LSTM 网络具有的高效序列表示能力，能够从输入到输出建立非线性映射，从而学习更深层次的特征，避免复杂的特征工程工作。当前，在实体识别领域，将上述两者结合生成了经典的实体识别框架 Bi-LSTM-CRF，而后期关于实体识别的工作大多是依赖此框架进行的。考虑到本书实体抽取工作的需求，选择了 Bi-LSTM-CRF 作为医学实体识别的基础模型。该模型首先采用 Bi-LSTM 编码层学习输入的句子序列中所有字的深层表示，再经过 Attention 层增加权重，最后使用 CRF 方法进行标签预测，主要由输入层、Bi-LSTM 编码层、Attention 层及 CRF 层组成，如图 4.4 所示。

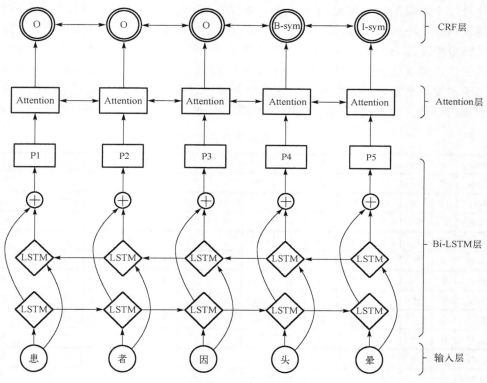

图 4.4　Bi-LSTM-CRF 模型

1.　输入层

在自然语言处理相关任务中，字词是基本的单元，需要最先进行处理。在输入层中，需要构建数学模型 $f(x) \rightarrow y$ 的映射，而数学模型 $f(x)$ 只能接收的输入数据为数值型数据，但自然语言处理任务的数据形式是字词（即文本数据），因而需要先进行词嵌入工作，即将文本数据转换成数值数据进行输入。当前的研究中，词嵌入主要有字向量和词向量两种嵌入方式，虽然使用词向量嵌入是自然语言处理任务中的普遍方式，但在实体识别任务中，通常使用字向量嵌入方式，这是因为中文句子是一串字符串，没有明确的定界符。此外，使用词向量嵌入有一个缺点，即由于词语的多义性，在分词切割时可能造成分词错误，进而影响实体识别的准确率。因此，本书选择字向量进行文本数据的输入表示。

在模型的输入层，输入的是以字为单元的文本序列，因此需要进行非结构化文本数据的序列化，调用分词算法或工具对有效数据进行词法分析，并按其在文本片段中的顺序进行序化存储。模型学习阶段，需要输入标注好的语料数据。标注采用BIO 模式，即使用 B、 I、 O 对每个结果进行标注，其中，B-X 表示元素是 X 类型并且位于片段的起始位置，I-X 表示元素是 X 类型并且位于元素片段的中间位置，O 则表示元素不属于 X 类型。基于 4.1 节所构建的图谱顶层框架及实体类型界定，对语料数据实施 BIO 标注。例如，针对文本"宫颈炎，是一种女性子宫颈的炎症。它多因性传播疾病感染造成，常见病原体为淋病奈瑟双球菌、沙眼衣原体。也可因宫颈手术操作后造成的宫颈损伤，使病原体得以进入损伤部位；或对杀精剂、乳胶避孕套的过敏反应引起。"展示 BIO 标注的具体过程，实体标注示例如表 4.5 所示。

表 4.5　实体 BIO 标注示例

BIO	B	I	I	O	O	O	O	B	I	I	I	I	O	B	I
文本	宫	颈	炎	，	是	一	种	女	性	子	宫	颈	的	炎	症
BIO	O	O	O	O	B	I	I	I	I	O	O	O	O	O	O
文本	。	它	多	因	性	传	播	疾	病	感	染	造	成	，	常
BIO	O	B	I	I	O	B	I	I	I	I	I	I	I	I	I
文本	见	病	原	体	为	淋	病	奈	瑟	双	球	菌	沙	眼	衣
BIO	I	I	O	O	O	O	B	I	I	I	O	O	O	O	O
文本	原	体	。	也	可	因	宫	颈	手	术	后	造	成	的	宫
BIO	I	I	I	O	O	B	I	I	O	O	O	O	O	O	O
文本	颈	损	伤	，	使	病	原	体	得	以	进	入	损	伤	部
BIO	O	O	O	O	B	I	I	O	B	I	I	I	I	O	B
文本	位	；	或	对	杀	精	剂	、	乳	胶	避	孕	套	的	过
BIO	I	I	I	O	O	O									
文本	敏	反	应	引	起	。									

从表中可以看出，从该文本片段中识别出了宫颈炎、女性子宫颈、炎症、性传播疾病、病原体等多个实体。

输入层将句子的每个字映射得到相应的字向量，从而获取该句子的字向量表示，并将其作为 Bi-LSTM 层的输入。

2. Bi-LSTM 编码层

对于大多数序列标记任务，最好同时访问过去(左侧)和将来(右侧)上下文，实体识别任务亦是如此，实体的识别不仅与过去时刻的信息相关，也与未来时刻的信息相关。本书采用的 Bi-LSTM 模型可以通过 LSTM 层同时利用过去和未来的输入功能提取特征，并使用通过时间的反向传播算法来训练 Bi-LSTM，极大地提升了模型性能。具体步骤为：首先将字向量序列输入到 Bi-LSTM 层，作为模型的初试输入特征向量；其次，该层用于自动提取句子特征，具体来说，前向 LSTM 和后向 LSTM 层将字向量表示成形式为 $X = x_1, x_2, x_3, \cdots, x_t$ 的序列作为输入，并分别生成 $\overrightarrow{h_t} = \{\overrightarrow{h_1}, \overrightarrow{h_2}, \overrightarrow{h_3}, \cdots, \overrightarrow{h_t}\}$ 和 $\overleftarrow{h_t} = \{\overleftarrow{h_1}, \overleftarrow{h_2}, \overleftarrow{h_3}, \cdots, \overleftarrow{h_t}\}$ 上下文的形式表示每个字向量；最后，LSTM 得到最终隐藏层序列 $h_t = \left[\overrightarrow{h_t}, \overleftarrow{h_t}\right] \in R^m$ 作为下一层的输入。

3. Attention 层

注意力机制(Attention)的实质是模拟人脑的注意力模型，当人们深入仔细观察某一事物时，其注意力总是集中在感兴趣的部分，而忽略其他部分，从而做到在有限注意力下更为高效地从大量数据中获取有效信息。注意力机制可以被理解为一个资源分配模型，句子中的关键元素可以获得较多注意力，句子中的非关键元素则得到较少注意力，从而获得局部特征。

在自然语言处理领域，注意力机制最先在 Sequence-to-Sequence 结构中成功应用，接着被运用于基于神经网络模型的各种任务中。在该层中，首先采用注意力机制对 Bi-LSTM 层输入序列的位置进行标注，并生成相应 Attention 权重参数，随后加权计算经注意力机制输出的序列，最后将加权后的序列输入 CRF 层中得到序列标注的结果。

4. CRF 层

CRF 是 Bi-LSTM-CRF 模型的最外一层，可以对最终的约束标签添加一些约束条件，从而保证预测标签的有效性。假设一个输入序列 $X = x_1, x_2, x_3, \cdots, x_N$，其中，$N$ 为输入序列的长度，x_i 为输入向量的第 i 个字，那么 $Y = \{y_1, y_2, y_3, \cdots, y_N\}$ 为 X 所对应的输出标签序列。在 X 中的取值为 x 的前提条件下，在 Y 上的取值为 y 的条件概率为 $p(y \mid x)$，具体为

$$p(y \mid x) = \frac{1}{S_{(x)}} \exp\left(\sum_{t,k} \lambda_k t_k(y_{n-1}, y_n, x, n) + \sum_{n,l} \mu_l s_l(y_n, x, n)\right) \tag{4.1}$$

$$S(x) = \sum_y \exp\left(\sum_{n,k} \lambda_k t_k(y_{n-1}, y_n, x, n) + \sum_{n,l} \mu_l s_l(y_n, x, n)\right) \tag{4.2}$$

其中，$n = 1, 2, \cdots, N$；$S(x)$ 是规范化因子；$t_k(y_{n-1}, y_n, x, n)$ 和 $s_l(y_n, x, n)$ 是特征函数；λ_k 和 μ_l 分别是上述两者对应的权值。

在进行样本训练的阶段，采用最大似然估计得到最优标注序列结果，用

$\sum\limits_{n} \log p(y|x)$ 表示训练集的似然对数，将选取得分最高的 y 作为输入序列的标注结果，表示为

$$y^* = \arg\max_{y \in Y}(y|x) \tag{4.3}$$

CRF 层会对标签之间自动设置一些合法的约束条件，这些约束条件可从训练中获得。例如，从逻辑上，句中第一个字的标签只能为 B 或 O，而不可能是 I，因为 B 作为实体的起始标签，而 I 则是作为实体的中间标签。以某一非结构化文本为例，经过 CRF 层标注后得到的样例如图 4.5 所示。

1.	m	O
患者	n	O
老年	t	O
男性	n	O
,	x	O
慢性	b	O
起病	v	O
;	x	O
2.	m	O
既往	t	O
10	m	O
余年前	l	O
在	p	O
陈	nr	O
栅子	n	O
卫生院	nt	O
行	zg	O
左侧	f	B-BODY
腹股沟	n	I-BODY
斜	v	O
疝	n	O
修补术	nr	O
。	x	O

图 4.5 经 CRF 标注的数据结果（部分）

4.2.3 基于实体感知模型的医学实体关系抽取

实体-实体、实体-属性/关系抽取是非结构化数据知识抽取的关键步骤，更是构建医学知识图谱的必须环节，是实体识别任务的后继任务。一个关系一般由关系类型与关系参数构成，关系类型指实体间的语义关联；关系参数则是指发生该关系的实体数量，关系的参数通常为两个，即二元关系，在本书中所抽取的实体-实体关系（如疾病和疾病间的层级关系）、实体-属性/关系（如检查和检查值的关系）任务均是二元关系。关系抽取一般被视为一个分类任务，最初使用较多的是基于规则与统计的方法，且适用于结构化与半结构数据。近年来，随着深度学习的研究深入，相继出现了诸如 Bi-SeqLSTM 等多个关系抽取模型。当前，研究人员逐渐认识到如能够

引入更多的上下文信息，可极大地提升模型效果。基于此，本节将实体感知的理论与方法应用于医学实体关系抽取中，所使用的模型为 Bi-LSTM-Attention[106]，模型框架如图 4.6 所示。

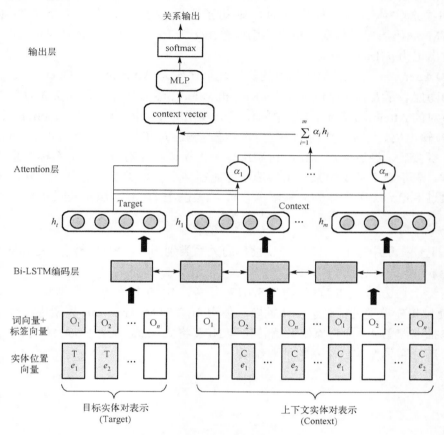

图 4.6　Bi-LSTM-Attention 模型框架

与 Bi-LSTM-CRF 模型类似，该模型包含输入层、Bi-LSTM 编码层、Attention 层及输出层。

（1）输入层。在词向量上拼接实体标记向量 e 来引入实体信息，句子中实体对位置标记序列为，用数字"2"标识句子中属于第一个实体的部分，用数字"3"标识句子中属于第二个实体的部分，用数字"2"标识句子中非实体的部分。随机初始化实体标记向量矩阵权重 w_e，通过实体对位置标记序列 Lookup 得到初始实体标记向量 e。词向量通过 Word2vec 工具的 Skip-gram 算法在大型未标注数据上无监督训练得到 Word Embedding，用该 Embedding 来初始化词向量权重，句子中每个词的向量表示通过 Lookup 权重矩阵得到。需要说明的是，由于在 4.2.2 中已完成了实体识别工作，且实体大多以语词形式存在，故此处用词向量进行标记实体信息。

（2）Bi-LSTM 编码层。与 Bi-LSTM-CRF 模型中的 Bi-LSTM 层类似，该层主要对序列信息进行编码。假设句子中有 $m+1$ 个候选实体对，定义当前时刻要预测关系类型的候选实体对为目标实体对，则句子中其他实体对均为上下文实体。将 Bi-LSTM 编码层对目标实体信息的编码输出记为 h_t，上下文实体信息的 Bi-LSTM 编码输出记为 $h_i(1 \leqslant i \leqslant m)$。

（3）Attention 层。目标实体对的隐层表示 h_t 作为 Attention 的 Query；上下文实体对的隐层表示 h_i 作为 Attention 的 Key 和 Value，然后计算出目标实体对关于上下文实体对的 Attention 表示。该层中的作用于 Bi-LSTM-CRF 模型中 Attention 层相同。

（4）输出层。目标实体对的 Bi-LSTM 编码输出 h_t 和其上下文实体的 Attention 表示进行拼接后，经过一层 MLP 得到维度为"候选实体对个数×关系标签总类数"的矩阵。表示一个句子中某一个候选实体对在某个关系类型上的得分矩阵，该得分矩阵通过 Softmax 函数计算关系概率分布。模型损失计算方法见公式 4.4。

$$L_r = -\sum l_r^i \log p^{l_r^i} \tag{4.4}$$

其中，记数据集中第 i 个"实体-属性"的关系类别为 l_r^i，模型预测的关系类别概率分布为 $p^{l_r^i}$。

基于上述方法，本节以 CCKS2017 任务二中的电子病历数据集为例，使用 BiLSTM-CRF 模型进行医学实体抽取、使用 Bi-LSTM-Attention 模型进行医学实体间关系抽取，图 4.7 为将原始数据转化为 NER 格式（data, pos, label）的代码，图 4.8 展示了部分实体及实体关系的抽取结果。

```python
def split(text):
    """以标签数据分割成list"""
    res = []
    start = 0
    end = 0
    while end < len(text):
        if text[end] == '<':
            # < 前面的信息写入
            if start != end:
                res.append(text[start: end])
                start = end + 1
            else:
                start += 1
            # <>中的信息
            end = go(text, start)
            res.append(text[start: end])
            start = end + 1
            end = start
        else:
            end += 1
    if start != end:
        res.append(text[start: end])
    return res


def go(text, i):
    while i < len(text):
        if text[i] == '>':
            break
        else:
            i += 1
    return i
```

图 4.7　对原始数据处理为 NER 格式代码（部分）

```
['宫颈炎','complication','盆腔炎性疾病（PID）']
['宫颈炎','complication','不孕']
['宫颈炎','symptom','白带增多']
['宫颈炎','symptom','腰腹部酸痛']
['宫颈炎','symptom','外阴瘙痒或刺痛']
['宫颈炎','symptom','尿频']
['宫颈炎','symptom','排尿时刺痛']
['宫颈炎','symptom','阴道异常出血']
['宫颈炎','symptom','性交出血']
['急性盆腔炎','symptom','体温高']
['急性盆腔炎','symptom','心率快']
['慢性盆腔炎','symptom','白带增多']
['慢性盆腔炎','symptom','下腹坠胀']
['盆腔炎','complication','不孕']
['盆腔炎','complication','慢性盆腔痛']
['霉菌性阴道炎','symptom','白带呈凝乳状或为片块状']
['霉菌性阴道炎','symptom','外阴灼热']
['霉菌性阴道炎','symptom','外阴瘙痒']
['滴虫性阴道炎','symptom','白带增多']
['滴虫性阴道炎','symptom','外阴瘙痒']
['滴虫性阴道炎','symptom','尿频']
['滴虫性阴道炎','symptom','尿痛']
['滴虫性阴道炎','symptom','性交疼痛']
['细菌性阴道炎','symptom','外阴瘙痒']
['细菌性阴道炎','symptom','白带呈灰白色']
['细菌性阴道炎','symptom','白带呈灰黄色']
['细菌性阴道炎','symptom','白带呈乳黄色']
```

图 4.8　知识抽取结果（部分）

需说明的是，在中文实体识别任务中，中文词语存在一词多义与同形异义词，而中文的语义取决于名词、动词等实词含义和结构关系，实词在限制其相互词义中发挥作用，可以引用其上下文语境，尤其是上下文中其他相关实词，可以进一步约束关联属性。

4.3　面向在线健康社区的医学知识融合

知识融合是高层次的知识组织，使不同来源的知识在同一框架规范下进行异构数据整合、消歧、加工、推理验证、更新，达到数据、信息、方法及经验的融合，从而形成高质量的、可解决具体领域问题的知识图谱。本节基于知识抽取结果，在制定知识融合方案的基础上，从数据层与模式层具体开展知识融合的实施。

4.3.1　面向在线健康社区的医学知识融合方案

知识融合是知识图谱构建的必须环节，同时也是其难点所在。一方面，在知识抽取的过程中，由于数据来源海量、异构、多源、广泛，导致知识质量良莠不齐、来自不同数据源的知识重复、知识间的关联不明确等问题的存在。另一方面，受资源和技术水平的制约，仅以多源数据为基础难以构建起实体、属性及关系均覆盖全面的医学知识图谱，尤其是医学实体相关知识的缺乏。为解决这一问题，可采用外部知识库集成的方法，通过成熟本体、知识库及关联数据集合对已经涵盖的知识进行扩充、纠错与补全。故该过程既包括多源数据中所抽取的实体、属性及关系的融合，也涉及与外部本体、知识库的融合，前者仅为数据层融合，而后者则涵盖了数据层与模式层融合，如图 4.9 所示。

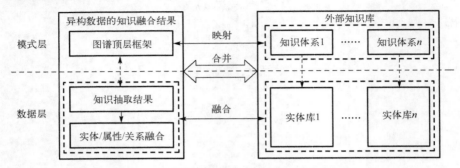

图 4.9　基于模式层与数据层的知识融合方案

如 2.3.2 节中提及的，知识图谱从逻辑架构出发，可划分为数据层与模式层，数据层主要由一系列事实组成，而知识将以事实为单位进行存储，如果用(实体 1，关系，实体 2)、(实体，属性，属性值)这样的三元组作为事实的基本表达方式，则所有数据将构成庞大的实体关系网络；而模式层存在于数据层之上，所存储的是经过提炼的知识，并通过规范化的数据来表达图谱模型。与之相对应，作为知识图谱重要构建环节的知识融合，也需要从数据层与模式层进行，数据层可视为模式层的实例，主要包括实体、关系和属性的融合，尤其是实体对齐的结果可直接决定实体间是否可以合并，也影响了知识图谱的准确性与丰富程度；模式层则是知识图谱的顶层结构，规定了图谱中的实体类、关系类及属性类，重在解决知识体系间的异构性问题。基于此，本书面向知识融合的两大关键任务，即从微观层面实现多源数据中的实体、属性及关系融合，及从宏观层面解决知识库间的知识体系异构问题，从数据层与模式层分别阐述其知识融合的技术方案。

需要强调的是，数据层融合解决的重要问题是如何解决实体及关系的冲突，避免造成不必要的冗余，故从技术实现上来说，既包括了在图谱顶层框架指导下，从多源数据中抽取的实体、属性与关系融合，也涉及其与外部知识库中实体间的合并，即利用外部知识库信息实现对知识抽取结果的扩充、纠错与补全。而模式层的融合不涉及具体实例，在本书中仅界定为 4.1 节所构建的图谱顶层框架与外部知识库体系结构的融合。

4.3.2　数据层知识融合

基于多源、异构数据所获取的大量数据与对象，存在着数据质量与数据规模的双重挑战，如命名模糊、语义不明、数据输入错误等问题极大限制了知识的可用性与重用性，知识图谱的应用广度与深度也受到了极大制约。而数据层的知识融合任务主要包括两个方面，一是实现从多源异构数据中抽取的实体、属性及关系的融合，二是将其与外部数据库中的实例进行合并，从而形成较为完善的领域知识图谱。上述两者从技术实现角度过程基本相同，均涉及实体融合、属性融合及关系融合。

1. 实体融合

从非结构数据中抽取的实体，大量存在诸如同名实体语义歧义、多个指称对应同一实体对象的问题，亟待实现实体对象的去重、纠错与合并，并产生新的实体集合。实体融合的本质就是在不同的数据集中找出同一个实体的描述记录，其主要目标是对不同的数据源中的实体信息进行整合，从而形成更为全面、准确的实体信息。该过程主要包括三个模块，即候选实体生成、实体消歧、未发现实体聚类。

(1)候选实体生成。这一过程即为每一个实体的实体提及(entity mention)从不同的数据来源中获取可能对应的所有候选实体。一方面，由于结构化、半结构化及非结构化数据的质量本就具有一定差异性，故从中获取的实体信息质量也参差不齐，需要实现针对同一实体的知识融合。另一方面，在与外部知识库集成时，同样需要实现知识库中的实体与 4.2 节中所抽取的实体进行合并。考虑到抽取的实体数量较多，无法对所有实体均进行计算，所以首先对所抽取的实体进行实体分块与解析，减少明显不匹配的候选实体对，再寻找能够与之对应的候选实体集合。当前候选实体的生成方法主要包括四种：①基于词典的方法，利用拥有许多高质量相关特征的维基知识库，如实体页面、维基重定向页面(表征一个实体的不同名称)、消歧页面(一个名称指向下的不同实体)、实体描述中的加粗文字(或为实体的别名)，以此获取某一实体的不同指代名称；②基于先验概率的方法，同样借助维基知识库中的高质量特征，计算实体与实体提及间的先验概率，该方法本质上也可视为基于词典方法的拓展；③基于局部文档表层形式膨胀的方法，该方法主要专用于首字母缩略词问题的处理中；④基于搜索引擎的方法，使用 Google API 或 Wikipedia search API 对维基站内的相关词进行检索，再对得到的结果进行一定程度的过滤。由于 4.2 节中的数据来源本就包括了维基百科这类半结构化数据，故直接采用基于词典方法构建词典，以实现对候选实体的筛选。

(2)实体消歧。这一过程即针对每个实体提及所对应的候选实体集合中任意候选实体，进行打分和排序，并输出某一阈值以上的所有候选实体作为该实体的待合并对象。现有的实体相似度计算方法大致可分为三种[107]：①基于聚合的实体相似度计算(如加权平均、手工定制规则、分类器等)，该方法主要依赖实体属性的相似度计算，将实体相似度视为其各个属性相似度的总和，存在的关键问题是需要生成训练集合，在此过程中易出现训练集的生成、分类不均衡及误分类等问题；②基于聚类的实体相似度计算(如层次聚类、相关性聚类、Canopy+K-means 等)，此类方法主要通过计算不同类别数据点之间的相似度，并以此对所处不同层次的数据进行划分，最终形成树状(二叉树)的聚类结构，此类方法较多地依赖文本相似度计算，其精准性有待进一步提升；③基于知识表示学习的实体相似度计算，此类方法在实现过程中进行知识嵌入，将实体与关系均映射为低维空间向量，直接用数学表达式来计算各个实体之间相似度。这类方法不依赖任何的文本信息，获取到的都是数据的深度特征，如较为典型的 TransE 与 TransR 模型。由于基于知识表示学习的方法可同时将实体与关系都映射到同一低维空间，也可实现实体间关系的判断，故本节将借助 TransR 模型实现实体相似度计算，该模型将会在实体间关系融合阶段进行详细阐述。

(3)未发现实体聚类。由于从多源数据中抽取的实体信息可能存在缺漏甚至错误，故待集成的外部知识库中，可能存在一些实体未与已抽取的实体发生任何链接关系，而这类实体或能够为知识图谱构建提供了新实体拓展的可能。此时，首先考虑基于粗粒度的聚类方法，对这些未发现实体进行分类，如该实体是否为人名、地名、医院名等。其次，对无法进行粗粒度分类的实体实施聚类，将该类实体指称的上下文表示成词空间向量，再通过线性判别分析对词向量空间降维，接着使用 K-means 对词向量聚类得出最终的关联聚类结果，以此寻求此类实体与知识抽取结果的关联关系，并判断是否需扩充现有知识图谱。

2. 属性融合

属性融合是指对实体或概念的属性进行分析、比较、判断及合并的过程，可借助度量单个属性相似度从而获取整体属性相似度，而实体相似度则可根据属性相似度进行度量，故属性融合就成为实体融合的基础性工作。属性相似度的计算方法较多，常用的包括基于编辑距离的相似度计算、基于集合的相似度计算及基于向量的相似度计算等。基于编辑距离的相似度计算方法涉及 Levenshtein Distance、Wagner and Fisher Distance、Edit Distance with affine gaps 等；基于集合的相似度计算包括 Dice 系数、Jaccard 系数等；基于向量的相似度计算则有 Cosine 相似度、TF-IDF 相似度计算等。上述方法均已有成熟应用，此处不再赘述。

3. 实体间关系融合

关系是实体间、实体与属性间的逻辑关联，也是知识图谱中节点连接的纽带。异构的健康信息资源中包含大量命名实体，而这些实体存在着大量一词多义、多词一义及语义歧义现象，实体关系更是千差万别，如何在动态过程中实现这些关系的精细刻画并将其融合，成为知识图谱构建的重要环节。关系融合就是将从多源异构数据中获取的实体关系进行去重、合并、纠错、补全、挖掘、推理，生成新关系集合的过程。现有基于关系的融合方法大多集中于计算关系描述文本或词汇间的相似度，即对关系的描述进行语义层面的理解，例如，通过计算词汇在特定词典中的最短路径,或者基于大规模语料库抽取词汇的上下文信息来度量词汇间的语义相似性。

上述两种方法均较为依赖所构建的词典或语料库，当词典、语料库缺失或质量不佳时，其关系的相似性度量就会受到较大的影响。基于此，本节借助于 TransE 模型实现实体间或实体与属性间的关系判断。

　　TransE 模型将关系作为低维空间实体嵌入进行学习，在 TransE 的向量空间中，通过计算实体(关系)间的距离估算出实体(关系)对象的语义相似度，具体来说，关系表示在嵌入空间上的向量如果是 (h,r,t)，那么尾实体 t 的嵌入应该与头实体的嵌入 h 加上一些依赖于关系 r 的向量接近(图 4.10)。

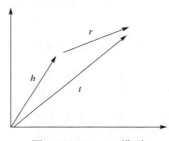

图 4.10　TransE 模型

　　TransE 的思想为，$l_t = l_h + l_r$ 表明两个医学实体是等价医学实体。而医学实体与向量之间的关系如图 4.11 所示。例如，"病因-宫颈受损伤=疾病-宫颈炎"，则考虑两对医学实体之间存在某个相同的关系。又如，在第一个本体中存在头实体"宫颈癌"，且"阴道排液"+"症状"="宫颈癌"；第二个本体中存在头实体"宫颈上皮内瘤样变"，且"阴道排液"+"症状"="宫颈上皮内瘤样变"，则考虑"宫颈癌"与"宫颈上皮内瘤样变"是否为等价医学实体。TransE 模型不依赖文本的上下文信息，且参数少、操作简单，能够直接将医学实体与实体关系都映射到低维稠密的向量空间，通过向量距离来推理出医学实体/关系间的相似度，便于实体与关系之间的融合。但 TransE 模型在处理复杂关系(如 1-N、N-1、N-N、自反等关系)时会出现准确度不高的情况，因此，本书采用了其衍生模型 TransR 模型，其基本思想如图 4.12 所示。

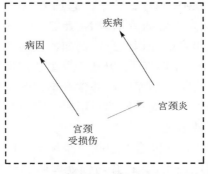

图 4.11　医学实体与向量之间的关系

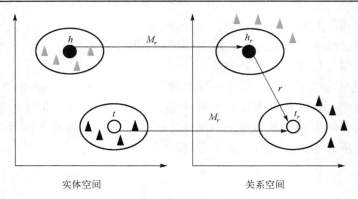

图 4.12　　TransR 模型基本思想

在 TransR 模型中，对于任意一个三元组 (h,r,t)，需要将 h 和 t 映射到 k 维空间，将 r 嵌入到 d 维空间；对于每个关系 r，都定义了一个投影矩阵 M_r，$M_r \in R^{k \times d}$，将实体向量从实体空间投影到关系 r 的子空间，hM_r 和 tM_r 分别表示 h_r 和 t_r 的映射结果，得到 $h_r + r \approx t_r$，对应的损失函数为 $f_r(h,t) = \| h_r + r - t_r \|_2^2$。TransR 模型中关系特定的映射可以使实际具有相同关系的头部/尾部医学实体(圆圈表示)彼此靠近，同时使那些不具有相同关系的实体(三角形表示)互相远离。

4.3.3　模式层知识融合

模式层融合的主要任务是实现本书构建的图谱顶层框架与第三方知识库的合并，即完成知识库间的融合，其实质就是实现多个领域知识体系间的映射与集成。需要说明的是，知识库间的合并需要模式层和数据层均进行知识融合，但后者从技术方案上来说，与 4.3.2 节中数据层知识融合实现路径相同，故本节只针对模式层融合进行说明。

当前，为更好地支撑医学领域研究并实现医学知识管理与服务，知识地图、本体、关联数据技术在医学数据管理中得到了广泛应用，并积累了一些常用的科研知识库，如临床医学库 SNOMED-CT、医学主题词表 MeSH、一体化医学语言系统 UMLS、疾病本体 DO、国家癌症研究词库 NCIt 等。这些科研知识库依托多来源基础数据资源，积累了较为丰富的知识信息，例如，疾病本体库 DO[108] 整合了 MeSH 主题词表、ICD 标准、SNOMEDCT 和 OMIM 等医学知识库中的疾病术语，其相关的疾病知识还分布在多个医学知识库中，并含有丰富的疾病注释信息，形成了基于 DO 的疾病注释系统。基于此，依托外部知识库，实现其与知识图谱框架的融合，是提升知识图谱质量的有效途径。

在模式层中所进行的知识库间合并包括三个环节，即知识库选择与预处理、元素对齐及元素映射规则制定。知识库选择与预处理环节旨在选择高质量本体、词表、关联数据集或第三方知识库并进行标准化处理，以此作为与图谱顶层框架及多源数据知识抽取结果进行融合的第三方数据来源；元素对齐旨在发现不同知识库中实体类型、属性类型及关系类型等元素间的映射关系或语义相似度，从而突破不同知识体系间存在的异构障碍，是实现知识库间知识共享与互操作的基础性任务；而元素映射规则制定则是根据上述元素之间的相似性程度生成相应的映射规则，从而保证不同知识库间映射的实施。下面分别详细介绍。

1. 知识库选择与预处理

并非所有的第三方知识库、词表、本体或关联数据集均有必要成为模式层融合的数据来源，换言之，涉及医学、健康及卫生领域的知识库众多，包括了不同疾病、不同种类、不同形式，若使其完全融合需耗费大量的时间与精力，且面向特定疾病构建领域知识图谱时，还会因为所涉数据来源过多而导致知识图谱规模过大、知识边界界定不清等问题，从而影响在线健康社区开展精准知识服务的效果。基于此，应首先对待集成的知识库进行选择与预处理。在选择集成对象时应该重点关注该知识库与已经抽取的知识及图谱顶层框架的互补性，即该知识库的知识与信息中有多少是当前仍未覆盖的，同时为避免知识库引入后大幅降低知识图谱的质量，还需要在知识库选择中关注其准确性。为此，需重点考虑两个方面的问题。

(1)互补性评价。从知识库中随机抽取一定量的实体知识、属性知识和关系知识三类信息，分别分析其是否已经被知识抽取结果所覆盖，从而得到各类知识信息的覆盖率。在此基础上，可以结合知识库的知识信息规模，估计引入后能为知识图谱带来多大规模的增量知识信息。

(2)准确性评价。无论是基于多源数据的知识抽取结果还是待集成的知识库，其所涵盖的知识信息都存在一定的错误率。错误率较高时，会导致知识图谱难以有效解决实际问题。基于此，在进行外部知识库选择时，需要关注其知识信息的准确性，避免对知识图谱造成过大冲击。评价过程中，准确性评价关注的重点是增量知识信息的准确性。故而，知识库准确性评价应当在互补性评价基础上进行，以互补性评价抽样数据中当前知识抽取结果未涵盖的实体、属性和关系知识为样本，分别对其准确率进行评价，从而为决策提供支撑。

待集成外部知识库的选择中，互补性和准确性指标要求缺一不可，前者决定了该知识库的价值上限，后者决定了引入该知识库后可能引发的潜在损失。因此，需要分别设置相应阈值作为选择标准，将同时满足互补性和准确性要求的外部知识库纳入集成范围，在此基础上实施预处理，将待集成外部知识库统一为相同格式。

2. 元素对齐

无论是 4.1 节中所构建的图谱顶层框架，还是外部知识的知识体系，所涉及的元素均包括实体类型、属性类型、关系类型。实现各知识库与图谱顶层框架的融合，则需要进行其实体类型、属性类型、关系类型的对齐，旨在判断来自不同知识库中的两个实体类型/属性类型/关系类型是否指向现实世界中的同一对象。而其中关键的环节即为相似度计算，即计算待匹配的两个知识库中的实体类型、属性类型与关系类型的相似性程度，利用相关算法和参数设置，最终得到元素对齐的结果，并以此作为元素映射与匹配的依据。

当前基于元素相似性的计算方法大致可分为两类，一类为基于语言学特征的相似度计算方法，较为常用的有编辑距离的方法、基于 WordNet 的方法、基于环境信息的特征向量的方法；另一类为基于结构特征的相似度计算方法，常用算法包括 Dice 系数、Jaccard 系数、基于 RDF 树状结构的方法。上述计算方法大多与 4.3.2 中属性相似度计算方法类似，存在较大的可复用性。

近年来大量的对齐系统被研究者们所开发，如 Falcon-AO、Rimom、Logmap，并在实验中取得了良好的效果。本书选择 Rimom 系统作为元素对齐工具，其原因是该系统采用了多策略对其方法，即综合考虑了语言特征与结构特征的相似度计算方法。Rimom 系统在计算相似度前，会计算两个知识库在语言特征相似性及结构特征相似性的权重，据此权重再对不同的方法赋予不同的权值，以此提升对齐效果，是目前较为完善的系统之一。

3. 元素映射

元素对齐侧重于判断两个元素是否有进行映射的必要，而元素映射则是根据相似度计算结果生成相应的映射规则，即界定两个知识库间如何进行合并，包括被映射的元素条件及相应的转换函数。知识库与已构建的图谱顶层框架间的映射规则包括宏观与微观两个层面。

(1) 宏观映射规则将参与映射的知识库作为整体考虑，既不考虑其内部组成的元素，也不考虑元素间的关系，而是从整体性视角发现知识库合并中存在的基本约束条件，所涉及的规则仅需界定映射所具有的方向性，即将第三方知识库映射至知识图谱顶层框架中。

(2) 微观映射规则则是考虑知识库组成元素的映射关系,所制定的映射规则主要包括：①元素映射主要是在两个不同知识库中进行，同一知识库的元素间不是映射关系；②知识库中的关系也可通过属性表达，故也可通过属性-属性的映射反映关系-关系的映射；③元素映射的基数有三种，即一对一、一对多、多对多；④如果两个元素的名称或描述文本存在极大的相似性，那么这两个元素可能相似；⑤如果两个元素的标识符相同，那么这两个元素相同；⑥如已经定义了诸如"sameAs""sameClassAs"等属性，则可明确定义两个元素相同；⑦如两个不同知识库中的两个元素与同一元素存在关系，那么这两个元素可能也存在映射关系。

上述映射规则内容包括定理、准则及可能性判断，旨在应用于知识库间的映射发现与判断，较为全面地涵盖了微观与宏观两个层面。需要说明的是，上述规则的可能性判断较多，若应用于计算机自动映射判断时，还需要添加限定条件，将规则中的可能性判断转化为真假判断，从而辅助计算机给出映射结果。鉴于所选择的知识库数量有限且质量较高，故采用人工判断映射的方法，直接以上述映射规则作为判定依据。

本书借助数据层与模式层所实施的知识融合，不仅可以减少知识的重复和冗余，推动图谱中新知识的发现，还可以改进和拓展医学知识图谱，从而加强图谱中现有知识的复用和图谱应用规模的拓展。为体现该方法的优势，本节以 cMeSH 词表与春雨医生知识库为例进行数据层与模式层的融合。cMeSH 词表对所有医学主题词进行编排形成等级制分类的树形结构表，可以有效地揭示医学主题词之间的隶属、并列关系，如图 4.13 所示。春雨医生疾病知识库将疾病按照常见疾病、人群、科室进行分类，点击类别下的具体疾病可以查看该疾病的相关信息，以子宫肌瘤为例的页面展示了该疾病介绍、高发群体、传染、症状、检查、诊断和鉴别六个方面的信息，如图 4.14 所示，可以将这些信息与经过知识抽取得到的结果集进行融合。

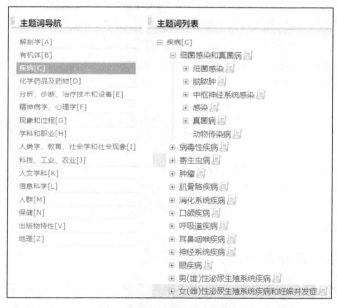

图 4.13 cMeSH 词表（部分）

经过知识抽取后得到实体与 cMeSH 词表及春雨医生知识库中的主题词存在两种可能的关系：①存在相同/等价医学实体，这时只需要将其映射到已经抽取的实体中，映射关系定义为"别名"即可；②在 cMeSH 词表或春雨医生疾病知识库中出

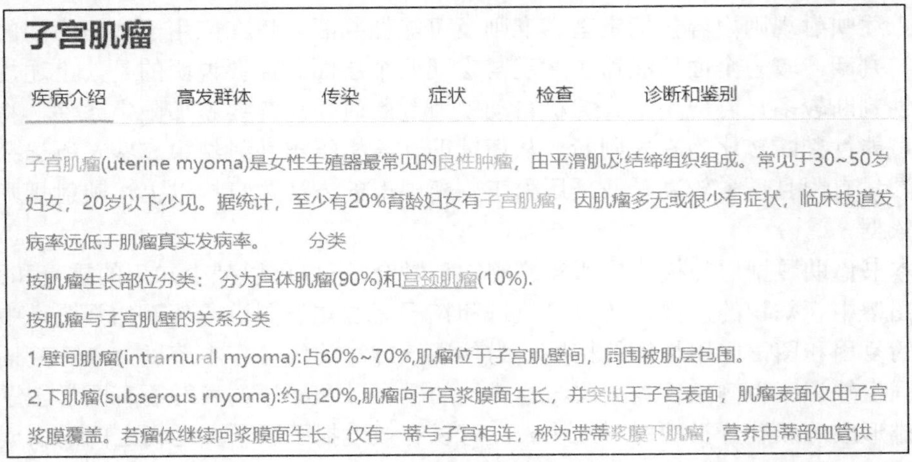

子宫肌瘤

| 疾病介绍 | 高发群体 | 传染 | 症状 | 检查 | 诊断和鉴别 |

子宫肌瘤(uterine myoma)是女性生殖器最常见的良性肿瘤，由平滑肌及结缔组织组成。常见于30~50岁妇女，20岁以下少见。据统计，至少有20%育龄妇女有子宫肌瘤，因肌瘤多无或很少有症状，临床报道发病率远低于肌瘤真实发病率。　　　　分类

按肌瘤生长部位分类：分为宫体肌瘤(90%)和宫颈肌瘤(10%).

按肌瘤与子宫肌壁的关系分类

1,壁间肌瘤(intrarnural myoma):占60%~70%,肌瘤位于子宫肌壁间，周围被肌层包围。

2,下肌瘤(subserous rnyoma):约占20%,肌瘤向子宫浆膜面生长，并突出于子宫表面，肌瘤表面仅由子宫浆膜覆盖。若瘤体继续向浆膜面生长，仅有一蒂与子宫相连，称为带蒂浆膜下肌瘤，营养由蒂部血管供

图 4.14　　春雨医生疾病知识库中子宫肌瘤相关信息展示(部分)

现，而不存在于所抽取的实体集合中，此时就需要对该主题词进行分类标注，进而根据分类标准将其扩展至图谱顶层框架中某一具体实体类型下。如知识抽取结果中子宫纤维瘤这一实体，可以与春雨医生疾病知识库中的子宫肌瘤这一主题词对应，因而只需把子宫纤维瘤和子宫肌瘤进行映射，添加"别名"为映射关系；而春雨医生疾病知识库的主题词为多胎妊娠，在抽取的实体集合中未发现相同/等价的医学实体，因此，需要将主题词"多胎妊娠"进行分类标注，发现其是一种疾病，可以添加至疾病这一实体类型中。

4.4　面向在线健康社区的医学知识图谱存储与可视化

在完成了知识抽取与知识融合后，为实现知识图谱的全面构建，还需要选择合适的存储方案进行数据的存储与管理。本节通过对知识图谱存储的各类技术方案比较分析，拟选择 Neo4j 这一原生图数据库进行知识图谱的数据存储，并对所构建的知识图谱进行可视化效果展示。

4.4.1　知识图谱存储方案的比较分析

在知识图谱的研究与实践中，已经出现了多款可用的数据库系统产品，既包括基于关系的数据库，也包括原生图数据库，但仍未形成具有主导性的数据存储方案。其中，基于关系数据库的代表性存储实现思路包括三元组表、水平表、属性表、垂直划分、六重索引和 DB2RDF 等；基于原生图数据库的包括面向属性图(如 Neo4j)和面向 RDF 图的方案(如 gStore)两种。下面先分别对各类代表性的知识图谱数据存储方案进行概述，同时将各种知识图谱存储方案的优缺点进行了比较，结果如表 4.6 所示。

表 4.6　知识图谱存储方案的比较

存储方法		优点	缺点
基于关系数据库的存储策略	三元组表	存储结构简单，语义明确	大量自连接，操作开销巨大
	水平表	知识图谱的邻接表，存储方案简单	可能超出所允许的表中列数目的上限；表中可能存在大量空值；无法表示一对多联系或多值属性；谓语的增加、修改或删除成本高
	属性表	克服了三元组表的自连接问题；解决了水平表中列数目过多的问题	需建立的关系表数量可能超过上限；表中可能存在大量空值；无法表示一对多联系或多值属性
	垂直划分	解决了空值问题；解决了多值问题；能够快速执行不同谓语表的连接查询	真实知识图谱需维护大量谓语表；复杂知识图谱查询需执行大量表连接操作；数据更新维护代价大
	六重索引	每种三元组模式查询均可直接使用对应索引快速查找；通过不同索引表之间的连接操作直接加速知识图谱上的连接查询	需要花费六倍的存储空间开销和数据更新维护代价；复杂知识图谱查询会产生大量索引表连接查询操作
	DB2RDF	既具备了三元组表、属性表和垂直划分方案的部分优点，又克服了部分缺点；列维度较灵活，为谓语动态分配所在列	真实知识图谱可能存在较多溢出情况
原生图数据库存储策略	Neo4j	查询性能高；图形操作界面体验较好；图谱设计灵活性高	成熟度不如基于关系的方案
	gStore	基于位串的存储方案；"VS 树"引加快查询	成熟度不如基于关系的方案；只支持 Linux 环境

详细阐述如下。

(1)三元组表。鉴于知识图谱中的属性、关系知识多数可以表示成三元组的形式，因此可以将知识图谱中的知识用三列进行表示，左列表示实体，中间列表示关系或属性类型，右列表示属性的取值，或者关系涉及的另一实体。该方案的优势在于简单明了，能清晰地表示各类三元组知识；最大的缺陷在于查询时会涉及大量的自连接，进而导致效率低下。

(2)水平表。水平表的存储思路是，每行存储以一个实体为第一个要素的所有三元组信息，即将与其关联的属性、实体全部存储到一行中。显然，水平表实质上是知识图谱的邻接表。因此，与三元组表相比，在查询环节大大简化，仅需单表查询即可完成任务，不用进行连接操作。其不足之处在于，列的规模与知识图谱中去重后的属性及关系类型规模一致，可能导致列数过多超出数据库的限制；每一行中可能都存在大量的空值，影响数据库的性能；难以应对一个属性取多个值或与多个实体具有同类型关系的情况；知识图谱更新中可能会增加新的属性、关系类型，继而需要改变表的结构，成本较高。

(3)属性表。此方案是对水平表存储方案的优化，其将三元组中首个要素类别相同地放到一张表中，首个要素类别不同的分别存放，从而可以大幅减少查询中的自连接问题。缺陷在于，对于规模较大的知识图谱，要素类型可能成千上万，使得表的数量超出数据库限制；复杂查询中，也需要进行较多的表连接操作，效率不高；同一个表中，不同要素的属性或关系类型差异可能较大，也可能存在较严重的空值问题；同样难以应对一个属性取多个值或与多个实体具有同类型关系的情况。

(4)垂直划分方案以 RDF 三元组的谓语为依据，将其拆分为多张只包含(主语，宾语)的表，即将包含同一个谓语的三元组存储到同一张表中。这种模式下，表的数量等于知识图谱中属性与关系类型的总和。其优点在于，一是只存储三元组知识，解决了空值问题；二是一个属性取多个值或涉及多个实体的问题，均可通过存储为多行进行解决。三是表连接查询效率较高。其缺点主要表现在以下几个方面，一是知识图谱规模较大时，三元组谓语的数量也会较多，导致表的数量也很庞大；二是如果查询操作中未指定谓语，可能需要连接全部谓语进行查询，导致效率极其低下；三是每新增一个实体时，可能会涉及多张表的更新，维护成本较高。

(5)六重索引方案是对三元组表的优化，采用"空间换时间"策略，将每个 RDF 三元组的三个要素按所有可能的顺序进行排列(即 A_3^3，共六种排列方式)，从而生成六张表。通过这种方式可以很好地缓解自连接问题，提升查询效率。其不足之处主要在于，一是花费了六倍的存储空间进行数据存储，索引维护、数据更新成本大幅增加，尤其是随着知识图谱规模扩大，问题会更加突出；二是进行复杂查询时，会产生大量的索引表连接操作。

(6)DB2RDF 方案是面向 RDF 知识图谱的专门方案，兼具了三元组表、属性表和垂直划分三种方案的部分优点，还克服了部分不足。DB2RDF 将三元组表行上的灵活性扩展到列上，即将谓语和宾语存储在列上，而非绑定列和谓语。有新的数据插入时，此方案通过动态映射将谓语存储到列中，而且能够将相同的谓语映射到同一组列上。

(7)Neo4j 的数据存储机制是属性图数据库 Neo4j 将节点、边、标签和属性分别进行独立存储，每类要素都是定长存储，节点长度为 15B、关系长度 34B、属性长度 41B。存储时，每个节点和边都与其相邻节点维持直接引用关系，这就保证了每个节点都是邻接节点的局部索引。在这种索引模式下进行查询时，不需要基于索引进行全库扫描，而只需根据节点中存储的邻接节点、边、属性的地址进行直接访问，使得算法复杂度从 $O(\log n)$ 提升到 $O(1)$，大大提升了图遍历效率。

(8)gStore 数据存储机制采用基于图结构的 VS-tree 索引机制，并将 RDF 和 SPARQL 分别表示成图，进而将数据查询转换为子图匹配问题进行解决，也具有较好的性能。数据存储时，gStore 将实体的所有属性和取值映射到二进制位串上；之后利用哈希函数将属性或取值映射为一个整数值，进而将所有位串按照 RDF 图组织成签章树；若实体具有关联关系，则其对应的签章树也通过边相连；通过以上方式对所有节点进行处理后，就成为分成多层的 VS-tree。

通过表 4.6 对各类存储方案优缺点的比较，总体来讲，基于关系的存储方案继承了关系数据库的优势，成熟度较高，在硬件性能和存储容量满足的前提下，通常能够适应百万、千万级及以下的节点和关系三元组规模的管理。基于原生图数据库的存储方案能更好地表达知识间的关联，可以适应亿级以上规模节点和关系的管理，以及应对复杂的处理操作。

4.4.2　基于 Neo4j 数据库的知识图谱存储与可视化实现

不同于关系数据库的关系模型，Neo4j 采用属性图作为数据模型，其构成要素包括节点、边、属性、标签、路径等五类，如图 4.15 所示。其中，节点用圆表示，对应展示图谱中的实体；边是节点间的有向链接，用于表征实体间的关系，由方向、类型、源节点、目标节点构成；标签指一组拥有相同属性类型的节点，作用相当于 RDF 中的资源类型；路径是一个集合，由节点和边构成，节点通过边以链状形式连接。在要素之间的关系上，节点和边都可以拥有属性，而且常常拥有一个唯一 ID 作为标识；每个属性只能有一个取值，其值要么是原始值，要么是原始值类型的一个数组；节点和边都可以添加标签，其中节点可以有多个标签，边最多只能有一个。

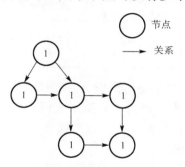

图 4.15　属性图数据模型

本书选择 Neo4j 图形数据库作为知识图谱存储与可视化的工具，Neo4j 数据库以 Cypher 作为数据库标准语言，用于实现对数据库的增删改查操作。其属于声明式 (declarative) 语言，遵循 SQL 语法规范。Cypher 支持的命令包括 create（用于节点、属性和关系的创建）、match（用于实现数据的检索）、return（用于返回查询结果）、where（用于设置处理条件）、delete（用于实现节点和关系的删除）、remove（用于实现属性的删除）、order by（用于实现查询结果的排序）、set（用于实现标签的添加、更新）、union（将两个结果合并到一起）、limit 和 skip（用于实现返回行数的控制）。Cypher 还支持 string、aggregation 和 relationship 三类函数，其中，string 函数可以实现字母的大小写转换、获取子串、替换子串操作；aggregation 用于实现对查询结果的处理，包括计数，返回最大值、最小值、均值及结果求和；relationship 用于返回关系的源节点、目标节点、ID、关系类型等信息。操作过程中，应明确需要匹配的图模式，节点相关条件写在小括号"（）"中、边相关的条件写在中括号"[]"中、属性信息写在大括号"{}"中，用冒号"："分开节点（或边）、变量和标签。

　　Neo4j 数据库的数据导入方式主要分为两种：在线导入和离线导入。在线导入的方法就是通过使用 Cypher 的 Create 语句，逐条进行导入，这种方式导入较慢；离线导入的方法则包括了 LOAD CSV 语句、Batch Import、Neo4j-import 等，具体介绍如表 4.7 所示。LOAD CSV 语句与 Neo4j-import 都仅支持 CSV 文件，但两者的使用场景不同，因此，可以创建新数据库仅小批量添加数据的时候使用 LOAD CSV 语句，而需要大批量导入数据时使用 Neo4j-import。

表 4.7　Neo4j 数据导入方式比较

	CREATE 语句	LOAD CSV 语句	Batch Import	Neo4j-import
适用场景	1～1w nodes	1w～10w nodes	千万以上 nodes	千万以上 nodes
速度	1000 nodes/s	5000 nodes/s	数万 nodes/s	数万 nodes/s
优点	①使用方便 ②可实时插入	①使用方便 ②加载 CSV ③不需停止 Neo4j	①有编译好的 jar 包 ②允许已有库插入	①官方出品 ②占用更少资源
不足	速度慢	仅支持 CSV	①仅支持 CSV ②需停止 Neo4j	①仅支持 CSV ②需停止 Neo4j ③仅支持新增

　　本书旨在面向特定疾病领域进行医学知识图谱构建，知识图谱的节点数量在 10 万以下，故选择将得到的结果处理为三元组形式保存为 CSV 文件，使用 LOAD CSV 语句将 CSV 文件导入 Neo4j 数据库中，以疾病实体、症状实体、疾病-症状关系为例的 cypher 代码如图 4.16 所示。

```
建立疾病节点：disease(id,name)
LOAD CSV WITH HEADERS FROM 'file:///disease.csv' AS line
MERGE (n:disease { diseasename:line.name, diseaseid: toInteger(line.id)})
建立症状节点：symptom(id,name)
LOAD CSV WITH HEADERS FROM 'file:///symptom.csv' AS line
MERGE (n:symptom{ symptomname:line.name, symptomid: toInteger(line.id)})
建立疾病-症状关系
LOAD CSV WITH HEADERS FROM "file:///disease_symptom.csv" AS line
match(from:disease{diseaseid: toInteger(line.from)}),(to:symptom{symptomid: toInteger(line.to) })
merge (from)-r:symptom{name:line.rel}->(to)
查询不同的节点
match(n) where n:disease or n:symptom return distinct n;
查询疾病与症状的关系
MATCH p=(n: disease)-->(m:symptom)   RETURN p LIMIT 300
查询所有的节点及其关系
MATCH p=()-->() RETURN p LIMIT 5000
```

图 4.16　医学知识图谱构建 cypher 语句（部分）

使用图 4.16 中的语句将数据导入至 Neo4j 数据库，节点及其关系越多，形成的医学知识图谱也就越复杂。本节选择性地展示了覆盖 2000 条实体关系的医学知识图谱（图 4.17）与覆盖 5000 条实体关系的医学知识图谱（图 4.18）。

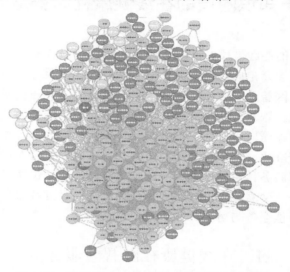

图 4.17　覆盖 2000 条实体关系的医学知识图谱

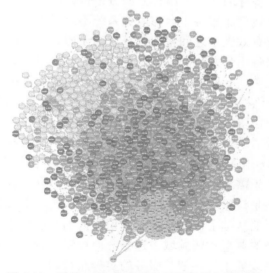

图 4.18　覆盖 5000 条实体关系的医学知识图谱

第 5 章　基于知识图谱的在线健康社区智慧服务体系构建

大数据背景下的在线健康社区服务模式较之传统服务模式，从过去以 UGC 为基础的信息服务，逐渐走向以健康大数据为基础的智慧服务，数据驱动的研究范式将成为在线健康社区智慧服务的主流。本书所构建的基于知识图谱的在线健康社区智慧服务体系，通过智慧数据服务感知用户知识需求，借助知识抽取、知识融合等多种技术方案，构建面向用户知识需求及特定应用领域的全景知识图谱，最终为用户提供语义化、精准化、智能化的智慧服务。基于此，本章在搭建基于知识图谱的在线健康社区智慧服务体系整体架构基础上，实现基于知识图谱的在线健康社区语义化分面检索服务、交互式智能问答服务及场景化智慧推荐服务，旨在为用户提供智慧健康知识、增值服务与衍生产品，真正意义上实现"智慧医疗"。

5.1　在线健康社区智慧服务架构

类型繁多、种类多样的在线健康社区服务平台并未给用户及其诊疗体验带来实质性的突破，各类在线健康服务平台与服务系统不断涌现的同时，大数据的低价值密度特征与用户需求有效满足之间呈现出较大的矛盾。一方面，以数据与流量为驱动的在线健康社区服务平台发布的信息呈碎片化、低质量、无序性特征，使其所提供的健康信息在完整性、权威性、真实性方面都存在一定缺陷，资源质量较差，信息服务个性化、集成化程度较低，难以满足公众对健康信息的深度需求。另一方面，在线健康社区的用户需求不断发生变化，除针对自身各类健康问题所提出的医疗、预防、保健、康复等需求，更包含了对信息资源、检索工具与服务方式等方面的期待状态，呈现出由单一化向多样化、由粗粒度向细粒度、由静态化向动态化的转变。基于此，针对用户知识需求，借助在线健康社区服务平台，提供有序化的知识资源及智慧化的知识服务是该领域亟待解决的重要问题。故本节通过对在线健康社区智慧服务进行需求分析的基础上，构建基于知识图谱的在线健康社区智慧服务体系架构，并考量知识图谱的典型实践领域，选择分面检索、智能问答与智慧推荐三种服务情境，以此作为在线健康社区智慧服务的实施路径。

5.1.1　在线健康社区知识组织与智慧服务需求分析

在线健康社区不仅是用户反映主观需求、知识认识与情感倾向的场所，也是其获取序化后健康信息及智慧化服务的平台。为了更好地了解国内外在线健康社区信息服务的实践现状与存在问题，凸显其实施智慧服务的可行性与必要性，本节选取了国外的 WebMD、Patientslikeme 与国内的 39 健康网、甜蜜家园论坛进行比较分析，分析指标涉及社区类型、社区角色、是否有检索功能、是否有资源分类、是否有导航体系、主题版块、提供服务内容等，旨在全面把握国内外较为典型的健康信息服务平台的服务现状，明确在线健康社区智慧服务需求，如表 5.1 所示。

表 5.1　国内外典型健康信息网站/论坛信息服务情况

	WebMD	Patientslikeme	39 健康网	甜蜜家园论坛
类型	综合健康网站	病友交流社区	综合健康网站	病友交流社区
角色	健康信息消费者/管理者/提供者	健康信息消费者	健康信息消费者/管理者/提供者	健康信息消费者
是否有检索功能	是	是	是	是
是否有资源分类	是	是	是	是
是否有导航体系	否	否	否	否
展现版块	①健康 A-Z ②药物与补品 ③健康生活 ④怀孕与家庭 ⑤新闻与专家	①个人主页 ②病情 ③治疗手段 ④症状	①今日焦点 ②专家科普 ③线上问答 ④健康工具	①糖尿病知识 ②糖友服务区 ③糖友交流区 ④糖友生活区 ⑤肿瘤
提供服务内容	①病症自查 ②药品信息 ③找医生 ④找医院 ⑤找药房 ⑥健康资讯科普	①加入疾病小圈 ②病友交流 ③医疗机构的病例档案 ④日常身体状况记录 ⑤学业或组织标本	①在线问诊 ②找医院 ③查疾病 ④症状自查 ⑤药品信息 ⑥健康资讯科普	①病友交流 ②疾病科普

通过对比发现，上述在线健康信息服务平台各有优点，但也存在不足。WebMD 虽拥有较为权威的数据库，但并未提供在线问诊服务，用户就诊只能通过寻找线下医院的方式；39 健康网中的健康信息并未得到合理的、有效的组织，而仅按照时间倒序进行资源呈现，不利于用户精确查询与其健康需求相关的信息；甜蜜家园论坛由于仅针对糖尿病这一特定疾病类型，所提供的服务功能与服务内容均较少；Patientslikeme 值得借鉴之处是，除提供了常规的检索、问诊、交流服务外，还能够实现病例间的共享，只要用户按其要求输入自身的健康需求与个人信息，就可以得到一份结构清晰、数据充足的可视化健康档案，用于记录症状的严重程度、追溯发病原因、追踪治疗结果等。除此之外，上述在线健康信息服务平台中均对信息资源进行了分类并设有检索栏，但并未提供完善的主题导航功能，使得用户大多仅依靠浏览方式来查找健康信息，不利于健康信息的快速发现。

由此可见，当前在线健康社区系统平台的信息服务方式并不能完全满足用户健康知识需求的现状。数据资源驱动着在线健康社区服务模式从用户需求精细化感知、资源内容有序化组织与服务方式精准化供给三个方面的变革，以此促进在线健康社区服务流程创新。故全面实现在线健康社区智慧服务也成为精准化满足用户知识需求的必然趋势。

5.1.2 基于知识图谱的在线健康社区智慧服务体系整体架构

鉴于知识图谱在知识组织与知识服务中的广阔应用前景，本节在已实现在线健康社区用户知识需求深度挖掘与知识组织高度序化的基础上，综合考虑了在线健康社区信息资源海量、多源、异构特征及知识服务的目标与任务，并结合 5.1.1 节中对国内外典型在线健康信息服务平台的服务内容、方式的比较分析，构建了基于知识图谱的在线健康社区智慧服务体系架构，如图 5.1 所示。

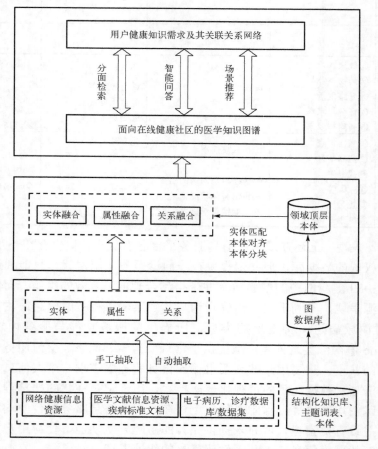

图 5.1 基于知识图谱的在线健康社区智慧服务体系架构

从该服务体系架构中可以看出知识图谱所发挥的重要作用。一方面，有别于传统医学知识图谱，面向在线健康社区的领域知识图谱客观反映了在线健康社区用户知识需求的内在特征。基于在线健康社区这一特殊情境，个体用户由于外部环境与内在因素的不同，导致群体性特征不明显，故传统医学知识图谱无法完全满足用户个性化、碎片化的知识需求。无论是知识图谱中知识的规范化表达与用户使用自然语言间的不一致，还是知识图谱覆盖范围与用户知识需求所涉及主题内容间的差异性，均要求知识图谱在构建时充分考虑用户的知识需求，这也是本书第 3 章进行用户知识需求识别与关联关系挖掘的原因之一。另一方面，知识图谱构建本就是知识组织工具设计与实现的过程，作为知识组织的重要手段与方式，知识图谱按照"知识抽取-知识融合-知识存储"基本流程，实现对在线健康社区信息资源的有效组织，并在此基础上，针对不同的服务情境提供智能化与个性化的智慧服务。

综上，本书所构建的基于知识图谱的在线健康社区知识服务架构，重点关注了用户知识需求识别与关联关系挖掘、知识图谱构建及智慧服务实现三个方面的内容，其中前两个方面的内容已在本书第3、4章进行了详细阐述，故在本章中仅对知识图谱应用于在线健康社区智慧服务中的典型情境进行选择并予以实现。

5.1.3 基于知识图谱的在线健康社区智慧服务实现路径

在线健康社区智慧服务是以用户知识需求为导向、以资源高度序化为基础的知识密集型服务方式，涉及健康智慧数据、健康信息消费者/提供者、用户知识需求、健康服务平台、智能化技术等多个构成要素，呈现出需求敏感性、数据多源性、分析智能性及服务场景化等多维特征[109]。一方面，大数据技术使健康数据的采集与获取变得简单，从多源数据中抽取实体、属性及其关联关系已有多种方案与途径；另一方面，在线健康社区中对海量信息的甄别工作却比此前更为复杂，智慧服务的工作核心亦要考虑多种因素的综合作用。可以看出，在线健康社区知识服务的实现，亟待解决的就是用户健康知识需求与在线健康社区知识资源匹配问题。故在充分考虑在线健康社区中的领域资源特征与用户需求特征基础上，构建了在线健康社区智慧服务的三条实现路径，如图 5.2 所示。图中显示，从用户层面来说，包括了健康知识资源的消费者、提供者与管理者，在充分挖掘三者知识需求基础上，构建用户知识需求关联网络；从资源层面来说，以多源异构健康信息资源为数据来源，融合结构化、半结构化、非结构化的多种数据形式，通过知识抽取、知识融合等环节构建医学领域知识图谱，旨在实现在线健康社区信息资源的语义化组织。最终，为完成知识图谱与用户知识需求的匹配，结合当前知识图谱在语义检索、个性化推荐、智能问答等知识方面的优势，从不同粒度、不同侧重、不同方式选择在线健康社区智慧服务实现的典型路径。

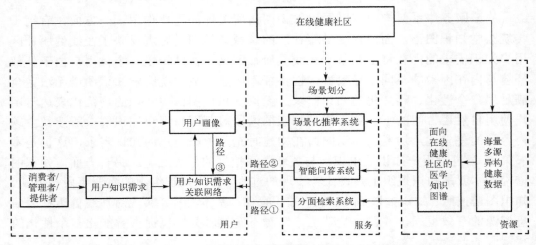

图 5.2　实现在线健康社区智慧服务的多路径选取

　　实现在线健康社区智慧服务的过程中，用户知识需求的识别、知识图谱的构建及服务方式的选择均至关重要且相互关联。实现路径①主要对用户健康智慧需求进行有效识别与语义表达，在形成其关联网络后，与已构建的领域知识图谱相匹配，一般采用查询、检索、导航等方式向用户提供服务；实现路径②在识别用户需求及其关联关系后，深入至知识图谱中的实体、属性和关联关系，其服务粒度由资源的出版单位深入至知识单元，为用户提供更细粒度的知识服务；实现路径③则是利用用户全面的属性特征与知识需求构建在线健康社区用户画像，并结合在线健康社区资源特征及其分布规律划分服务场景，融合知识图谱与用户画像，自动化地向用户提供场景化推荐服务，从而实现服务方式由被动向主动的转变。以下将对上述实现路径所对应的智慧服务情境进行说明。

　　（1）语义化分面检索。传统的信息检索或知识检索的核心是基于精确查询的检索技术，一方面，由于医学知识本身存在的复杂性导致用户难以理解，其主动提供检索词或提问检索表达式本就十分困难。另一方面，在线健康信息的规模庞大，且多以非结构化的方式呈现，每次检索均会反馈大量的结果，即使一些系统会对检索结果按照相关性程度进行排序，用户也难从中筛选出感兴趣的健康知识，检索广度与灵活性均受到限制，不利于实现健康数据的有效获取。基于此，选择区别于传统知识检索方式的语义化分面检索作为智慧服务实现路径之一，不仅可满足用户检索海量信息时渐增式/探索式的交互需求，还能够通过分面分类法优化搜索结果，并为用户提供更为合理、完整的在线健康社区分面导航体系。这种方式下，用户输入某一检索词或选择某个概念开始查询或搜索，系统根据需求匹配相应资源的同时，还能够呈现基于知识图谱的分面导航体系，辅助用户过滤检索结果或引导其完成下一步检索。但这种方式的实现前提是需求与资源是提前映射的，用户需主动提供检索词或选择分面导航中的焦点词才能获取相应知识服务，存在个性化程度不足、服务粒度较粗的问题。

（2）交互式智能问答。无论是信息检索还是知识检索，即使采用了上述分面检索的方式提供智慧服务，从本质上来说，这类方式在在线健康社区中获取的仍是大量相关网页或用户发帖，这些均与用户的实际检索需求有极大的距离。究其原因，用户的真实查询意图通过检索式与所选择的检索概念并不能被系统完全理解，其知识匹配方式也并未深入至语义层面。此外，大量虚假信息、重复信息的存在，易导致用户对所获取的健康知识做出错误的判断。基于此，为深入理解用户问句中的真实意图，反馈准确且简单的自然语言答案，本书选择构建面向在线健康社区的智能问答系统，解决搜索引擎二次查找的问题，精准定位用户真实查询意图，及时回答用户以自然语言所提出的关于医疗健康方面的问题。结合知识图谱的在线健康社区智能问答系统，通过对问句的深度语义解析，借助知识图谱中的实体信息及实体关系信息，精准回答用户提问的同时，还可进一步基于知识检索与图检索实现多关系问题的答案实体推理，从而为用户提供最接近其提问意图的答案。

（3）场景化智慧推荐。上述服务方式可在一定程度上缓解用户关于信息获取的焦虑，但无论是语义检索还是智能问答，都需要用户提出大致或者明确的需求，才能获取依据关键词或主题词形成的检索结果，大量与需求不相关的噪音信息也随之呈现在用户面前，用户依然要耗费极大的成本才能甄别出与需求相关的信息。为此，推荐系统的出现，极大地缓解了这一困局。推荐系统的主要目标就是构建连接用户与资源的桥梁，其作用主要体现在两个方面，从用户层面来说，帮助用户发现有用信息并加以利用，从资源层面来说，集成多种资源展示手段与可视化方法呈现出能够吸引用户的表现形式，从而在提升用户信息使用效率的同时也能够产生相关反馈。总体来说，信息推荐是网络环境下缓解信息过载的有效手段，也是信息在有效过滤后呈现知识全貌而非碎片化状态的重要方式。基于此，本书充分考虑到在线健康社区交互使用过程中，不同场景下用户知识需求的明显区别，以影响用户需求或影响系统理解用户需求为出发点，提出基于知识图谱与用户画像的在线健康社区场景化智慧推荐模式，针对某一特定场景实施多维信息推荐策略，以满足用户不同的偏好习惯，从而实现在线健康社区知识服务的智能化与个性化。

基于上述分析，本书以知识图谱为核心技术，对在线健康社区智慧服务架构进行系统化构建，所提出的语义化分面检索服务、交互式智能问答服务与场景化智慧推荐服务实施将分别于 5.2 节、5.3 节与 5.4 节中进行深入探索。

5.2　基于知识图谱的在线健康社区语义化分面检索服务

分面检索也叫作分面导航、分面查询、分面组配，从冒号分类法体系中发展而来[110]。分面代表了事物的划分标准，每一个分面可细分为多个亚面，每一个亚面又可设置多个焦点，将这些分面、亚面、焦点进行组合使用，即可从不同维度、不同标准对事物进行分类描述。分面检索不仅在图情领域受到广泛关注，成为数字图书馆检索系统设置导航的重要依据，且在互联网中也有诸多应用，如淘宝、京东等电子商务网站的首页导航等。而当前在线健康社区中，所提供的内容组织与信息检索服务还较为混乱，一般采用条目式的浏览方式，健康信息内容、用户提问等都缺乏较为合理的呈现方式。从用户检索角度而言，当前的检索方式与检索工具大多基于关键词的文本检索，对用户需求的理解深度还有所欠缺，检索广度与灵活性均受到了限制，检索扩展实现困难，不可避免地产生语义缺失问题与无关信息泛滥，检索系统的智能化程度也相对较低，导致用户很难快速而准确地定位满足自身需求的知识内容。

采用语义化的分面检索可在一定程度上缓解上述问题。一方面，该方法通过规则限定，为用户动态化提供具有语义关联的检索结果，使其更为了解特定领域的知识内容及分类体系，也可为用户在各导航页面间互操作提供更高的自由度。另一方面，检索结果为空是大多检索系统极易存在的一类问题，而分面体系中的知识内容已具备一定相关性和相似度，能够在无反馈结果时通过自动关联与其相关的其他知识，以支持检索结果反馈。故依托前面第 4 章所构建的在线健康社区领域知识图谱，将其应用于语义化分面检索的实现中。

5.2.1　在线健康社区语义化分面检索模型整体设计思路

分面检索同时具备全文搜索和目录索引功能，并能够对检索结果进行多主题、多层面、多属性的分类，可适用于用户面对海量信息时，对其不确定的检索需求进行有效引导[111]。而知识图谱中所包含的丰富实体及其语义关联关系，能够为语义化分面检索模型的构建与实施，提供较大的突破空间，其应用优势主要表现在以下三个方面。

（1）拓展分面体系。利用知识图谱中丰富的属性、实体及关联关系，完善分面体系，提供更多能够帮助用户进行结果探索与过滤的分面。分面检索的核心即为分面体系，分析一个知识领域的主题时往往通过分面进行，而这一主题又通过更加细化的主题进行组织，即类目和子类。当前在线健康社区中，已有分面体系虽可支撑一定的检索需求，但依然无法满足用户个性化的检索需求。知识图谱中含有丰富的实体、实体属性及实体关系，不仅可在构建分面体系时添加相应的实体及实体关系，还可有效融合 UGC 生成的知识，对某些自然语言表达的概念进行映射。上述方案均可拓展已有的分类体系，使得分面体系是面向普通用户需求构建的，辅助用户能尽可能减少因医学背景知识、医学用语不熟悉等需要付出的代价。

(2)优化分面及焦点排序。基于知识图谱中丰富的语义关系,对分面及焦点排序进行优化,将语义相关的分面前置排列。现有的分面排序及焦点排序主要有两种方式,一是基于统计的方式,根据统计结果将相关性高的分面或者焦点排在前面,二是基于词表层级关系的方式,根据人工构建的词表,依次将分面展示给用户。由于已有的分面体系是建立在结构化数据之上的,基于统计的方式和基于层级结构的方式辅助关键词检索取得了一定的效果。但在线健康社区中,包含大量来源各不相同的数据,杂糅了结构化、半结构化及非结构化的数据,加之这些数据间存在复杂的关系,如果分面检索系统向用户展示所有信息,会导致计算量增大且"淹没"用户,因此需要向用户展示满足用户需求且价值最大的分面及焦点。知识图谱能够很好地解决上述问题,其拥有处理多源异构数据的能力,并将其中实体、实体属性及实体关系充分展示,而这些实体、实体属性可以构成分面或焦点,同时实体之间的关系能够加强分面与分面之间的逻辑关联,并能为焦点排序提供依据。另外,以用户需求为导向的实体及属性的选取增加了分面系统的友好性,使得分面之间的过渡、焦点的控制都能尽可能符合用户习惯。

(3)优化分面及焦点的控制策略。基于用户检索词与分面、焦点的关系,或者用户已选焦点与其他分面、焦点间的关系,将不相关的分面或焦点从实时展现的分面体系中剔除,从而避免误导用户。现有的分面检索系统除在分面及焦点选取中过于机械化,不符合用户习惯外,在优化分面及焦点词之间的关系时,也未能较好地顾及用户属性,仅依靠统计手段及遵循医学词表和分类层级来满足大多数用户需求,导致一些因人而异的个性化需求无法得到满足。特别是在优化分面及焦点词的控制策略中,用户属性信息,如年龄、性别、身体部位等作为重要的限定条件,在现有分面检索系统中并未体现,故如何优化分面及焦点词的控制策略在分面系统十分重要。而本书构建的知识图谱中不仅含有医学领域各类事物概念,还加入了患者、医生等主体作为实体类型,并为其添加了诸多属性信息,不仅使用户检索词能与分面、焦点词的关系更具语义化,且能够根据用户已选的焦点、分面及各类关系对资源进行重新聚合,在满足用户需求的前提下,引导其进行更细粒度与个性化的检索。

综上,知识图谱作为知识组织的一种表现形态,能够将多源异构的数据准确组织,进一步细化到实体,同时具备语义关联。这些对于构建在线健康社区的分面检索系统均有一定帮助,能够引导用户选取合适的分面和焦点词,同时使得分面及焦点词的逻辑跳转更加合理,便于用户描述需求并无限趋近于与需求相符的资源,缓解用户因个人原因导致的各种系统使用不便。鉴于此,基于知识图谱的在线健康社区分面检索模型整体架构如图 5.3 所示,其核心是对用户当前情境下的需求进行细化,从多个维度选定若干个分面引导用户进一步筛选资源。

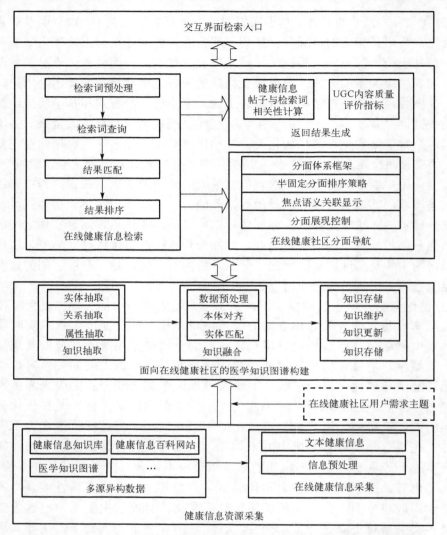

图 5.3　基于医学知识图谱的在线健康社区语义化分面检索模型整体架构

图 5.3 所构建的分面检索系统模型有三大特点，一是分面检索的结构具有多维语义分类；二是分面检索结果动态变化，即具有合理的分面排序；三是展现策略，不仅只保留最近查询结果的分面，还考虑分面展示的变化，如合并、删除及焦点词变化。分面检索中多维语义分类和检索结果动态变化的基础是依据前面所构建的医学知识图谱中多类型实体及实体之间的多种关系。在线健康社区分面检索模型构建主要包括以下三个方面。

（1）分面体系框架。该框架包含分面分析、分面设定及焦点词确定。分面体系框架的构建，一方面需满足用户对健康信息内容的需求，尽可能解决用户在信息获取时所存在的及时性、时效性及用户关注程度等问题；另一方面还需考虑在线健社区中的信息质量问题，依托本书第 4 章构建的领域知识图谱中实体/属性，以及 UGC 内容质量评价指标，建立面向用户需求和具有多维语义分类的分面体系框架，并根据已确定的分面选择语义关系紧密的焦点词，避免仅因统计频次可能会造成的误导性词语或无法满足用户个性化需求的词语被选定为焦点词。

（2）分面及焦点的排序。对分面及焦点实施排序，旨在降低用户在浏览、检索过程中的时间与精力投入，更加便捷精准地将视线定位于满足其实际需求的相关内容，避免无关信息的干扰。分面及焦点排序需要结合三方面的问题进行考虑，即分面是否常用、通过该分面获取健康信息内容的路径距离（即语义关联强度）、通过该分面或者焦点找到健康信息内容的可能性（即覆盖率大小）。在具体实现上，可以依靠分面与用户健康需求的相关程度来判断，即使用分面覆盖率、焦点覆盖率、语义关联强度作为分面及焦点排序的判断依据。覆盖率越高，该分面/焦点为用户提供满足其实际需求的信息内容的可能性越大；语义关联强度越高，用户浏览到满足其实际需求的信息内容的路径较短的概率越大。

（3）分面与焦点展现。实现合理的分面与焦点呈现形式，制定展现控制策略，能够有效解决分面或焦点过多导致的信息过载问题，其具体目标是合理删减分面体系的整体层级，合并或删除相似性高、必要性低的分面，并在一定条件约束下完成焦点排序。具体策略包括：①分面动态调整，对于三级及以下等级的分面层级，若多个分面均含有少量的焦点，则将其酌情合并，减少不必要的分面；②词汇等级调整，若某一主题词包含下位词，且包含该主题词的文档集中于一个或几个下位词时，则将该主题词进行剔除，上移下位词，减少分面层级；③焦点语义关联显示，焦点的显示按照知识图谱中该焦点对应的实体与其他实体的语义关联强度进行排序。

5.2.2　在线健康社区语义化分面体系框架

知识图谱涵盖的是相关实体及其关联关系，这为分面体系的构建提供了丰富的数据及语义关系，但仍然需要进行分面化改造才能应用。本质上来看，知识图谱与主题词表有一定相似之处，均是界定了一级类目，并且能够实现上下位关系的关联，但对于等级相同的同类型实体，均缺乏进一步的类目细分。基于此，可以借鉴以往主题词表分面化改造的基本思路，以实体类型作为分面体系中的大类，以其实体属性为基础设置分面体系中的分面。

1. 以知识图谱实体类型作为基本大类

借助医学知识图谱进行分面体系构建，能为分面及焦点设置提供丰富的数据及语义关系的参考，亦能够有效支持用户进行检索结果的过滤与筛选。本节依据前面构建的知识图谱实体类型确定分面体系大类，主要包括了疾病、病因、症状、部位、医院、医生、诊断/检查、医疗科室、饮食控制、日常护理、治疗、药品(药物)、患者在内的 13 类实体类型。上述实体类型间具有明确的界限,在实体上鲜有交叉;同时,这些实体类型也全面涵盖了社区信息所涉及的主题,对用户进行检索结果的探索和过滤具有重要支持作用。因此,在线健康社区分面体系构建中,必须全面涵盖这些实体。从概念关联上看,这些实体类型依据用户的需求可以分为三方面,一是明确病情,即辅助用户清晰、准确地界定自身的病情,包括疾病、病因、症状、部位、患者五类实体。其中疾病是最为基础的病情特征,但同一疾病可能有不同的症状、发病部位,而且对诊疗、护理等有重要影响,部分疾病还需要依据患者群体特征进行差异化诊断治疗和自我管理。二是诊断治疗,包括诊断/检查、治疗、药品(药物)、医院、医生、医疗科室六类实体,全面涵盖了诊治的具体手段、方法与方案。三是自我管理,即经医生检查、实施治疗后,日常生活中如何进行护理、恢复,主要包括饮食控制、日常护理两类实体。从这一认识出发,可以将在线健康社区分面体系分成三个范畴、13 个大类,从而搭建起基本框架,如表 5.2 所示。

表 5.2　基于医学知识图谱的在线健康社区分面体系范畴与大类

范畴	大类
明确病情	疾病
	病因
	症状
	部位
	患者
诊断治疗	诊断/检查
	医疗科室
	医院
	医生
	治疗
	药品
自我管理	饮食控制
	日常护理

2. 以知识图谱实体属性为依据设置分面体系

在设立在线健康社区分面体系大类的基础上,逐一分析医学知识图谱的各类实体才能科学确定分面体系框架。在分面设置上,可以从知识图谱实体属性出发进行分面分析,以疾病实体为例,其具有疾病名称、并发症、传染性基本属性,均可以作为分面设置的基本依据。但是,并非所有的实体属性都可作为分面划分依据,例如,是否纳入医保也是疾病大类的基本属性,但对用户探索、筛选结果的意义不大,故并不适合作为疾病大类的分面依据。在亚面的设置方面,则依据实体属性与上下位关系相结合的方法进行设置，对于实体间存在上下位关系的，可以此为基础建立亚面，这种情况下，该亚面也可作为焦点。以阴道炎为例，可细分为霉菌性阴道炎、滴虫阴道炎、细菌性阴道炎、非特异性阴道炎、老年性阴道炎等，故阴道炎即可作为焦点也可作为亚面。当同一个分面下不存在上下位关系，而焦点词数量又较多时，可以依据焦点词的特征，选择相应属性进一步设置亚面，从而降低用户认知负担。在入口焦点的选取上，遵循用户认知导向，可以选择用户较为熟悉的表达方式作为入口焦点，这样不会给用户带来过高的认知成本。具体实施中，可以以社区中用户交流语料为基础，统计每种表达方式覆盖的用户数量，选择覆盖用户量较多的表达方式为分面体系的入口焦点词。

此外，还需要考虑两种特殊情况，第一种是疾病、症状、部位实体类型，尽管焦点数量较多，但与病因、患者等实体类型的关联焦点数量相对较少，因此直接将大类名称作为分面名称，实体作为焦点。第二种涉及可从多个角度进行分面分析的实体类型，同一焦点可同时分属多个分面。例如，饮食大类下，可以按照适宜、禁忌分面，也可以按照肉蛋蔬果等食品类型进行分面，但对于同一个焦点来说，会同时被划分至两个分面中，对于此类问题，将采用一个维度作为主要分面维度，另外一个维度作为亚面划分维度，以避免焦点属于多个分面的情形。

3. 融合知识图谱与 UGC 内容质量评价的在线健康社区语义化分面体系框架

以上述思路为指导，可基本确定在线健康社区分面体系框架，但同时还应考虑 UGC 内容质量问题。社交网络的结构较为复杂，用户的受教育程度、知识素养及创建 UGC 的动机等有所差异，使得 UGC 质量呈现出不均衡性。海量价值不一的 UGC 中存在着诸多无用，甚至是错误的内容，这对于利用 UGC 造成了巨大的影响。因此，在满足用户需求的前提下，还应考虑将挑选出的优质内容推荐给用户。基于此，本书将 UGC 内容质量评价指标作为除明确病情、诊断治疗、自我管理外，在线健康社区分面体系构建的第四类范畴，这也是区别于诸如图书、期刊等分面检索系统的显著特征之一。针对网络健康信息内容质量评价，国内外学者已进行了诸多有益探索，Stvilia 基于完整性、有用性、准确性、可获取性和权威性，构建了网络健康信息质量评价模型[112]；郝丽芸提出可对网络主办者、文献作者、参考资料来源、网站链接质量、内容的准确性和时效性等方面进行考虑[113]；唐小利借鉴国外权威的健康信息网站评价工具及方法，构建了符合中国网络环境的中文健康信息网站评价指标体系[114]；张玢等依据准确性、相关性、可靠性、新颖性和易用性原则，构建了中文互联网医学信息资源的二级模糊综合评判模型[115]。综上，基于前人研究及在线健康信息的资源特征、用户需求特征，选取有无反馈、权威性、时效性、相关性作为在线健康社区 UGC 内容质量评价指标。

融合知识图谱与 UGC 内容质量评价的在线健康社区分面体系框架如表 5.3 所示。

　　限于篇幅，该框架仅罗列了每个大类下的主要分面和亚面，对于由上下位关系自然形成的亚面则未涉及。这 14 个大类中，表现症状、部位名称、医疗科室分面由于其特性而不需要进行亚面划分，故直接设置为分面—焦点的两级体系；剩余 11 个分面，均设置了多个分面或亚面，形成了分面—亚面—亚面—······—焦点的多级体系，并详细进行说明。

表 5.3　融合知识图谱与 UGC 内容质量评价的在线健康社区分面体系框架

范畴	大类	分面	亚面
确定病情	疾病	疾病名	无
		并发症	无
		传染性	无
	症状	表现症状	无
	病因	病因	遗传因素、环境因素、遗传/环境因素交互作用等
	部位	发病部位	无
	患者	性别	无
		年龄段	以五年分段
		遗传病史	无
		特殊人群	无
诊断治疗	诊断/检查	诊断/检查项目	物理检查、化学检查/一般检查、特殊检查/中医检查、西医检查
	医疗科室	医疗科室名称	无
	医院	医院	医院地域、医院等级、医院名称
	医生	医生	医生职级、医生性别
	治疗	治疗手段	医疗设备、心理治疗、运动治疗、手术治疗等
	药品(药物)	药品(药物)名	中药、中成药、西药→注射、口服、外用等
自我管理	饮食控制	宜吃	春、夏、秋、冬(肉类、蛋类、海鲜、蔬菜、水果、零食、酒水饮料等)
		忌吃	春、夏、秋、冬(肉类、蛋类、海鲜、蔬菜、零食、酒水饮料等)
	日常护理	日常护理	适宜、禁忌→春、夏、秋、冬(吸烟、喝酒、着装、作息等)
UGC 内容质量	UGC 内容质量评价指标	有无反馈	指健康帖子是否有回复，是在线健康社区中最重要的一个评价指标
		权威性	健康帖子反馈次数、点击浏览次数
		时效性	健康帖子更新频率，具体指用户咨询的健康信息的最后反馈时间
		相关性	健康帖子是否覆盖了疾病的多个方面，如名称、症状、并发症、日常护理等

　　(1)疾病大类。该大类设置疾病名(引起人体生理或心理不适的各类疾病名称的

集合)、并发症(某疾病在发展过程中引起的另一种疾病)、传染性(人群对某一疾病的易感强度)三个分面。在线健康社区中,用户一般由具体疾病名或症状出发查询所需信息,因此该分面直接设置为分面—焦点的两级体系,不再设置亚面,以此减少分面的层级,减轻用户视觉负担,降低用户操作成本。

(2)患者大类。不同患者一般需采用不同方式进行检查和治疗,且在划分方式上较为多样,由此可形成多个分面,从而体现用户需求的个性化特点。主要包括性别、年龄、遗传病史、特殊人群(如婴儿、孕妇等)等。其中,年龄分面一般以五年分段进行展示。

(3)诊断/检查项目大类。常见的包括物理检查与化学检查、一般检查与特殊检查、中医检查与西医检查,这几种划分方式都是将诊断/检查项目分成多个亚面,而非从某个角度全面涵盖所有的诊断/检查项目。基于此,应直接将大类名称作为分面名称。同时,为避免单个实体(焦点)被分到多个亚面,可先根据某一维度进行分面划分,然后在该分面下依据另一维度进行亚面的划分。例如,以中医和西医作为第一层亚面划分角度,继而对西医再采用物理检查和化学检查,或者一般检查与特殊检查进行细分。

(4)治疗大类。该大类也适宜直接将大类名称作为分面名称,再根据治疗手段进行亚面设置,主要包括医疗设备、心理治疗、运动治疗、手术治疗等。

(5)药品(药物)大类。该大类同样可将大类名称作为分面名称,并从多个角度进行亚面设置。两个典型的亚面体系是中药、中成药和西药体系,以及注射、口服、外用体系,当然还可以细分为国产药、进口药等。而考虑到用户实际需求,可将前两个亚面体系互相作为二级亚面。

(6)医院及医生大类。医院分面可从多个角度进行亚面设置,如按照医院地域划分、按医院等级划分、按医院名称划分;医生分面则可以按照职称、性别设置亚面,其中性别亚面的设置可更方便地保护用户隐私。

(7)饮食控制、日常护理大类。这两个大类可以设置为分面—亚面—亚面——……—焦点的多级体系,均可以将大类名称作为分面名称,并且将适宜和禁忌作为亚面名称。在此基础上,再根据大类特征进行二级亚面的设置,如饮食控制大类划分为宜吃、忌吃分面,再将肉类、蔬菜、蛋类、海鲜、水果、零食、酒水饮料等作为二级亚面的划分依据。

(8)UGC 内容质量评价指标大类。使用有无反馈、权威性、时效性、相关性四个要素作为衡量社区中帖子质量的标准,仅返回质量较高的帖子。该大类中不再单独设置分面,而是通过设置高级选项进行信息筛选。

5.2.3　在线健康社区分面排序及焦点智能化排序方案

进行分面和焦点的排序时,首先需要通过知识图谱分析分面及焦点间是否存在关联关系，若存在关联关系，则需进一步计算关联关系强弱。本书通过计算分面覆盖率和语义关联强度进行半固定分面排序，结合语义关联强度和焦点覆盖率对焦点进行排序。

1. 基于知识图谱的分面及焦点语义关联分析

在分面体系中，分面、亚面和焦点间有无语义关联及关联强度大小均是影响分面排序的重要因素。而知识图谱所提供的实体与实体间关系及连接路径，为分面、亚面和焦点间关联分析提供了语义基础，故可直接依据知识图谱及前面所构建的在线健康社区分面检索模型进行分面及焦点词关联关系分析。分面、焦点间有无语义关联用符号"1"或"0"进行表示，若存在语义关联则用"1"标记，若无语义关联则用"0"标记。而语义关联的强度则根据路径长短来进行判断，路径越长，关联关系越弱。在分析过程中，具体策略如下。

(1)不同分面中焦点间的语义关联强度。在多个分面之间，若焦点间的路径长度为 1，则认为这些跨分面的焦点存在直接关联关系，关联强度标记为"1"；否则为无关联，标记为"0"。如疾病名分面中的宫颈炎与医疗科室名称分面中的妇科之间的路径为 1，存在直接语义关联关系，关联强度标记为"1"。

(2)同一分面不同亚面下的焦点间语义关联强度。在同一分面中的不同亚面之间，若焦点间能通过另外的一个或多个焦点进行关联，则认为其存在关联关系，关联强度标记为"1/关联路径长度"。例如，检查项目分面下的物理检查亚面中阴道镜手术与化学检查亚面中的分泌物涂片革兰染色之间并无直接关联，却可通过宫颈炎这一焦点进行关联，路径长度为 2，则可认定两个焦点间存在间接语义关联，关联强度标记为"0.5"。

(3)分面间的语义关联强度。在两个分面之间，若其焦点间存在语义关联，则认为分面间也存在语义关联，关联强度标记为"关联的焦点数/分面总焦点数"，反之无关联，关联强度标记为"0"。例如，症状分面和药品(药物)分面，由于白带增多、宫颈糜烂焦点与头孢曲松钠、大观霉素焦点间存在直接关联，故可认定症状分面和药品(药物)分面之间也存在语义关联。

2. 融合分面覆盖率和语义关联强度的半固定分面排序方案

在线健康社区分面体系规模较为庞大，若采用固定排序很容易带来信息过载问题，无论用户是否需要该分面或该分面是否包含了分面值，系统都会将其进行排序，提供给用户的信息量远超过其能够接受的信息量，缺乏一定的灵活性。而全动态排序具有非常强的灵活性，但由于用户最初的检索意图并不明确，无法对结果进行预判，从长期角度来看，学习成本较高，用户需要不断进行学习及适应。综合两种排序方式的优缺点，拟采用半固定分面排序方式，即分面体系宏观顺序固定、UGC 内容质量分面体系顺序固定、内容相关性附加条件分面体系采用动态顺序。从宏观角度来看，分面排序需考虑用户知识需求主题、内容相关性附加条件以及 UGC 内容质量三个方面。首先，用户知识需求主题依据第 3 章获取的主题类型，优先排列其主要需求涉及的分面；内容相关性附加条件分面体系，分面及亚面数量众多，结构也较为复杂，单次检索中，真正能有效发挥作用的分面及亚面只有少量几个，因此更适宜根据检索词及结果分布进行动态排序；最后，UGC 内容质量分面体系，共包括四个分面，体系结构简单且不含亚面，故可以将分面顺序和焦点顺序同时固定下来，按照有无反馈、权威性、相关性、时效性依次排列。

在对分面进行半固定化排序分析后，可通过融合分面覆盖率和语义关联强度对分面进行排序策略设计。在分面检索中，分面覆盖率的概念内涵为，若分面 A 覆盖了 x 条结果（去重后），且检索结果总共 y 条，则分面覆盖率为 $a=x/y$，而分面间语义关联强度依据上述两分面间"关联的焦点数/分面总焦点数"进行计算。具体来说，分面排序主要包含以下几个步骤：①进行检索结果数量的相关统计。统计系统所得到的检索结果数量，明确统计所有与检索词相关的分面、焦点所对应的具体结果数量。②过滤不相关分面信息。基于用户检索词或已勾选的焦点，过滤与其不存在语义关联的其他分面。③对相关分面进行排序。基于分面覆盖率和分面语义关联强度，并结合用户对知识主题的需求程度，从所有存在语义关联的分面中，选出排序位于首位的分面。在这个过程中，分面覆盖率越高、分面语义关联强度越大、知识主题的用户需求越多，其排序越靠前。最后，循环②③环节，对所有相关分面进行排序，构建并展现具有语义关联的分面体系。在循环过程中，不仅仍需基于分面覆盖率、分面语义关联强度来选择分面，还需根据已展现的、排序靠前的分面进行过滤，剔除与任意一个已展现分面不相关的分面。

3. 结合语义关联强度和焦点覆盖率的焦点排序方案

焦点数量众多或者层次不明，可能会给用户带来信息过载的问题，从而增加用户的信息筛选负担，使用户认知难度增大。为了能够以完整、有序的焦点排序结果满足用户需求，需要设计合适的策略对焦点进行排序。对焦点进行排序时，需要考虑焦点间的顺序是否固定的情况，若焦点间顺序已固定，则按照其固定规则进行排序即可。若焦点间顺序未固定，则采用结合语义关联强度和覆盖率的方案进行焦点排序，具体策略为，第一阶段，根据检索词与已选焦点和分面中各焦点的语义关联强度进行排序，即优先选择与检索词语义关联强度为 1 的焦点。此外，如果同时存在多个检索词和多个焦点，那么需要两两之间进行语义关联强度计算，得到的多个检索词与多个焦点的语义关联强度后进行降序排序。另一方面，依据焦点的覆盖率进行降序排序，即优先输出对应检索结果数量多的焦点，焦点覆盖率为 $a=x/y$（正常情况下 $y \geqslant x$），其中，a 为某一焦点，x 为 a 覆盖了去重后的检索结果数量，y 为检索结果总数。将语义关联与覆盖率相结合，形成完整而有序的焦点排序结果，能够有效地解决分面检索中信息过载问题。

5.2.4　基于查询意图的在线健康社区分面展现智慧控制策略

对用户友好的分面设置与可视化展示是分面检索系统的重要部分，能够帮助用户快速定位检索结果及发现资源。当前较为成熟的分面设置与展现优化策略主要包括两种，一是实现对分面体系的扩充与丰富，将更多有助于用户获取或筛选检索结果的影响元素纳入其中；二是直接对现有分面体系进行合理优化，例如，借助于知识图谱实体间的关联关系，对分面间的设置进行优化，从而提升用户利用分面检索系统的效率。上述两种策略均能在一定程度实现分面系统性能的提升与优化，但由于大多分面系统都处于不断更新完善中，分面种类、焦点数量都会随之增加，分面体系也日益复杂，使得分面系统的使用效率受到极大限制。另外，基于不同的查询意图，用户对分面的需求将体现出差异化特征，但若不断扩充分面体系规模，则会导致信息过载，增加用户认知的负担。基于上述问题，本节将用户查询意图这一重要因素纳入其中，从用户知识需求出发，计算检索结果与用户查询意图间的匹配程度，借助于自动化手段确定检索结果的排序，最后融合查询意图与检索结果分布实现分面展现的智慧化控制。

1.　在线健康社区中用户查询意图类型分析

用户的查询意图将影响用户对检索结果的相关性判断，如"长期腹泻应该如何治疗？"与"宫颈锥形切除术手术后有腹泻症状，怎么办"两个用户提问，虽均涉及腹泻这一实体，但两者查询意图并不相同，前者是询问疾病的通用治疗方案，后者则是询问治疗后出现某类具体症状的解决方法，需结合实际情况进行处理。由此可见，不同类型的查询意图对于分面检索的需求有着显著区别。就本书而言，查询意图的识别即是为了界定系统检索范围和分面展现控制。而用户知识需求则可直观反映用户的查询意图，不同的知识需求下，用户希望从不同视角、不同维度、不同内容对健康问题及其相关信息进行筛选与探索，由于所产生的针对不同分面及其相关信息差异化的使用需求，分面体系的构建与呈现也会随之发生较大的变化。可以说，用户对信息内容的不同需求是构建分面检索的根本原因，故对用户知识需求特征进行分析，有助于识别在线健康社区分面体系的关键分面与关键焦点，优化分面与焦点排序及其展现。本书已在第 3 章对用户知识需求进行了全面分析，虽涉及主题种类多样，但大致可归纳为"是什么"与"怎么做"两个方面。"是什么"，即明确病情，例如，有没有患病、什么因素导致患病、该病的并发症有哪些、该病具不具有传染性/遗传性等，以了解特定病情为出发点；"怎么做"，即患病后应该采取的应对措施，如该病如何治疗、该病需要进行的诊断检查项目、需要吃什么药、有没有忌口的食物等，其目标是在已知病情情况下的后续行为或处理方法。

在分面检索系统中，首先通过人机交互模块得到用户输入检索提问表达式，根据其中所包含的特征词进行查询意图识别，并将识别结果作为分面体系展现和检索结果呈现的参考依据，为用户判断选择提供帮助。同时还需考虑用户点击浏览的检索结果特征，充分研究检索结果和用户最终判断选择结果之间的关系，反向推导，不断修正用户的查询意图。特别是当用户输入的检索词为知识图谱中的实体类别，且检索结果较多时，则需要根据检索结果对检索意图进行合理调整，以便使识别结果尽可能准确，从而让呈现的分面体系更好地满足用户需求。需要指出的是，在识别查询意图控制分面体系展现时，需要考虑以下几点：①展现的分面体系应该包含哪些分面，是否需要展示这些分面的亚面，亚面的展示数量与顺序，焦点展示与否及展示的数量与排序；②在确定相应的分面体系基础上，对每个分面的重要程度进行区分，并规划每一个分面下焦点选择与展现的必要性与合理性。

2. 基于查询意图的相似度计算

根据查询意图识别结果，系统将反馈给用户初步的检索结果，其排序的依据主要在各个结果与原检索词的匹配程度，为此需要进行文本相似度计算。

文本相似度计算是指通过一定的策略比较两个或多个实体（包括词语、短文本、文档）之间的相似程度，得到一个具体量化的相似度数值。作为文本挖掘中一个至关重要的算法，文本相似度算法是联系文本建模和表示等基础研究与文本潜在信息上层应用研究的纽带[116]。由于传统的文本相似度计算方法并未考虑句子中词汇的真实含义及相互关系，相关专家学者在原有基础之上，提出了语义相似性的计算方法。对于本书的文本相似度计算而言，其目的是比较检索结果与检索式的相似程度。本书拟将相似度分为三个维度进行考虑，第一，是否匹配，即检索结果中是否出现了检索式中的相关词汇（后文称检索词），出现检索词的检索结果进行下一步的计算，未出现的检索结果不予显示；第二，匹配位置，即检索结果中的哪些位置出现了检索词，是标题、主题帖、回复帖或者其他位置，不同的位置代表其相似度也有所区别；第三，检索结果中检索词所占比例，且不同位置的检索词计算方式应有所不同。综合考虑这些因素，对检索结果进行排序计算，其公式为

$$R = E \times (S + T) \tag{5.1}$$

式中，R 代表检索结果的排序取值；E 代表检索结果中是否出现了检索词，出现时 E 取 1，未出现时 E 取 0；S 代表检索结果中出现检索词的位置，其公式为

$$S = \begin{cases} \lambda_1, & \text{检索词出现在主帖标题中} \\ \lambda_2, & \text{检索词出现在主帖中} \\ \lambda_3, & \text{检索词出现在回复/评论帖中} \\ \lambda_4, & \text{检索词出现在其他位置} \end{cases} \tag{5.2}$$

其中，$\lambda_1 \sim \lambda_4$ 分别代表检索词出现在标题、主题帖、回复帖/评论帖与其他位置时的不同取值。当检索词出现在两个甚至更多位置时，S 取最大值。

T 代表检索结果中检索词所占比例，其公式为

$$T = \begin{cases} \Omega_1, & \text{检索词在标题中出现且精确匹配} \\ \Omega_2, & \text{检索词在标题中出现且部分匹配} \\ \Omega_3, & \text{检索词在内容/回复/评论帖出现} \\ \Omega_4, & \text{检索词在其他位置出现} \end{cases} \tag{5.3}$$

其中，$\Omega_1 \sim \Omega_4$ 分别代表当检索词出现在标题、主题帖、回复帖/评论帖和其他位置时的不同取值。特别地，当检索词出现在标题中时，需要考虑精确匹配和部分匹配的不同，部分匹配中也要注意完全包含检索词，但标题长度大于检索词的情况。需要注意的是，当有多个检索词匹配时，T 作求和处理。

最后，检索模块根据 R 值大小进行检索结果的降序排序，当 R 值相等时，默认采用按照评分降序排列，同时也支持用户按照发帖或最后评论时间、热度等方式自主排列。

3. 融合查询意图与检索结果分布的分面体系动态展现控制

为了尽量降低分面体系带来的信息过载风险，需要基于查询意图的识别及检索结果的分布，对分面体系进行展现控制策略设计。用户在在线健康社区中习惯使用疾病、症状、药品、个人信息等信息进行检索，因此可使用上述分面并综合考虑用户需求主题、内容相关性附加条件及 UGC 内容质量三类进行分面。而对于其他分面，为了让用户感受到分面体系的好用和易用，需要对其展示进行控制，而用户的行为习惯具有连续性，因此可通过日志中记录的用户历史行为来推测用户未来行为[117]。本书借助已构建的知识图谱，能够更加动态化地进行分面展现控制。一方面，在初始的分面展现控制中，根据数据库中的语料统计出各分面出现的频次，根据分面覆盖率降序选择初始分面展现；另一方面，在用户输入检索词后的分面中，其展现控制需要以查询意图和检索结果为依据。

基于此，分面体系动态展现控制具体实现主要包括以下环节。首先，根据查询意图获取基于知识图谱的在线健康社区分面体系；其次根据检索结果判断是否展现分面，若检索结果数量较多，对其进行展示，否则不展示；再次依据实体识别结果统计分面体系中每一个焦点的频次，将其与分面取值进行拼接；最后将上述分面体系进行动态调整。具体调整策略包括：词汇等级调整、分面动态调整及焦点语义关联显示。在上述过程中有三个方面需要关注：①剔除频次为 0 的焦点，若剔除后包含该焦点的分面为空，则将该分面进行剔除；②若某分面下多个亚面的非空取值均较少，可对其合并，并对其他层级进行相应处理；③若某分面只有一个亚面不为空，

其余亚面全为空，则将其提升至上一级亚面的位置，并对其他层级进行相应处理；④对各分面排序，可按照对应的帖子数量进行降序排列。

本书默认设置 6～8 个分面供用户选择使用，同时根据检索结果及相应分面体系中亚面与焦点的数量，进行分面动态展现，将其大致分为三种情况。第一，当检索结果较少且用户查询意图指向性较为明显时，用户能快速完成检索结果的浏览与判断，此时展现分面体系对用户的价值不大，甚至可能出现大部分分面的检索结果为空的情况，故而可以隐藏全部或部分分面体系，例如，当用户使用医院名称进行检索且检索结果极少时，系统将直接展现含有该医学名称的主题/回复帖，而不再显示分面体系；第二，当检索结果较多时，则根据用户查询意图识别的结果，进行相应分面的展现，并优先展示焦点结果数量较多的分面，当分面或亚面覆盖率过小时，则可以不展现该分面，或者调整其展现形式，将其在默认状态下置于收起状态，此时用户能够通过左侧分面体系界面中的下拉按钮，展开收起分面进行操作；第三，当某一亚面包含的焦点较少时，为提升分面体系的扁平化，并充分利用页面空间，可以将焦点的层级上移，形成分面-焦点的两层结构，以更直观地呈现相应结果。总之就是根据分面的相关性与能够帮助用户缩小检索结果范围的程度来确定分面的展现与排序。

4. 基于用户体验的智慧化交互机制设计

在用户实际使用分面检索系统的过程中，一般而言，对不同分面之间的焦点应进行逻辑"与"运算，例如，用户在搜寻医生信息时，可能更想获得权威专家医生信息；对同一分面下的焦点则应进行逻辑"或"运算，例如，当用户在使用药品分面时，可能会选择两个不同的药物，以便进行比较，这时如果仍然进行逻辑"与"运算，那么其结果只能为空，不符合实际需求。而当用户试图寻找同时包含多个症状的疾病时，例如，寻找同时涉及腹泻与呕吐症状的疾病，其主题分面下的焦点腹泻与呕吐就应该采用逻辑"与"运算。简言之，即使是在同一分面下，不同焦点之间存在逻辑"或"和逻辑"与"运算的需求，故而需要更灵活的交互机制。

围绕这些问题，本节拟适应用户既有操作习惯，尽量在不影响用户可理解性的基础上，对交互机制进行优化。第一，在单个分面中，当用户直接选择分面内焦点时，刷新检索结果，当用户再次点击相同分面的其他焦点时，默认进行逻辑"或"运算，并刷新检索结果；而当用户点击各个焦点前的方框时，则进行逻辑"与"运算，选择"确定"按钮提交，并刷新检索结果。第二，用户使用多个分面时，默认进行逻辑"与"操作，当用户选择"确定"按钮后，才进行检索结果的刷新，而不是在用户选择一个焦点后立即刷新，不打断用户的使用过程，提高灵活性。第三，对相同查询意图下的用户检索，在默认页面提供上一次用户点击进入详情界面并停留超过 30 秒的历史结果及其与之相似的结果，以此提高用户检索效率。

5.3　基于知识图谱的在线健康社区智能问答服务

问答系统作为自然语言处理及知识图谱的重要应用场景，旨在实现针对某种特定类型问题的精准回答及相关信息的精确提供。而在医诊领域，尤其是在线健康社区这类特殊情境下，问答系统的设计与实现聚焦于帮助用户以自然语言问句形式获得与其相关的内容，在对疾病及症状有了初步判断后再明确下一步解决方案，从而辅助用户决策。

当前，在线健康社区问答系统的传统数据来源众多，如网页文档、搜索引擎、百科描述等，而上述数据来源大多以非结构化的形式呈现，大量的信息检索方法致力于研究从纯文本数据中进行抽取并提供用户提问的回答，不仅反馈的信息质量与正确性无法得到保证，且耗费时间较长。知识图谱能够较好地展示语义网络及实体与属性之间的关系，这种基于语义网络的问答系统能够使得用户快速定位相关知识及附属知识节点。在健康领域，一方面，用户的信息检索意图更为明确，对系统反馈的及时性要求更高，希望直接查询某一疾病及其关键信息，如某一疾病的具体症状；另一方面，以实体为描述核心，以揭示实体间关联关系的知识图谱自提出后，由于其所具有以实体和静态知识为核心的语义特征，可实现实体或关联推理、知识发现等重要功能，可以在完成 when、who、what、where 等常识问题的同时，进一步回答 how 及 why 的问题。例如，当用户输入"失眠的危害？"这一问句后，系统能够给出直接的回答"长期失眠则会引发头痛、恶心、食欲不振等症状，影响血压、血糖和激素分泌，从而引起内分泌的失调或引起严重的心脑血管疾病"。由此可见，该问题的回答不仅可以包括"失眠的不良症状"这类直接回答，也可以通过实体推理，进一步获得"引起内分泌的失调或引起严重的心脑血管疾病"等更深层次的结果。基于此，还可以通过可视化因果逻辑链的展示方式，进一步为反馈答案提供辅助性支撑材料，以满足用户精确需求的匹配，这也是在线健康社区精准服务的重要表现形式之一。在本节中，本书将知识图谱应用于在线健康社区智能问答服务中，辅助用户精准获取所提出问题的答案。

5.3.1　在线健康社区智能问答系统架构设计与任务定义

可用于支持在健康社区智能问答系统的数据来源一般表现为以下几种形态。

（1）以结构化形式存在的各类文档。例如，现已较为成熟的医学领域本体或词表，但这类结构化本体一般用于术语的规范化及实体间简单关联关系的区分，并不适用于针对某一特定问题及其关联信息的提供。

（2）医学类相关文献。文献信息资源是承载与传播疾病与健康知识的重要载体之一，涵盖所有健康领域的前沿知识与最新信息及大量未被整理或发现的科学知识，从某种程度上来说，文献内部存在的隐含知识及其关联关系往往比已知的信息更具研究意义。医学文献信息资源包括了图书、期刊、专利、标准等多种类型，虽大多通过元数据呈现其形式化的内容（如篇名、关键词等），但其本质上仍是未结构化的自然语言文本，从海量医学文献信息资源整合已有知识进行有序化组织，并能够应用于健康信息的用户需求中，这一过程本身就存在较大的困难。

（3）疾病标准文档，即各类临床指南和专业教材等，如临床实践指南。这类文档的专业性与科学性极强，能够从特定角度为疾病诊断与治疗提供明确的指导意见，但通常来说，基于自然语言的临床实践指南与专业教材中对术语的定义并不明确，存在语言表达不一致、语义模糊等多种问题，且不宜直接提供给普通用户使用，作为在线健康社区智能问答的答案来源并不合适。

（4）医疗网络资源，既包括各类百科中的词条、诸如 WHO 网站发布的各类健康信息，还涵盖在线健康社区中的各类用户生成内容，不仅与用户健康信息需求密切相关，且能够由用户就个人经历、疾病现状、治疗情况、日常经历等发表观点与经验分享，更适合提供给普通用户进行参考。然而，相较于医生-病人面对面咨询模式，在线健康社区的信息交流中难以对信息质量进行控制，信息真实性、完整性和及时性均有待考量，且由于用户受到自身知识结构的限制，在语言表达上存在巨大的差异，从而导致知识语义理解层面的障碍。

针对多源、异构的健康信息及医学信息来源，尤其"某种疾病应该如何预防"或是"某种疾病后如何护理"这类没有明确答案的开放式提问，用户一般采用搜索方式从海量信息中试图获取包含问题答案的文档，然后从文档中筛选出问题的答案，这一过程在信息泛滥的大数据时代无疑需要耗费大量时间与精力。此后，又经历了通过匹配与用户提问最相似的问题来检索的问答系统。上述过程中，用户基本利用搜索引擎来解决其信息需求。而当前，针对用户急需的健康信息，其更希望通过自然语言的查询直接返回想要的答案，例如，新型冠状病毒感染疫情暴发，各种消息交杂的互联网信息让用户不知所措，他们迫切的信息需求是了解新型冠状病毒感染疫情发展的真实情况，最为重要的是直接获取相关的个人防护信息及掌握所处地区的疫情现状。此时，该领域中的自动问答系统就显得尤为重要。传统基于搜索引擎的信息检索方式获取的是大量相关网页，而这些网页的内容与用户实际检索需求有较大距离，且需要用户花费大量的时间进行二次筛选。而相较于搜索引擎而言，通过问答系统用户可以直接定位与命中所需内容，并以答案的方式直接进行反馈，其精确性、时效性与专指性都将得到进一步提升。故问答系统即成为用户精确查询的一种有效解决方法[118]。用户在使用问答系统时，其提问明显以非结构化的自然语言方式呈现，系统需要对此进行理解，并在此基础上将正确答案反馈至用户。然而通过实体与实体、实体与属性间的关联关系，并以图谱形式展现相关多维度领域知识的知识图谱，其采用的三元组表达形式，不仅可以保证问答系统在问题回答时的简洁性，还会考虑到数据真实性、信息正确性等问题，其所具备的数据高质量、语义多关联等特性，能够进一步保证答案的准确性，更能够实现基于知识图谱的逻辑推理，补全关系链条，为用户提供更多的有用知识。

具体来说，基于知识图谱实现在线健康社区智能问答，其优势具体表现在以下两个方面。

(1)数据关联程度及语义理解智能化程度高。从某种程度上来说，语义理解程度是问答系统智能化的核心指标。针对纯文本数据，语义理解的效果直接影响了问句及答案来源文本间相似度计算的准确性，然而语义理解和知识发现的关键在于关联关系的建立，这种单一的相似度计算忽视了数据之间存在的潜在语义关系。在知识图谱中，所有的知识单元被具有语义信息的边所关联，从问句到知识图谱知识节点的匹配关联中，可以使用大量其关联节点的属性信息及关联信息，这些关联信息无疑为智能问答系统中的语义化理解提供了便利条件。

(2)数据精度与回答准确率高。知识图谱中的知识，大部分来源于专家学者的标注，或者专业数据库的格式化获取，即使是从网络数据中获取，也会辅助以词表、本体等成熟的专业工具集进行补全、纠错，这极大地保证了数据的准确性与知识图谱的完备性。而在纯文本中，由于同类知识会出现不同的文本并用不同的语言习惯进行表达，数据不一致、语义理解不完善的情况较为常见，极大影响了问答系统的效果。

(3)数据结构化程度与检索效率高。知识图谱中的知识表示与描述呈现结构化的形态，以三元组为代表的数据格式，为计算机快速实现知识检索提供了必要条件，计算机可以直接利用诸如 SQL、SPARQL 等进行精确知识定位。

综上所述，相较于纯文本数据为来源的问答系统，知识图谱的优势是显而易见的。因此本节将基于所构建的知识图谱，实现在线健康社区智能问答服务，其系统架构如图 5.4 所示。

从图中看出，在线健康社区智能问答系统可分为三个模块。

(1)数据获取与处理模块。该模块涉及信息采集、格式转换、信息过滤、信息聚合和问题聚合等步骤，均已经在构建第 3 章、第 4 章中的数据获取与预处理环节完成。

(2)知识图谱构建模块。第 4 章已经完成了知识图谱的构建，因此在本节中不再进行说明。

(3)问题分析与答案获取模块。该模块包含问题预处理、问题分类、查询扩展和知识检索等功能。其中，问题预处理是指对用户所输入的自然语言形式问题进行处理(分词、向量建模、去停用词和实体识别)；问题分类是依据实体类型与 LDA 聚类结果，设计针对健康信息的用户常见提问类型，通过文本自动分类技术，将用户提问分类到相应类别中，在知识检索环节获取更高的查全率与查准率；查询扩展是针对用户提问中的术语专指性过高或过低而产生的无法与知识图谱中的实体匹配问题，从而引起查询结果受限，通过查询扩展以得到更多的候选实体与候选关系；知识检索则是根据用户提问意图分类结果，以语义检索或图检索的方式，将用户提问意图与知识图谱中的相关信息进行匹配的过程，即实体链接与实体推理的过程，同时也是获取最终答案的过程。本书采取基于语义分析与模板匹配相结合的方式完成在线健康社区智能问题系统设计。可以说，该模块是实现在线健康社区智能问答系统功能的核心模块。

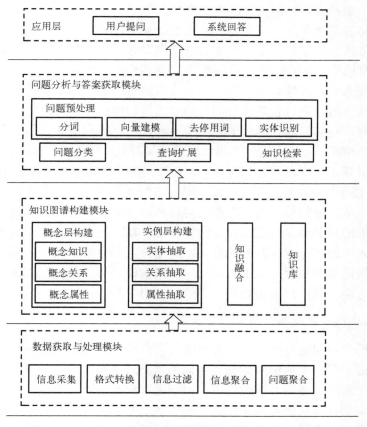

图 5.4　基于知识图谱的在线健康社区智能问答系统架构

第 4 章中已构建了面向在线健康社区的领域知识图谱，此处不再进行阐述，故本节只对问题解析与答案获取模块进行说明。鉴于该模块所具备的基本功能，本节主要从用户问句解析、用户查询意图扩展及知识检索三个环节进行构建。

5.3.2　基于改进 BERT 模型的问句解析

对用户输入的问题进行解析，是实现问答系统工作的首要任务，其目标在于对问句进行语义理解，将其转换为结构化查询语言，并能够在知识图谱中进行知识检索。健康领域是一个专业性较强且用户问句结构较为复杂的综合性领域，一方面，普通用户对诸多医疗专业术语缺乏了解与认知；另一方面，该领域内涉及诸多专业名词，疾病名称、药物名称等较为复杂且普遍较长，因此用户在提问中经常会出现上述名词的错误与疏漏。与此同时，问句中的各类句式、标点符号的使用均会对问答效果产生不同程度的影响，因此识别问句中的实体及实体类型，完成对用户提问的语义解析，则是问答系统设计的重要环节之一。

目前，问答系统中的问句解析方式主要有基于模板匹配的方法、基于句法分析的语义提取方法、基于短文本相似度的语义提取方法等。基于模板匹配的方法能够得到较高的准确率，但问题-答案的匹配方式及其查询模板则需要人工干预并制定完成，需要参与人员具备较高的专业素养与知识储备；基于句法分析的语义提取方法主要借助句法分析获取符合某种特征与规则的问句信息，而针对用户以自然语言形式进行的提问，对其提取、解析信息的能力较差，这类方法的使用适合于已有公开问答数据集的情况；而基于短文本相似度的语义提取，聚焦于文本内容方面的特征，忽略了网络资源本身存在的链接特征，如在线问答社区中本就存在的用户"提问帖-回复帖-楼中楼帖"资源呈现形式。而本书构建智能问答系统，面向在线健康社区这一特定应用领域，故问答系统中存在的问句和答案均在一定的范围内，从而对人工创建查询模板的数量要求较低。为了给用户提供较为精准的答案，本节在问句解析与理解上首先考虑基于模板匹配的方式，通过分类器对用户问句分类，并为每一类问题制定通用的查询模板。以下将从问句类别设计、问句分类算法设计及问句中实体识别三个方面，对用户问句解析任务进行说明。

1. 面向在线健康社区的用户问句类别设计

通过对用户问句的分析，可以发现问句本身就可以包括许多预示答案信息的特征，例如，诸多问句中的疑问词都会包含关系所属的类型，问句中的主题词也可以直接定位问题的所属领域。因此对用户问句进行分类，一方面可以基于问句的不同特征进行类别划分，从而与知识图谱中的实体、实体类型及其关系进行映射；另一方面，对限定领域进行用户问句设计更具有针对性，通过生成可被知识图谱理解的结构化语言，制定查询模板直接实现在知识图谱中的检索。

在大多领域，用户以自然语言问句形式输入至问答系统的问题类别，可以分为几种：①事实型问句，如"糖尿病的症状有哪些？"；②判断性问题，如"新冠肺炎是传染性疾病吗？"；③对比性问题，如"新冠与非典哪一个对人体的危害更大？"；

④因果性问题，如"失眠的原因？"；⑤描述性问题，如"阿兹海默病是什么？"。当然，按照问题的答案及问题所属领域，均有不同的划分方法，而无论是采用基于答案、基于领域，还是基于用户查询意图的问句分类设计，都是为了更好地指导问句分类与答案获取。在较为成熟的知识图谱领域，其问答系统就是知识图谱问答系统，因为知识图谱本身就是事实性知识的真实反映，故其常常应用于事实型问题的回答中，而对其他类型复杂问题的应对能力稍显不足。

　　本书所涉及的用户提问解析中，所有用户提问来自于三个方面的数据源。第一，已有的针对医疗知识或疾病知识的公开数据集合，例如，中文医疗对话数据集[119]包含 792099 个问答对，涉及男科、内科、妇产科、肿瘤科、儿科及内科等多个领域；中文医学问答数据集 cMedQA 1.0[120]包含 54000 个用户提问；医疗问答数据集[121]包含 60000 个用户提问。第二，以调查问卷的形式对 3000 名用户进行健康知识需求调研，共获取 23520 个有效问句，采用人工标注的方法对用户查询意图进行分类统计；第三，本书第 3 章中针对部分在线健康社区进行数据爬取，通过整合标记扩充，获得 24000 余条文本问句。基于上述数据来源共同构建了一个小型健康问句数据集，一方面，按照 10∶1∶1 对训练集、验证集与测试集进行划分，作为后续进行用户查询意图分类模型的整体输入；另一方面，由于在本书第 4 章已经构建了较为完善的领域知识图谱，故在抽取上述问题集合中文本特征词基础上，结合知识图谱三元组的相关知识，进一步对用户查询意图进行划分。本书依据第 3 章中形成的主题提取及主题簇生成结果，结合所涉及的特征词，人工采集得到问句类型特征词词典，部分实现代码如图 5.5 所示。

```
# 构建词典
self.wdtype_dict = self.build_wdtype_dict ()
# 问句常用疑问词
self.symptom_qwds = ['症状', '表征', '现象', '症候', '表现', '会引起', '会出现', '会形成']
self.cause_qwds = ['原因', '成因', '病因', '为什么', '怎么会', '怎样才', '怎样会', '如何会', '为何', '如何才会', '怎么才会', '会导致', '会造成']
self.acompany_qwds = ['并发症', '并发', '一起发生', '一并发生', '一起出现', '一并出现', '一同发生', '一同出现', '伴随发生', '伴随', '共现', '引起', '有关']
self.food_qwds = ['饮食', '饮用', '吃', '食', '伙食', '膳食', '喝', '菜', '忌口', '补品', '保健品', '食谱', '菜谱', '食用', '食物', '补品']
self.drug_qwds = ['吃', '药', '药品', '用药', '胶囊', '口服液', '针剂', '炎片', '中药', '中成药', '西药']
self.cureway_qwds = ['怎么治疗', '如何医治', '怎么医治', '怎么治', '怎么医', '如何治', '医治方式', '疗法', '咋治', '怎么办']
self.check_qwds = ['检查', '检查项目', '查出', '检查', '测出', '试出']
self.belong_qwds = ['属于什么科', '属于', '什么科', '科室']
self.cure_qwds = ['治疗什么', '治啥', '治疗啥', '医治啥', '治愈啥', '主治啥', '主治什么', '有什么用', '有何用', '用处', '用途', '有什么好处', '有什么益处', '有何益处', '用来', '需要', '要', '可以治']
```

图 5.5　问句类型疑问词集合

在问句类型数据集构建完成后，根据已构建的知识图谱对各类型问句所涉及的特征词词典进行构建，与第 4 章所构建的知识图谱的实体类型相对应，但并非所有的实体类型都有相应的问句提及，在此基础上将各个实体类型所对应的问题特征词数据集合进行分类存储。表 5.4 展示了用户提问意图类型。

表 5.4　用户提问意图类型

标签	问题类型	查询意图	举例
1	disease_symptom	疾病的症状	糖尿病的症状是什么？
2	symptom_disease	由症状了解疾病	呕吐伴随小腹胀痛失眠是什么病？
3	disease_accompany	疾病的并发症	糖尿病有什么并发症吗？
4	disease_cureway	疾病的治疗方式	小儿自闭症应该如何治疗？
5	disease_cause	疾病的原因	高血压是如何引发的？
6	disease_prevent	疾病的预防措施	如何预防脂肪肝？
7	disease_nursing	疾病的护理	风湿病日常生活有什么需要注意？
8	disease_lasttime	疾病治疗周期	白癜风多久可以治愈？
9	disease_cureprob	疾病的治疗效果	白血病的预后如何？
10	disease_drug	疾病的对症药品	小儿百日咳应吃什么药？
11	drug_disease	药物可治疗的疾病	阿莫西林能治什么病？
12	disease_do_food	疾病的宜吃食品	糖尿病适合吃什么？
13	disease_not_food	疾病的忌口食品	糖尿病不适合吃什么？
14	food_do_disease	某食物哪些病宜吃	蜂蜜对术后病人有什么好处？
15	food_not_disease	某食物哪些病忌口	哪些人最好不要吃芒果？
16	disease_check	疾病的检查项目	宫颈癌需要做什么检查？
17	check_disease	检查项目适用疾病	哪些疾病需要空腹抽血？
18	disease_easyget	疾病的易感人群	哪些人容易感冒？
19	disease_desc	疾病描述	什么是自闭症？
20	disease_department	疾病的就诊科室	自闭症应该就诊什么科室？
21	drug_do_population	药品的适宜人群	抗病毒药物的适用人群？
22	drug_not_population	药品的忌口人群	抗病毒药物适合儿童适用吗？
23	population_do_drug	人群适用药品	孕妇可以使用抗病毒药物吗？
24	population_not_drug	人群不适用药品	孕妇不能使用哪些药品？
25	drug_effect	药品的功效	连花清瘟胶囊的作用？
26	drug_composition	药品的成分	连花清瘟胶囊的成分？
27	disease_endanger	疾病的危害	失眠对人体的危害？
28	drug_side-effects	药品的副作用	麻醉药的副作用？
29	cureway_side-effects	治疗手段的副作用	头部手术的副作用？
30	disease_accack_time	疾病的易发时间	过敏性皮炎的易发季节？

需要说明的是，部分用户提问，可以直接通过知识图谱中的实体、实体属性及其关联关系得到答案反馈，如基于实体-实体属性-属性值的固定查询。而有些问题属于复杂问题，例如，询问"失眠对人体有何危害"时，其答案不仅包括了焦虑、烦躁、抑郁、便秘、消化不良、记忆力下降及注意力不集中等症状，还有可能涉及消化道溃疡、焦虑症及心脏疾病等多种疾病，而这些信息可能并不能直接通过已构建的知识图谱获得，还需进行答案的实体推理。再例如，询问"头部手术的副作用"时，仅仅通过头部手术这一实体获取的相关知识并不十分全面，这是由于头部手术比较常见的有脑外伤手术、开颅手术及头部微创手术等，每种类型的手术带来的副作用都不尽相同，还需要深入到其关联实体中，才能获取较为全面且准确的答案。

在此过程中，为每一类别问句构建了知识查询模板，问答系统根据问句分类标签获取到该问句的知识查询模板，并使用 Cypher 查询语句借助已有的知识图谱获取答案。该过程将会在 5.3.4 节中详细说明。

2.　用户提问意图的分类方法

问句分类与 5.2.4 节中所进行的用户查询意图识别类似，主要是针对以自然语言形式表达的用户提问进行意图识别，为每一个用户提问分配一个或者多个分类标签，而这些标签类别可由特定领域的提问类型自行定义。由于健康领域的特殊性及患者提问的集中性，已在表 5.4 中定义了在线健康社区的基本用户提问类型。可以说，问句分类是本书构建的智能问答系统的核心组成部分，其作用在于可从宏观角度理解用户提问并进行问题属性的差异性分析，从而指导最终的答案抽取、实体推理、实体链接及候选答案排序等工作。由于本书面向的是某一特定疾病领域的健康信息，故用户查询意图本就十分明确，用户提问的文本特征也十分显著，所以直接通过问句分类算法实现问句分类，并产生查询问题模板，是一种非常有效的解决实际问题的方法。当前，研究者们探索了多种方法以实现问句分类，例如，使用传统支持向量机的方法，使用集成学习、词嵌入的方法，以及基于神经网络的方法，均有其自身优势。而上述算法基本使用的是 TF-IDF、word2vec 或 Global Vectors 训练词向量，但基于词向量的文本表示方法无法有效识别语词在上下文语境中的语义信息，换言之，同一单词在不同语境中或将采用相同的表达方式，无法体现出其中的语义信息，从而导致所构建的分类模型对语义的理解能力有所不足。针对这一问题，本节使用 BERT 模型进行深层语境词表示，通过这一方式训练词向量，并基于此进行问句分类算法的实现。

由于 BERT 模型可以应用于各种自然语言处理任务中，因此本节基于 BERT 核心模型并进行微调，在模型输出后加入一个分类器，用于实现问句分类，用户问句分类模型如图 5.6 所示。

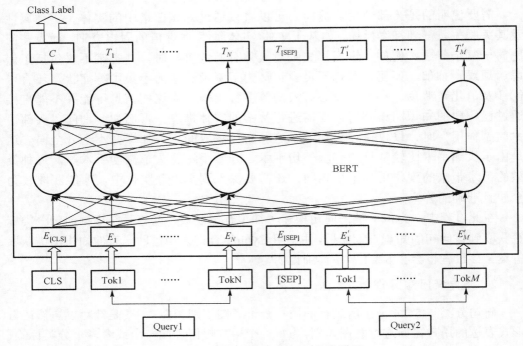

图 5.6　基于 BERT 的问句分类模型

图 5.6 中,最下方的 Query 表示用户输入的问句,[CLS]与[SEP]所在的行与 BERT 类似,表示模型的输入,E1 等所在行表示问答序列的词向量,T1 等所在的行代表 BERT 模型输出,C 代表 BERT 模型在输入层中的分隔符号[CLS],最上方的 Class Labe 代表问句在经过 BERT 模型的处理后得到的问句分类结果,问句的分类结果与分隔符号[CLS]代表的 C 有关,使用 C 对应的向量表示作为问句的特征进行分类。为了将 BERT 模型应用于问句分类任务中,将经过 BERT 模型表征后的词向量输入到分类层中进行分类,BERT 根据[CLS]标记成一组特征向量,用 C 表示,并将首个[CLS]标记的最后状态乘以权重,最后通过 Softmax 预测每个问句类别的概率,其中概率最大的问句就是本次问句分类的结果。

基于上述分类算法,一旦将用户提问输入后,则可根据该算法将所有用户提问按照用户查询意图进行分类标签匹配,并对应所指定的查询模板,如图 5.7 所示。

在完成问题的分类后,需要使系统能够理解用户提问,拟采用基于模板匹配的方式对问题进行理解。通过人工定义的方式制定常见问句的匹配模板,将用户提问与模板建立起一定的映射关系,该模板可以直接成为一种查询的匹配工具。用户向系统提交了询问后,系统通过计算用户提问与模板之间的相似度,当相似度超过某一个阈值时,就可以认定该询问与该模板相互匹配。当出现多个模板都匹配的情况时，选取最大相似度的模板作为所对应的查询模板。此后，再根据所构建知识图谱中实体与实体之间、实体与属性之间的对应关系，对查询结果进行展示，将结果返回给用户。需要强调的是，每个查询模板都是需要补充的。例如，对于问句"抑郁症的症状"，根据查询模板，需要将"疾病-症状"嵌入查询模板中，即：

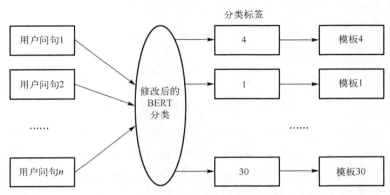

图 5.7　基于 BERT 分类算法的用户问句分类

```
MATCH (m:Disease)-[r:has_symptom]->(m:Symptom) where n.name = '抑郁症' return n.name。
```

最后，在 Neo4j 中执行查询语句，并通过知识检索环节生成答案。但如果需要从类似的问句中识别诸如抑郁症这类实体，仍需要对问句中的实体进行识别。同理，如果用户的问题为"糖尿病有哪些检查项目"，则需要识别糖尿病这一实体，还需要识别问句中所涉实体的类型，如疾病、检查项目。故问句中的实体识别也是问答系统构建的重要环节之一。

3. 问句中的实体识别

问句中的实体识别是指从用户所提出的自然语言问句中获取其中指代的实体集合，也就是获取问句中所有可能的一切实体，有时问句中会直接出现实体或实体类型，而有时可能同时出现实体及实体的某一或某几个属性。例如，问句"宫炎平胶囊可以治疗什么疾病？"，系统可以解析出其中的实体为宫炎平胶囊，实体类型为药品，需要查询的其实就是某一具体实体；问句"宫颈糜烂的原因是什么？"，系统识别出的实体为宫颈糜烂，并能够获取该实体的类型为疾病症状，需查询的则是该实体的某一属性即原因，而其可能并不以节点形式直接出现在知识图谱之中，故在问句实体识别时，也需要将表示实体属性的特征词一并识别出来，再根据问句类型设计中的具体问题对知识图谱中的关系进行判断。图 5.8 展示了从相关提问中识别多个实体及实体类型的示例。

```
Model init finished......

Input an query: 宫炎平胶囊可以治疗什么疾病?

{'宫炎平胶囊':['drug']}


Input an query: 宫颈糜烂的原因是什么?

{'宫颈糜烂':['symptom']}


Input an query: 宫颈炎有什么表现?

{'宫颈炎':['disease']}
```

图 5.8　用户提问中的实体抽取示例

　　综上，可以看出问句中的实体识别也是问答系统构建中的重要研究内容。在本书 4.2 节已经实现了基于 BiLSTM-CRF 的医学实体识别，此处不再赘述。但需要说明的是，本书在构建知识图谱时虽也利用了 UGC 数据进行实体抽取，其数据来源为非结构化数据，但同时也对医学文献、医学数据集等其他数据来源实施了实体抽取，故获取的医学实体识别的效果较好。而用户问句是一种完全以自然语言存在的非结构化形式，虽然在前面进行问句类别设计时，亦参考了已有的中文医疗对话数据集、中文疾病问答数据集，但实体识别和属性识别的质量仍存在许多不确定性因素，换句话说，从问句中获取的实体与知识图谱中已经存在的实体，虽为相同实体，但也可能因为描述不统一而带来无法匹配的问题，第 4 章中虽进行了知识融合，但仍然无法完全解决相同实体因为用户个人原因而存在的语言认知问题，故在 5.3.3 节与 5.3.4 节中进行了两方面的处理，第一，实现基于知识图谱的用户查询扩展，针对用户问句尽可能扩大候选实体与候选关系的范围；第二，借助语义检索对候选实体进行排序，借助于图检索扩大候选关系并进行排序，同时借助于问题分类，选择最恰当的实体与关系。上述做法既在一定范围内扩大了查全率，避免出现反馈结果集合为空的情况；同时，又可以根据用户需求，对反馈答案进行排序，也可以同分面检索中的展现控制机制类似，对回答数量进行一定的控制。例如，针对提问"感染新型冠状病毒后，湖北省的应急治疗方案包括哪些？"，通过问答系统所反馈的治疗方案众多，但可根据实际用户需求与界面友好程度进行判断，只展现排序为前 10 的应急治疗方案。故在 5.3.4 节将充分考量用户提问意图，通过实体链接与答案中的实体推理，实现基于知识图谱的语义检索。

5.3.3　基于知识图谱的用户查询扩展

　　用户查询的表达形式是多样的，受其自身知识体系、文化水平及认知程度的影响。当前，大多问题系统仍采用获取用户提问中的特征词，并以全文检索的形式反馈与之匹配的答案，故用户提问中存在大量的语词歧义或用户对同一概念表达差异性较大的问题，这都将影响问答系统的反馈质量。为全面提升所构建的智能问答系统应用效果，避免出现答案反馈为空的情况，本节利用语义查询扩展技术以扩大用户提问中特征词所涉及的概念。显而易见，用户所使用问句表达的方式并非固定，甚至同一用户在不同时间段所进行同一问题的提问都有可能有所出入，这是由于用户提问的随机性与随意性所造成的，这将对问答系统造成语义理解的困难，使系统无法正确识别用户真实查询意图。在 5.3.2 节已对用户问题的类型进行划分，并基于问题类型制定能够在知识图谱中进行检索的查询语句，这一做法虽能够对用户最终获取问题答案带来很大帮助，但用户表达的随意性、随意性问题依然存在。例如，针对新型冠状病毒感染就有几种甚至几十种表述方式，从而导致反馈结果精确度不高，甚至出现出错，这一现象也直接影响了用户获取所需答案的可能性，用户真实提问意图将因其提问式表达的缺陷而无法正确反映。为解决上述问题，本节对用户提问表达进行了扩展研究。

一般来说，用户提问检索式的扩展存在四种方式[122-124]。

(1)基于索引词语表的扩展。该方法的原理是通过索引词表寻找与检索词相关联的其他关键词，从而达到扩展检索词的目的。由于基于索引词表扩展的方法需借助外部词典建立词语之间的关联信息，故准确性较高。

(2)基于本体库的扩展。该方法主要以概念语义为核心实现扩展，能够极大改善传统搜索引擎在语义理解方面的不足。

(3)基于共现关系的扩展。该方法指在同一文档中同时出现多个主题词，通过主题词对共现关系进行统计，词对共现频率越大，说明词间相关性越强。

(4)基于专家用户检索历史的词语扩展。不同于普通用户，专家针对某一问题往往具有更丰富的经验和更加深刻的见解，专家能够快速提炼出对相关领域实施检索时的关键词。

以上几种方法均为检索词扩展的方法。经过综合比较，认为基于索引词表的扩展更加符合研究需求，索引词表可直接利用《现代汉语词典》、《同义词林》、《现代汉语同义词词典》、《医学主题词表》及《中医药学主题词表》等，也可以自定义相关领域的索引词表。本书构建的知识图谱中已包含大量相关领域的知识及其相关属性，同时知识或实体之间也存在着一定的关联关系。将知识图谱中的实体 E_i 看作是一个文档 D_i，常见的检索词扩展方法通过对不同文档中主题词的共现频率统计来构造索引词表。本书则通过实体描述文档 D_i 来构造索引词表，索引词表的构建过程如图 5.9 所示，关联算法如表 5.5 所示。

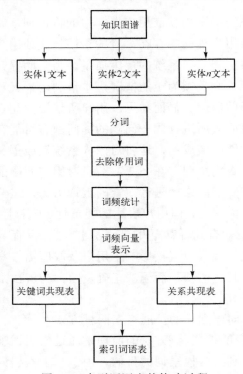

图 5.9　索引词语表的构建过程

表 5.5　索引词与关键词的关联算法

算法 1：索引词与关键词关联表获取
输入：entities [0···n−1]：包含知识图谱中的 n 个共现实体对 (A, B) 的列表；f1 (str)：对文本进行分词的函数；f2 (list)：对列表中的元素进行计数的函数；
输出：dict 索引词与关键词关联词表

1:	**function** Pattern (entities[0···n−1]: array of entity; f1: function;) : dict;
2:	**var**
3:	entity_A，entity_B：共现实体对；
4:	G：共现实体对集合；
5:	**begin**
6:	**for** entity **in** entities **do**
7:	entity _A ← f1 (entity [0])
8:	entity _B ← f1 (entity [1])
9:	**for** m in entity _A **do**
10:	**for** n in entity_B **do**
11:	G ← G + (m, n)
12:	dict ← f2 (G)
13:	**return** dict
14:	**end**

首先通过分词、去除停用词等操作对知识图谱中所包含的实体及其属性进行数据预处理，得到分词后，对实体进行词频统计，并以词频向量的形式来表示知识图谱中的实体，此后再利用词频向量之间的关系，判断不同实体属性中的关键词共现情况，同时通过实体间关联关系辅助索引词表的生成。

获取索引词与关键词关联表的算法如算法 1 所示（表 5.5），具体的 python 代码如表 5.6 所示。

表 5.6　基于知识图谱获取的索引词与关联词表

```
res = es.read_excel_xls('文件位置')
t = []
for i in res:
    a = list(jieba.cut(i[0]))
    b = list(jieba.cut(i[1]))
    for m in a:
        for n in b:
            y = m + ',' + n
            t.append(y)
dict = {}
for key in t:
    dict[key] = dict.get(key, 0) + 1
a = sorted(dict.items(), key=lambda x: x[1], reverse=True)
print(a)
```

通过上述步骤，以达到问句中用户检索词扩展的目的，从而为问答系统提供更多的实体、实体属性及其关系。

5.3.4　融合知识图谱与用户查询意图的知识检索

在前面两节中，实现了基于用户查询意图的解析与检索式扩展，并借助实体识别模型获取了用户提问中实体、实体类型及问题类型。但若用户提问中存在概念歧义或描述不规范的情况，则会造成提问所属领域的不确定性。故在实现了用户问句解析与查询意图识别后，在档案反馈阶段，还需将问句中的实体及其关系映射到知识图谱中，并从知识图谱中挑选出最适合的反馈信息，方能有效地基于知识图谱提供问题答案。鉴于知识图谱结构的特殊性，其节点为实体，关系则是实体间的各类关联关系，故本节采用基于语义的知识检索方式与基于图的知识检索方式，前者采用相似度计算的方法，直接度量用户提问中的实体与知识图谱中实体相关性程度；后者则根据用户提问的类别在知识图谱中匹配相关实体，并以所选择的实体为中心从知识图谱中确定子图网络作为候选实体，再根据实体类型对候选实体进行排序，最终选择某一阈值内的实体作为匹配结果。在知识检索模型中，输入的是用户提问问句，或是已识别出的实体、属性、属性值、关系等，也可以是预设的实体类型，而输出的则是与之匹配的(实体，关系，实体)、(实体，属性，实体)、(实体，实体类型，实体)。下面将分别对上述两种知识检索方式进行说明。

1. 基于相似度计算的语义检索

相似度计算是进行用户提问与答案匹配的重要一步，其实现过程是将用户提问中的实体与知识图谱中的已有实体进行相似度计算，相似度的选取方式往往决定了推荐结果的质量。当前的相似度计算方法包括余弦相似度、欧式距离、皮尔森相关系数，尤其利用余弦相似度从文本角度衡量用户提问与知识图谱中实体及其属性的相关性较为常见，两个文本越相似，表示用户提问与知识图谱中的实体越相近。然而用户提问中的实体及属性描述还面临着一个问题，即描述性文本太短，从而造成余弦相似度过于稀疏。为了弥补实体或实体属性描述在文本长度方面的不足，通常选用语义相似度进行一定补充，语义相似度不再只从文本的角度衡量用户提问与知识图谱中实体间的关系，而是通过语义补充，且是对用户提问和知识图谱中的实体及其属性描述均进行一定的补充，从而使得答案反馈结果变得更加准确，其计算公式为

$$\mathrm{sim}\ (e_A, e_B) = (S_A, S_B) + \mathrm{sim}_{\mathrm{ele}}(\mathrm{ele}_A, \mathrm{ele}_B) \tag{5.4}$$

其中，S_A 和 S_B 表示问句 A 和实体 B 的文本描述，ele_A 和 ele_B 分别表示问句 A 中所有实体的各类属性和实体 B 所有属性。实体的最终相似度由上述两个方面相似度组成。$\mathrm{sim}\ (e_A, e_B)$ 取值范围在 0 和 1 之间。最终在知识图谱中选择相似性在某一阈值以上的实体作为问句中实体的映射结果。

但一个实体是多种属性的综合体，不同关系对应实体的不同属性，而用户提问句较短，无法从中判断问句中实体的所有属性。鉴于这一问题，4.2 节中实体抽取阶段已提供了一种实体相似度计算的常见模型即 TransR，该模型在预测待链接实体对时能够取得良好效果，故直接将其应用于计算用户提问中的实体与知识图谱中的已有实体的相似度中。需要说明的是，本节中所涉及的语义相似度与 5.2.4 节中的语义相似度有所不同，前者度量的是用户提问中的实体与知识图谱中实体的相似性程度，而后者所度量的则是用户提问中的检索词与用户发帖/回帖间的相似度，这是由于问答系统反馈的结果是某一问题的精确答案，而分面检索系统的反馈结果则是具体信息内容。

2.　基于图的知识检索

根据语义检索结果，已经在知识图谱中获取了若干与问句实体匹配的实体，再基于事先预设的问题类别，就可以从知识图谱中抽取以实体为中心的子图。在知识图谱中，以某一实体为中心所生成的子图中，不仅包括实体、实体属性与实体关系，还包括预定深度的相邻实体。其中所谓的预定深度主要由 5.3.2 节中已经设定的用户问题分类来确定，若可以通过实体属性直接得到答案的问题，如"糖尿病有哪些分型？"，则设置深度为 1；而若该问题需要通过逻辑推理得到，则需要借助于该实体的相关实体，如"糖尿病的危害？"，所得到的查询结果可能涉及一系列实体或实体属性、属性值，因此设置深度为 3。

对于可以直接从知识图谱三元组中获取答案的问题，本节通过用户查询中的实体与知识图谱中实体或实体类型的关系进行建模，从而判断知识图谱中获取的实体与实体类型是否为所需答案。为实现上述过程，借助以下公式实现分类：

$$f_\theta([q,r]) = \frac{1}{1+e^{-\theta^{\mathrm{T}[q,r]}}}$$

(5.5)

其中 q 为查询意图解析阶段抽取的问句特征向量，r 为某一实体所表征的向量嵌入，两者融合得到维度为[sequence-length+1,width]的输入张量。

根据查询所对应的(实体，关系，实体)、(实体，属性，实体)、(实体，实体类型，实体)结果，可构建以下公式中的交叉熵损失函数：

$$\mathrm{loss} = -\frac{1}{m}\sum_{i\leq m}(y_i\ln f_\theta([q,r_i]) + (1-y_i)\ln(1-f_\theta([q,r_i])))$$

(5.6)

其中 m 为该实体所对应的实体属性、实体类型或关系类型数量。

通过计算该损失函数对模型参数 e 的偏导数，即可确定梯度方向，由以下公式中的梯度下降法可对模型参数进行优化，从而判断与用户查询相匹配的关系。

$$\theta_{\mathrm{next}} = \theta - \alpha\frac{\partial\mathrm{loss}}{\partial\theta} = \theta - \alpha\frac{1}{m}\sum_{i\leq m}(f_\theta([q,r]) - y_i)[q,r_i]$$

(5.7)

针对借助多个实体才能实现答案反馈的复杂问题，可通过对实体类型及实体间关系进行进一步判断和筛选，从而制定限定条件。诸如此类涉及多个实体或多个实体关系的复杂问题，并不能直接通过某一实体、实体属性及实体关系获得，甚至包含了多个实体或多种关系，其中部分查询结果需直接反馈实体或实体类型，而部分实体则是作为限定条件出现，例如，提问"2022 年出现在武汉的突发疾病"，这里的武汉、2022 均是作为限定条件，其查询目标则是突发疾病，因此需依据实体类型对其进行预先判断。在此类用户查询中，若存在一个实体关系限制条件，则直接作为限定条件；若存在多个实体关系限制条件，则任意选择某一实体关系作为限制条件，其余作为查询关注点。值得注意的是，这类问题的反馈结果往往是符合某一或者某几个实体属性约束下的相关实体，例如，"新型冠状病毒感染疫情散发阶段可采用的防护手段"，其中新型冠状病毒感染疫情是实体抽取的结果，防护手段则是实体类型，而返回结果应针对散发新型冠状病毒感染疫情的多种防护手段。

上述过程依据基于语义的知识检索与基于图的知识检索，首先从知识图谱中识别与用户提问相匹配的实体，从而生成候选实体；再以候选实体为中心，在知识图谱中查询某一距离内的子图，从而生成匹配实体，据此反馈问题的答案。

5.4　基于知识图谱的在线健康社区场景化智慧推荐服务

知识图谱自提出后，在信息推荐这一应用领域表现出极为广阔的发展前景。当前在线健康社区中存在着大量多源异构信息，如何满足用户多样化的需求已成为在线健康社区发展的一个重要问题。而信息推荐系统可以提供给用户精细化的信息与个性化的服务，不仅能为用户解决健康知识方面的疑惑，更能辅助医生形成诊断决策，提高诊疗效率。

信息推荐系统需解决的一大难题是对非结构化数据进行文本分析和知识发现，而计算机难以理解与掌握自然语言描述的信息。知识的表示与应用长期以来都是人工智能领域关注的重点问题，知识图谱作为知识表示的一种形式，被认为是互联网的延伸和扩展，采用结构化的形式实现复杂网络信息有序组织，能够深入揭示客观事物间的语义关系，且可以实现机器自动化处理。知识图谱中实体间存在着潜在的逻辑关系，使得计算机分析非结构化文本之间所存在的关联关系的能力大幅提高。故本节从用户需求角度出发，立足于用户典型应用场景，借助于知识图谱技术，构建立体式、满足用户个性化需求的场景化智慧推荐服务。

5.4.1　在线健康社区智慧推荐服务体系框架

当前，用户对在线医疗的需求不断增长，线上线下融合服务的生态环境逐渐形成，用户健康知识需求与应用场景的联系也更为紧密，故本书融合知识图谱和用户画像，在确定在线健康社区用户群体特征的基础上，充分发挥知识图谱在实体描述上精确性、多样性及可解释性的优势，构建不同场景下的信息推荐模型，从而满足用户精细化的知识需求。

在线健康社区交互使用中，由于所处不同场景的差异性，用户需求具有明显区别。同时，受制于用户信息不全面、智能化手段不完善等因素影响，社区常常难以精准定位用户实时需求和偏好，因此也难以通过单一的推荐服务全面满足用户各类需求。为解决这一问题，需要从用户典型应用场景出发，在分析其场景化需求特征基础上，建立立体化智慧推荐服务体系。从知识图谱应用角度看，虽然对当季信息推荐、本地信息推荐等类型的推荐服务改进价值不大，但其所提供的丰富实体属性信息及实体间语义关系，可极大改进基于情境的信息推荐、同主题信息推荐及基于用户兴趣的个性化信息推荐效果。因此，本节针对智慧服务呈现出的数据多源性、需求敏感性、技术智性与服务场景化特征[125]，将分别围绕场景的划分及不同场景下的推荐服务组织进行研究，构建相应的优化模型(图 5.10)，以更好地满足用户信息需求。

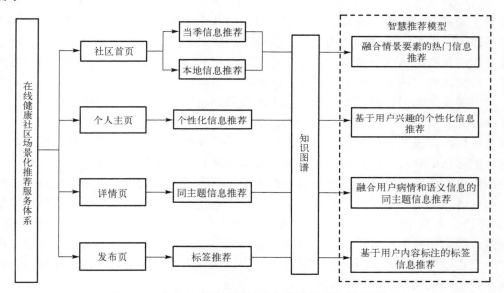

图 5.10　在线健康社区场景化智慧推荐服务体系框架

5.4.2　在线健康社区智慧推荐场景分析

场景又可以理解为上下文，是指用户所处的信息环境。目前图书馆领域有关场景划分或构造策略研究成果较为丰富，可作为在线健康社区场景划分的参考与借鉴。从图书馆空间维度来看，可将其划分为虚拟空间和现实空间两类场景[126]；从图书馆服务维度可划分为休闲、娱乐、学习、科研等场景[127]；从资源维度来看，可将其划分为电子馆藏和纸质馆藏的场景；从技术视角则可以构造出网上借阅、教室预约、新书推送、到期催还等场景[128]。然而，图书馆领域的场景划分方式在实践中其内容存在一定程度的重叠，难以完全适应在线健康社区的智慧服务背景。本节结合物理空间与网络空间双重特性，从用户浏览网页、所处地理位置、当前季节与气候、用户信息状态与疾病状态等方面深入分析在线健康社区信息推荐场景的设置及其合理性。

1. 面向智慧推荐服务的在线健康社区场景划分依据

从典型场景出发，分析影响在线健康用户知识需求特征是场景划分的前提。场景是用户信息环境的集合，不仅包含实体物理环境，也包含虚拟网络环境。从系统理解用户知识需求的角度出发，本书从用户病情、用户登录状态和网页定位三个维度来划分场景。

(1)用户病情。从医学角度而言，患者病情发展可以大致划分为四个时期，即潜伏期、前驱期、症状明显期、转归期，对于这几个病情发展时期，其用户知识需求差异较大：①处于预防阶段的用户一般处于病理潜伏期，用户无明显症状，但由于部分疾病具有遗传性等特点，具备提前预防意识的用户可能会有基因检测等方面的需求，其浏览、搜索行为较为突出；②治疗阶段对应病理前驱期和症状明显期，用户对于偶发的不适情况或有警觉，这个阶段用户就医动力大，开始确诊并进入治疗阶段，介入的治疗手段包括药物治疗、手术治疗，其信息行为以浏览、搜索为主，或有提供治疗方案、病例的信息行为；③日常护理的阶段即病理上的转归期，随着病情的恶化或好转，用户对于该疾病的经验不断累积，用户的情绪也会随之起伏，病例提供和情感支持需求显著加强。按病情发展阶段的场景划分方法非常符合在线健康社区患者的病情需求，场景的划分有助于系统对不同阶段用户分类推送精准信息。然而一方面平台出于保护用户隐私的目的不会向用户强制要求其提供病例信息，导致该类型用户信息匮乏；另一方面，该场景下涉及医疗健康方面的隐私信息，用户个人也倾向于保密，所透露信息过少。因而，该方法虽然适合专业医疗场景，但并不是在线网络平台对场景划分最有效的方法。

(2)用户登录状态。根据社区用户登录注册情况，可以将用户场景分为登录场景和未登录场景。对于登录用户而言，注册时主动提交表单信息，在其参与社区活动时，系统也能够通过收集用户浏览、发帖、评论等历史行为数据生成用户画像，常常能够获取较为丰富的用户兴趣和偏好数据，从而挖掘其需求特征实现信息推荐；而对于未登录用户，该场景下可以通过实时资讯热度、地理位置等维度来实现信息推荐，这种粗粒度的信息推荐模式并不符合用户画像的本意，忽略了用户在病情方面的需求，且本书所涉及的推荐方案设计均建立于用户画像构建的基础上，因此，这种场景划分方式虽然能够明显区分用户场景且适用于网络平台的信息推荐，但对本书基于用户画像的信息推荐模式而言，割裂了场景与用户病情需求的关系，容易导致最终形成的信息推荐模式过于被动。

(3)网页定位。通过上述两类场景划分下的需求分析可知，病情特征与虚拟社区特征在在线健康社区的场景划分中均为不可或缺的影响因素，因此综合考虑两类场景划分思路，按照网页定位的场景可以分为社区首页、个人主页、信息详情页、用户发帖页四类场景。其中，社区首页场景是各类动态资讯信息、热门、同城信息的融合，主要任务是吸引用户阅读；个人主页场景下则侧重于展示用户自身相关数据，包括注册提交的信息和系统识别的行为数据；信息详情页则是点击主题帖链接后跳转的界面，除了帖子的具体内容，还包含大量评论或解答信息；发布页面则是以文本框输入、编辑、提交为主要外在表现形式，推荐的目的在于激励用户内容生产。该场景划分标准有容纳用户病情与虚拟社区双重特征的功能，同时也能够将各场景下的用户心理、行为的变化控制在可预测范围内。

2. 在线健康社区智慧推荐代表性场景选取

通过对上述三种类型场景划分依据的分析，可以发现，用户病情阶段的划分方式虽然贴合患者需求特质，但由于患者信息具有保密性，故平台适应度不佳；而用户登录情况虽然更适应虚拟社区的特征，但未登录情况割裂了场景与用户病情需求的联系，不能体现用户病情需求的特征。依据用户所处网页位置划分的场景则能够兼容用户需求特征与虚拟社区平台特征，更能适应在线健康社区智慧推荐的实现，因此最终选取基于网页所处位置的模式作为智慧推荐的场景划分基础。

本书场景划分的目的在于实现智慧推荐。在推荐实施中，一个场景需要结合用户多属性进行智慧推荐，以满足用户不同的偏好习惯。因而，仅考虑网页位置的场景维度过于单一，难以适应用户动态的需求变化。基于此，本节将在线健康社区智慧推荐场景划分为社区首页、个人主页、信息详情页、用户发帖页四类，并初步建立在线健康社区网页定位与用户行为间的联系，再结合不同场景下用户对于智慧推荐所涉内容或主题的实时需求，关联场景与用户需求，最终确定了以网页位置-行为-需求为依据的在线健康社区智慧推荐场景的划分策略，如表 5.7 所示。

表 5.7　在线健康社区信息推荐场景划分标准

场景划分	网页位置	用户需求	用户信息行为
1	社区首页	猎奇心理	搜索
2	个人主页	个性化	搜索
3	信息详情页	当前主题	提供
4	发布页	内容生产	分享、提供

社区首页场景下，用户一般有较强的欲望探索新的主题信息，其信息行为以浏览、搜索为主；个人主页场景下则侧重于与用户自身兴趣、偏好相关的信息，部分用户易产生社交需求，发生社交扩展类信息行为；信息详情页场景下则常常更需要与当前信息相关的内容，用户易被当前主题触发情感互动和记叙描述类提供行为；发布页面下用户具有较强的表达欲和求知欲，易发生分享和提供类信息行为。基于此，本节综合网页位置、用户需求和用户行为特征，最终将在线健康社区信息推荐

场景划分为四类，即基于猎奇心理的社区首页场景、基于用户自我意识的个人主页场景、基于当前主题的详情页场景、基于用户内容生产能力的发布页面场景。

　　3. 面向智慧推荐服务的场景要素识别

　　当前，现有的场景要素研究中，要素的维度与数量均较为全面，但并不都是面向推荐服务的，甚至不都是面向信息服务的。目前面向信息推荐服务的场景要素研究主要集中于图书馆、电子商务等领域。图书馆领域有关场景划分或构造策略研究成果较为丰富，例如，针对高校移动图书馆资源推荐的用户、兴趣、时间、位置、设备五类场景要素的理念[129]，以及从"场景-情境-用户"三个维度实现的移动图书馆场景化服务要素配置的策略[130]。电子商务领域场景要素的分类主要倾向于用户个性化，有学者将移动电商环境下的场景推荐要素归纳为用户、位置、时间、环境、设备五类[131]，还有学者将传统场景要素嵌入创新商业服务模式中，促使推荐服务效用由"千人一面"向"千人千面"转变[132]。

　　因此，本节综合已有的场景要素相关研究，着重考虑各场景要素对信息推荐服务的支撑能力，并结合在线健康社区实体物理环境和虚拟网络环境，将其归纳综合为四类场景要素，即用户要素、兴趣要素、时空要素和设备要素，具体如图5.11所示。

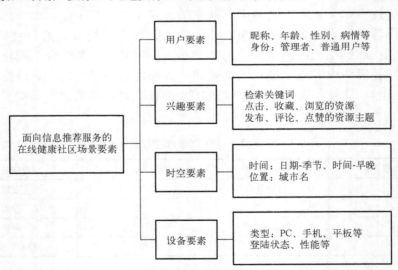

图 5.11　面向智慧推荐服务的在线健康社区场景要素

5.4.3　融合场景要素的在线健康社区用户画像构建

　　推荐结果的精准性程度主要取决于对用户需求的全面把握，故用户画像构建的全面与精细程度，是指导在线健康社区智慧推荐服务实施的依据，更是提升其推荐效果的关键因素。5.4.2 节已划分了四类面向智慧推荐服务的在线健康社区场景，并明确了每类场景所涉及的要素。基于此，本节通过建立智慧推荐场景要素与用户画像标签的关联关系，识别不同场景下的要素标签，构建在线健康社区用户标签体系，并基于形式概念分析实现用户画像建模。

1. 基于场景要素的用户画像标签维度分析

用户画像是实现信息推荐重要的参考体系，不同场景下用户需求具有明显的差异，这种差异也体现在用户画像的标签识别上，各场景下用户需求特征属性标签识别的过程也是场景与标签建立连接的过程。本节将对四种网页位置中用户的需求-行为特征展开分析，并将用户画像标签与其适应的场景进行关联，识别不同信息推荐场景下的要素标签，如表 5.8 所示。

表 5.8　不同场景下的要素标签识别

	社区首页	个人主页	详情页	发布页
用户要素	/	<年龄><性别> <患病类型> <治疗方案><症状>	<患病类型> <治疗方案> <症状>	<患病类型> <治疗方案><症状>
兴趣要素	/	<阅读><发帖> <评论><收藏> <社交能力>	<阅读><发帖> <评论><收藏>	<阅读><发帖> <评论><收藏> <内容生产能力> <社交能力>
时空要素	<地域><时间>	<地域><时间>	/	/
设备要素	<登录状态>	<登录状态>	/	<登录状态> <终端类型>

社区首页的任务是捕获用户兴趣点，来源于用户浏览首页时寻求新奇事物的猎奇心理。因此，该场景与用户的当前情境联系紧密。在社区首页，用户常常没有明确的需求倾向，对推荐信息的类型、主题具有较强的包容性。因而，用户倾向于获得热门信息和最新信息的推送，时空要素和设备要素所包含的标签内容更能体现用户在该场景下的动态需求。

在基于用户自我意识的个人主页场景下，用户显然希望获取能够满足其个性化需求的信息，既包括需求内容的个性化，也包括其信息阅览、交互中的偏好信息，如不喜欢视频类资源。因而，对其进行信息推荐时可以综合利用用户要素、兴趣要素、时空要素和设备要素所包含的各类标签，使用个性化推荐策略满足其多维度需求，该场景下用户的需求仍然是以搜索行为为主，部分用户易萌生社交类需求。

用户进入详情页后，即提供了一个捕获用户即时需求和猎奇心理的独特场景，进入这一场景的用户是受到某主题的吸引，更易对相似的主题或该主题帖作者所生产的其他内容产生兴趣。因而，用户倾向于获得与当前主题相似的信息推送，但推送结果需融合主题语义和用户病情双重特征，用户要素和兴趣要素所包含的标签仍不可忽视。在该场景下，用户更愿意表达自己对该主题的见解，发生描述记叙或情感分享的提供类信息行为。

　　在线健康社区的帖子发布页面较为特殊，一般平台的发布页面只有当前热门话题的推荐，而在线健康社区的用户发帖时往往是需要解决病情上的困惑。因此在在线健康社区用户帖子发布页面的场景下，需要调动用户要素、兴趣要素、设备要素为其进行推荐，此时的用户兼具求知欲与创作欲，其分享类和提供类信息行为特征显著。

　　2. 基于要素标签的用户标签体系构建

　　本节所构建的用户标签体系以用户场景化需求为出发点，基于 5.4.2 节中所识别的场景要素标签，将用户特征属性划分为以下几个维度：用户基本信息属性维度，包括用户自然属性和用户病情属性，属于用户要素的范畴，其中，用户的病情属性是在线健康社区中最具有代表性的一类特征；用户信息行为属性维度和用户能力属性维度，属于用户兴趣的范畴，相对于用户信息行为属性中各类行为数据的量化，设置用户能力属性则倾向于采用二值判断的方式直观反映用户能力的强弱；情境属性维度，其中的特征标签分别对应两个范畴的要素标签，即时空要素和设备要素，收集各类标签主要用于满足用户的即时需求，以及用于判断用户是否具有显著的个性化特征。由此可知，不同用户属性维度包含的特征标签内容有所差异，与其所属的信息推荐场景要素范畴具有一定的映射规则，具体如表 5.9 所示。

表 5.9　信息推荐场景要素标签范畴与画像维度映射表

标签范畴	属性维度	特征标签	注解	要素范畴	属性维度	特征标签	注解
用户要素	用户自然属性	ID	人口统计学特征	兴趣要素	用户信息行为属性	搜索行为	用户行为与需求有映射关系
		性别				分享行为	
		年龄				提供行为	
	用户病情属性	患病类型	健康与病情特征，在线健康社区最具典型性的一类特征		用户能力属性	社交能力	直观反映用户的社交能力和发布创作能力强弱
		症状				内容生产能力	
		治疗方案					
时空要素	情境属性	位置	反映用户即时需求	设备要素	情境属性	登陆状态	信息推荐反馈条件
		时间				终端设备	

一般而言，用户标签体系的构建信息维度越完善，属性描述越详细，则越可能挖掘更多的用户特征与关联规则。然而，在构建用户标签体系时，还需要参考业务流程及服务目标对各级标签进行合理取舍，使其能够适应系统服务的目标。基于上述的要素标签映射规则，综合不同信息推荐场景下的用户需求构建在线健康社区用户标签体系，如图 5.12 所示。

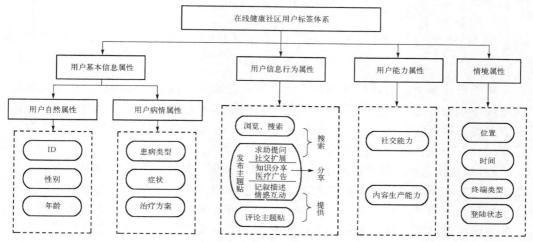

图 5.12　基于要素标签的在线健康社区用户画像标签体系

3. 基于形式概念的用户画像建模

形式概念分析又叫概念格，是一个以概念为元素的偏序集，可以通过 Hasse 图可视化，其中每个节点是一个形式概念，实际意义是揭示每个节点或者说属性特征间的关系。其工作原理是通过对频繁项集的挖掘，建立形式概念背景模型，从而找到用户需求的特征和关联，进一步实现相同需求用户的聚类和不同需求用户的区分。因此，基于形式概念构建在线健康社区用户画像模型，其实现流程主要包括用户特征标签化、概念格构建和关联规则生成。

(1)用户定位与特征细分。该步骤即用户特征标签化的过程，借助于结构化信息处理的思想实现自然语言处理以便计算机理解和应用。用户信息包括结构化数据与非结构化数据，对于结构化数据，如发帖量、好友数可以直接用于标签的生成处理，而大量的用户标签需要通过对非结构化文本的分析才能获取。因此，可以采用对整体文本切分词的方式统计词频，保留有实际意义的中高频词，即可用于判断用户需求、划分用户类别及确定用户属性的词。以宫颈炎疾病为例，通过构建用户画像标签体系细分模型维度，将用户特征属性标签与各维度一一映射，形成更加全面的用户特征标签集，如图 5.13 所示。

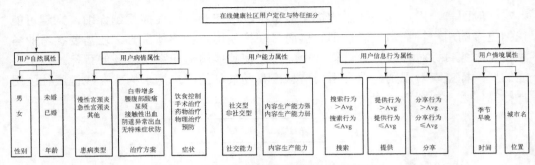

图 5.13　在线健康社区用户定位与特征细分

　　基于形式概念的用户标签体系构建需要对各属性数据进行标准化。以本书构建的在线健康社区用户画像中最为典型的病情特征标签为例，就患病类型、症状及治疗方案等属性而言，相对于数值型数据形式，文本型属性特征更能代表用户的健康特征，且在健康社区内容中出现频率更高。

　　(2)构建概念格。概念格的出发点是布尔型数据，因而本书的研究中存在的大量数值型、文本型数据需要经过处理才能生成概念格形式。就概念格对象而言，其对应指标属性只有"空白"(不存在)和"X"(存在)两种可能，为降低概念形式分解后的高维稀疏数据矩阵的消极影响，需采用 RFM 模型对用户进行精细化筛选，其后再对典型用户群体实现概念格聚类。就概念格属性而言，概念格的呈现需要严格控制属性的数量，过多的属性会导致最终可视化图形效果不佳，所以在编辑形式概念背景时，尽可能保留最能体现用户特征和偏好的属性标签，而对其他属性标签采取删减、合并等方式进行整合，形成形式概念背景 context。

　　(3)关联规则生成。概念格聚类统计的结果是每种标签出现的频率，以及各标签属性之间的联系，这种关系可以通过各频繁项集的推理从而实现关联规则挖掘。利用属性联系可以实现各频繁项集的推理，挖掘其中的关联规则。对于大量概念格生成的规则，可以通过对最小支持度和置信度的设置进行规则筛选，从而得出符合推荐和应用场景的用户类型，通过 Hasse 图中标签属性之间的关系可以实现用户画像聚类。基于关联规则的分析旨在搜寻属性两两之间的关系，置信度和支持度作为关联规则中两个评价指标，通常用来判断关联规则的可靠性和重要性，其计算方法与第 3 章中计算特征词间置信度与支持度的方法相同，具体见公式(3.4)和公式(3.5)。

5.4.4　融合知识图谱与用户画像的在线健康社区场景化智慧推荐模型

　　信息推荐的本质是用户与信息资源匹配，而场景化的本质是利用场景的合理设置解决实际问题，因此场景化智慧推荐实质上是通过场景的合理设置来实现用户与信息资源的精准匹配。故在线健康社区场景化信息智慧推荐的整体流程，既涉及用户画像构建与场景的划分，也包含最终推荐集的生成与更新。基于此，本节通过构建在线健康社区场景化信息推荐模型整体架构(图 5.14)，实现立体式智慧推荐服务。

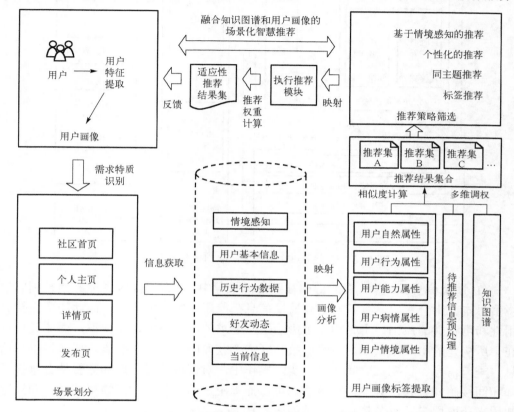

图 5.14　在线健康社区场景化智慧推荐整体架构

1. 融合用户情境要素的热门推荐

对于社区首页场景下的用户而言，其猎奇心理尤为突出，用户对信息的包容性更强，吸引其阅览的影响因素较多，而情境要素如地域、时间是诸多因素中对推荐效果影响较大的。因此，将用户画像中的用户情境属性融入热门新信息推荐，可以形成本地信息推荐、最新信息推荐等模式，更加符合用户需求特质。例如，武汉地区的用户会更关注武汉本地的医生或医院信息。

在实践中，首先要感知用户情境信息，以提取用户当前所处的情境特征；其次实现感知情境特征到用户画像情境标签的映射，构建基于情境要素的用户偏好模型；最后结合知识图谱，进行待推荐信息与用户情境的相似度计算，并通过多维调权进行排序筛选出满足用户喜好的热门信息，信息推荐模型如图 5.15 所示。

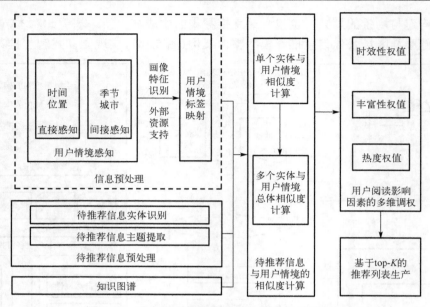

图 5.15　融合用户情境要素的热门信息推荐模型

（1）情境信息预处理。在线健康社区信息推荐中，通过感知设备能够捕捉到的情境信息本就十分有限，且并非所有情境信息都能影响用户的需求，因此需要秉持有用性和可行性的原则，事先构建出影响用户需求的典型情境信息模型，而此类已存在于所构建的用户画像中。在线健康社区需要获取的用户情境要素主要包括位置信息、季节信息、日期、时间信息。实际操作中，对情境信息的感知需要结合直接感知和间接感知方式，其中，直接感知可以捕捉用户的位置、时间情境信息，间接感知用来获取用户的季节信息，具体如表 5.10 所示。

表 5.10　情境信息感知方式及说明

情境要素	情境标签	感知方式	说明
时间	日期	直接感知	系统获取日期/时间
	时间		
	季节	间接感知	用地域/系统日期标签间接推算得到，为用户推荐当前季节下的热点、资讯信息
位置	城市名	直接/间接感知	系统获取或通过用户主动提供的信息获取其地域特征

对于感知到的情境信息，需要将其再加工处理为情境向量。具体而言，主要采用基于规则映射的方式，即根据预先设置的规则，对其进行转换。举例来说，在对季节信息进行处理时，可以将其细分成冬末春初、春季、春末夏初、夏季、夏末秋初、秋季、秋末冬初及冬季八类，并根据地域设定其对应的时间范围，进而当获取

到用户的情境信息后，就可以直接对其映射处理。

（2）基于知识图谱的待推荐信息与用户情境相似度计算。实现两者相似度计算的基础是为待推荐信息进行主题标引和相关实体识别，其中主题标引是前提，实体识别环节只识别待推荐信息中属于该主题的实体。在此基础上，基于知识图谱，针对每个实体逐一计算其与用户情境的相似度，首先根据知识图谱获取该实体的所有属性及直接关联信息。其次，根据属性逐一判断其与每一个情境信息的相似度，如果实体适用于该情境的每一种情况，即情境无关，则相似度取值为 1；如果不适用于该情境对应取值，即情境忌讳，则相似度取值为 0；否则认为其情境适宜，情境相似度取值为 2。然后，计算该实体 j_e 与每一个情境信息的相似度乘积 $S_{\text{context}}(i_k, j_e)$，并将其作为该实体与用户 i 的情境相似度，具体为

$$S_{\text{context}}(i, \ j_e) = \prod_{k=1}^{12} S_{\text{context}}(i_k, \ j_e) \tag{5.8}$$

最后，根据所有实体的情境相似度计算结果，判断待推荐信息与用户情境的相似度。对用户而言，在不违背情境要求的前提下，满足一条还是多条情境的特殊要求，对用户需求的满足差异不大。基于此，可以采用以下公式计算待推荐信息与用户情境的相似度：

$$S_{\text{context}}(i, j) = \begin{cases} 0, & \text{当} \prod S_{\text{context}}(i, j_e) = 0 \\ 1, & \text{当} \prod S_{\text{context}}(i, j_e) = 1 \\ 2, & \text{当} \prod S_{\text{context}}(i, j_e) > 1 \end{cases} \tag{5.9}$$

（3）基于用户阅读影响因素的多维度调权。对于待推荐信息而言，其排序优先程度一方面与其内容上是否适用用户情境相关，另一方面则受其对用户阅读的吸引力等因素影响，所以要同时考量情境内容相似度和影响阅读的其他因素，并计算最终的推荐总权值。除内容主题相似度外，吸引用户阅读某条信息的因素还有许多，其中较为重要的因素有时效性、丰富性和热度，且上述因素需要同时发挥作用才能使用户产生较为强烈的阅读兴趣。因此，针对信息 i，拟采用以下公式计算待推荐信息 j 的推荐度总权值：

$$r(i, j) = S_{\text{content}}(i, j) * \text{ti}(j) * r(j) * p(j) \tag{5.10}$$

$$\text{ti}(j) = 1 / \log(j(t) + 1) \tag{5.11}$$

$$r(j) = \log(j(\text{len})) \tag{5.12}$$

$$p(j) = \log(j(\text{pop}) + 1) \tag{5.13}$$

其中，$r(i, j)$ 表示信息 j 针对信息 i 的推荐度总权值，$\text{ti}(j)$ 表示其时效性权值，$r(j)$

表示其丰富性权值，$p(j)$ 表示其热度权值，$j(t)$ 表示信息 j 已发布时长，$j(\text{len})$ 表示信息 j 的正文长度，$j(\text{pop})$ 表示信息 j 的阅读量。

2. 基于用户兴趣的个性化推荐

在面向在线健康社区用户的个性化信息推荐中，仅考虑用户的兴趣偏好显然是不够的，必须要符合其病情，才能对用户产生价值。同时，与基于情境的热门信息推荐类似，对时效性、丰富性、热度等影响其阅读兴趣的几个因素也进行考虑。从这一认识出发，构建了如图 5.16 所示的基于用户兴趣的个性化信息推荐模型。模型中的功能模块主要有用户画像模块、基于用户历史行为的兴趣建模、待推荐信息预处理、推荐权值计算和推荐列表生成模块。

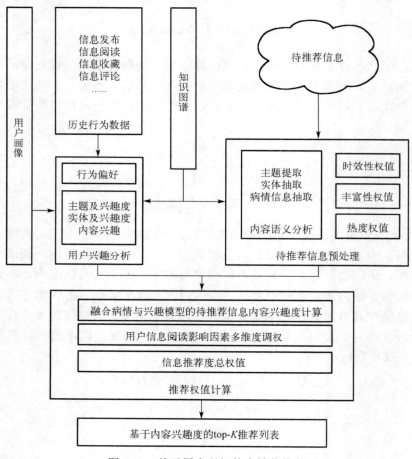

图 5.16　基于用户兴趣的个性化推荐

(1)基于用户历史行为数据的兴趣模型构建。基于历史行为的用户兴趣模型构建包括以下三个环节。①多源历史行为数据采集。在线健康社区中，可能反映用户兴趣的行为包括信息的发布、阅读、收藏、评论等，需将这些信息全部采集后作为兴趣分析的基础数据。②基于用户画像的信息预处理。在数据采集的基础上，需要以用户标签体系为参考，采用自动分类技术对其进行分类。在此基础上，剔除与治疗和病情无关的信息。③计算用户对该主题的兴趣度。传统的以用户对某一主题信息阅读信息量判断用户兴趣度的方法结果有偏差，其原因在于这种方法没有考虑信息供给因素。因而，本书综合考量用户的信息阅读行为及对应信息的供给情况，对该主题兴趣度进行计算，具体表示为

$$w(i,t) = \frac{f_r(i,t)}{f_{\text{all}}(t)} \tag{5.14}$$

其中，$w(i,t)$ 表示用户 i 对主题 t 的兴趣度，$f_r(i,t)$ 表示用户 i 消费利用过的信息中属于主题 t 的信息数量，$f_{\text{all}}(t)$ 表示在线健康社区中属于主题 t 的信息总量。

（2）基于病情画像与兴趣的待推荐信息内容兴趣度计算。在待推荐信息的内容兴趣度计算中，需要综合考虑用户的病情画像和兴趣模型。以 $w_{\text{con}}(i,j)$ 表示用户 i 对待推荐信息 j 的内容兴趣度，$s(i,j)$ 表示待推荐信息 j 与用户 i 病情的相似度，$w_{\text{int}}(i,j)$ 表示待推荐信息 j 与用户 i 兴趣模型的相似度，则信息内容兴趣度计算方法为

$$w_{\text{con}}(i,j) = s(i,j) \times w_{\text{int}}(i,j) \tag{5.15}$$

其中，向量 $\overrightarrow{u(i)} = (i_1, i_2, \cdots)$ 表示用户 i 的病情向量，向量 $\overrightarrow{c(j)} = (j_1, j_2, \cdots)$ 表示待推荐信息 j 的病情网络，则 $s(i,j)$ 的计算方法为

$$s(i,j) = \overrightarrow{u(i)} \times \overrightarrow{c(j)} \tag{5.16}$$

$w_{\text{int}}(i,j)$ 的计算公式为

$$w_{\text{int}}(i,j) = \frac{\left(\sum_{m=1}^{k} s_t(i,j) \times w(i,t) \right) \times \left(1 + \sum_{e=1}^{0} w(i,e) \times s_{t-e}(i,j) \right)}{k} \tag{5.17}$$

其中，k 是用户兴趣模型中包含的主题个数；$s_t(i,j)$ 和 $s_{t-e}(i,j)$ 分别表示待推荐信息 j 在主题 t 和实体 e 上与用户兴趣模型的相似度，如果 j 包含了主题 t，则 $s_t(i,j)$ 取值为 1，否则取值为 0；如果包含了实体 e，则 $s_{t-e}(i,j)$ 取值为 1，否则取值为 0；$w(i,t)$ 和 $w(i,e)$ 则分别表示用户 i 对主题 t 和实体 e 的兴趣度。

3. 融合用户病情和语义信息的同主题推荐

用户进入详情页面说明用户对当前主题感兴趣。一方面，计算当前主题与待推荐信息之间的内容相似度；另一方面，可以结合用户画像病情属性计算与待推荐信

息的主题相似度。基于这一认识，构建如图 5.17 所示的基于用户病情的同主题信息推荐。

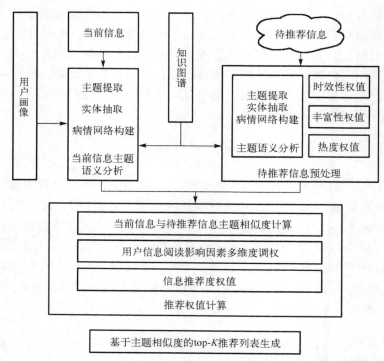

图 5.17　融合用户病情和语义信息的同主题信息推荐模型

（1）基于知识图谱的信息主题语义分析。健康信息的相似性体现在两个方面，一是两条信息针对的病情相似，二是两条信息讨论的是同一方面的内容。基于此，在进行信息的主题分析中，需要以知识图谱为基础，从语义角度进行分析。首先，以知识图谱的实体类型作为分类依据，采用自动分类技术进行处理，得到信息的主题，并将其表示为向量 $\vec{t}=(t_1,t_2,\cdots)$；其次，以知识图谱为基础，抽取该信息所涉及的实体，并结合主题分析结果进行过滤，得到该信息的重要相关实体集合，并将其表示为向量 $\vec{e}=(e_1,e_2,\cdots)$；最后，以该实体集合中的每一个实体为出发点，获取其在知识图谱中直接相关的疾病、症状、发病部位、患者等四类病情相关的实体，进而形成该信息相关的病情网络，并将其表示为向量 $\vec{c}=(c_1,c_2,\cdots)$。

（2）病情与内容相似度计算。对任意一条待推荐信息，其被推荐与否既受其与当前信息内容相似度的影响，也与其是否具备吸引用户阅读的特点相关，因此需要综合考虑这两类因素进行推荐度总权值的计算。如果两条医疗信息主题相似，则还需要同时满足病情相近、内容主题相近两个基础条件。基于此，拟采用以下公式计算两条信息的内容相似度：

$$S_{\text{content}}(i,j) = (c(i) \times c(j)) \times (t(i) \times t(j)) \times (1 + e(i) \times e(j)) \tag{5.18}$$

其中，$S_{\text{content}}(i,j)$ 表示两者的内容相似度，$c(i)$、$c(j)$ 分别表示信息 i 和 j 的病情向量；$t(i)$、$t(j)$ 分别表示信息 i 和 j 的主题向量；$e(i)$、$e(j)$ 分别表示信息 i 和 j 所涉及的实体向量。

除内容主题外，影响用户是否会阅读一条信息的诸多因素中，信息的时效性、丰富性和热度都极为重要，且需要在所有方面都较为理想才更能激发用户的阅读兴趣。因此，采用与融合用户情境要素的热门推荐中类似的多维度调权方法，融合主题相似度与信息阅读影响因素进行推荐总权值的计算，计算方法见公式(5.10)～公式(5.13)。

（3）推荐结果控制。为避免信息过载，需要控制推荐列表中的结果数量，故而采用 top-K 方法生成推荐列表；但同时，还需要保障所推荐信息与用户病情信息的主题相似度，以免出现过于匪夷所思的结果。因此，需要综合内容相似度和推荐结果数进行列表生成，具体包括五个步骤：①设置控制推荐结果总数的阈值 k 和内容相似度阈值 s；②过滤掉用户此前参与过的主题信息；③根据待推荐结果的相似度对待推荐信息进行降序排列；④从前至后依次对待推荐信息进行判断，如果已达 k 条信息，或者该信息的内容相似度小于阈值 s，则停止；⑤将满足条件的信息作为推荐结果展现给用户。

4. 基于用户内容标注的标签推荐

用户进入提问发布页面的前提是产生社区活动参与的欲望，此时用户有较为明确的需求，在该阶段需要相对创新的方法激励用户进行内容生产，同时不适合出现过多转移用户创作注意力的大篇幅信息推荐，因此该场景适应主题、话题等短语式标签信息的推荐模式。故首先通过用户历史行为挖掘用户主题兴趣度，再借助于用户画像中的病情属性，实现用户偏好分析，同时对推荐信息进行实体提取，并控制其表达字数，将其作为标签信息，计算各主题与用户偏好内容的相似度，将满足条件的 top-K 主题标签推送给用户实现内容的标注。构建的基于用户兴趣的标签信息推荐模型如图 5.18 所示。

该模型主要涉及三个环节，即基于知识图谱的标签主题语义分析、标签兴趣度计算及推荐结果排序。针对标签主题语义分析环节，与融合用户病情和语义信息的同主题推荐类似，采用基于知识图谱的信息主题语义分析方法；针对标签兴趣度计算环节，与基于用户兴趣的个性化推荐类似，采用基于病情画像与兴趣的待推荐信息内容兴趣度计算方法；而针对推荐结果排序环节，同样采用 top-K 的方法生成最终标签列表，与同主题推荐所不同的是，推荐结果展现给用户的是主题所涉及的多个标签而非某个单一主题。

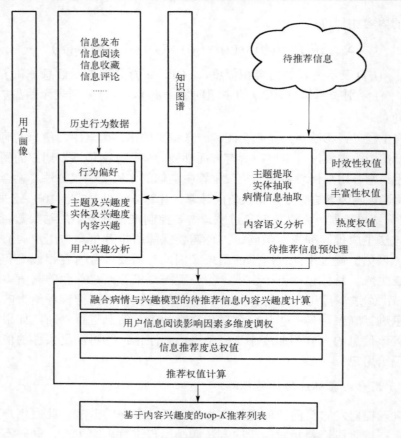

图 5.18　基于用户兴趣的标签信息推荐模型

第 6 章　基于知识图谱的在线健康社区智慧服务实证研究——以妇科疾病宫颈炎为例

在深入分析在线健康社区用户知识需求的基础上，借助所构建的知识图谱与搭建的在线健康社区智慧服务体系架构，本章选择宫颈炎为疾病案例、选取 39 健康网为典型在线健康社区开展实证研究，以期验证所提出的方法、方案及模型的可行性与科学性，并为其他在线健康社区实现智慧服务提供经验借鉴。

6.1　实证研究方案设计

本节旨在设计实证研究的整体方案，包括对疾病案例的选取、数据来源的选择与预处理，并针对疾病特征与数据源特征，制定适合于实证研究的整体框架，以此指导实证研究的具体实施过程。

6.1.1　疾病案例选择

女性健康信息作为网络健康信息的重要组成部分，对其进行梳理、组织与利用具有现实意义。据《2021 年中国卫生健康统计年鉴》数据显示[133]：2021 年，妇科疾病查治检查率为 86.6%；查出妇科疾病率由 2010 年的 28.8%下降至 2020 年的 19.5%。世界卫生组织亦建议，18 岁以上，凡是有性生活的女性每年都应该做妇女病普查。当代女性对生理生殖健康的认知度和关注度在不断提升，对疾病的防范意识已全新升级，妇科疾病相比其他疾病具有可预防性和隐私性，当前几乎所有在线健康社区中都有专门针对女性健康信息的版块，还有一些专门针对女性健康信息的网站或者社区，如女性健康网等，而女性健康类 app 更是得到了广泛普及与应用。定期开展妇女病普查普治，不仅可以对危害性较大的恶性肿瘤如子宫颈癌、乳腺癌等通过检查，做到早发现、早诊断、早治疗，还可以及早发现各种妇女常见病、多发病，如子宫颈炎、阴道炎、盆腔炎、子宫肌瘤等，落实防治措施，有利于降低妇女病的发病率，提高妇女的健康水平。

宫颈炎是妇科最常见疾病之一，发病率较高，主要发病人群是有固定性生活的已婚妇女，为宫颈受损伤和病原体侵袭而致，且易引起上生殖道感染，对于育龄期妇女而言，甚至可能引发不孕不育。本书选择典型妇科疾病——宫颈炎作为疾病案例对象，其原因主要包括以下几个方面。

(1)常见程度。由于其较高的发病率，该疾病成为生育年龄妇女所患最常见疾病，绝大多数女性对该疾病及其并发症知识均有较大需求。

(2)心理因素。患病部位较为隐私，多数女性对该疾病的检查、治疗存在一定的顾忌，不愿意前往医院就诊，因此在线健康社区成为其最佳获取信息的平台。

(3)疾病预防。临床上将宫颈炎分为急性和慢性两种，以慢性炎症为多，有的疾病如子宫肥大等甚至无须治疗，故常以主动预防与日常护理为主，在线健康社区就成为此情境下患者获取预防手段与日常护理方法的最佳场所。

(4)治疗难度。慢性宫颈炎会引发其他并发症，着重依靠日常健康管理，治愈难度较大。同时该疾病容易引发患者自卑心理，常需要借助于在线健康社区表达感情倾向与获取情感支持。

(5)认知程度。该疾病涉及的并发症及相似、相关疾病众多，知识体系结构极为复杂，如附件炎、盆腔炎、阴道炎等，均为常见妇科疾病，但普通用户极易混淆。

(6)主要发病群体。该疾病发病群体的局限性决定了大多数信息需求者为女性的现实情况，避免了由性别差异衍生出的用户画像不精确、推荐内容错误等问题，也会涉及包括患者异性家属和朋友代为提问在内的多样化情境。

综上所述，宫颈炎疾病具有发病增长率高、治疗难度大、知识体系较为复杂且覆盖多数女性群体，同时涉及生理与心理双重因素的特征，故本书选取其作为实证研究的疾病案例具有一定的科学性与代表性。

6.1.2　数据来源选取

在线健康社区类型众多且资源丰富，涵盖了用户创作、分享、交流等方面的信息内容，选择适当的在线健康社区信息资源作为数据来源，并开展实证研究，更具有针对性与有效性。在线健康社区数据来源选择的因素主要涉及以下几个方面。

(1)考虑在线健康社区的类型和区别。在线健康社区有不同的网站建设方式，从这一角度上看，可以将其划分为以拓扑型网状结构来指引用户前往指定内容的开放式在线健康社区，以及利用多叉树的形式来决定用户浏览方向的健康论坛。此外，开放式在线健康社区的网站建设及运营维护人员会优化针对不同主题的推荐算法，这样社区用户在进行健康信息搜寻及浏览时，就可以使满足其知识需求这一要求能够更快速的实现。但是论坛中要获取想要的内容需要具备专业的医疗知识，需先找到其所属的一级分类，再逐层进行细粒度信息获取。但是从现实情况来看，信息搜寻方占据健康论坛用户比例的大部分，且他们通常不具备专业的医疗知识，也就是说健康论坛无形中给用户设置了信息获取的门槛。通过上述两种类型的在线健康社区比较，开放式在线健康社区中的文本更具备反映用户真实需求的能力。并且开放式在线健康社区依托网站建设及运营维护人员提供高效便捷的信息搜索、信息分类等功能，那么相应的，也就更为迫切地需要深化对疾病患者知识需求的认知。除此之外，开放式在线健康社区中用户提问是社区建设的关键与核心，交流双方均紧密围绕用户发起的问题，其热点机制也是向用户推送浏览量高、实用性强、时效性强的优质提问及回答，据此产生的文本内容蕴藏着更为强烈且直接的知识需求表征。相对而言，具备社交属性的健康论坛中，海量的社交短信很容易导致用户真实需求被掩藏其中。通过二者对比，本书将研究对象确定为开放式在线健康社区。

（2）考虑开放式在线健康社区的选取。我国开放式在线健康社区主要包括两种类型，一是基于非医学专门网站的全领域开放式问答社区中有关"健康"的话题，如知乎话题、微博超话等；二是医疗在线门户网站中有涉及医生问诊、医患互动的专栏，如好大夫在线话题、寻医问药网等。目前好大夫在线、寻医问药网、求医网等多个在线健康社区都包含妇科疾病子频道。由于 Alex 能够追踪到每台电脑访问网站的数据，计算出不同网站占整体访问量的比例，因此是目前最好的第三方网站流量分析工具。故本书通过 Alex 查找上述在线健康社区的排名，以此作为数据来源的选择依据，如表 6.1 所示。

表 6.1　Alex 在线健康社区排名

网站	全球网站排名	日均 IP/万	日均 PV/万
好大夫在线	7957	6.6	16.1
求医网	99154	0.5	0.5
寻医问药	41175	1.5	1.5
春雨医生	15347	0.8	0.8
39 健康网	1477	12.0	86.4

通过结合 Alex 的在线健康社区排名，以及在线健康社区内容信息的完整性，选择 39 健康网作为实证主要数据来源。

6.1.3　实证研究方案实施整体框架

在确定了典型疾病与作为数据来源的在线健康社区后，本节主要对实证研究方案进行整体实施思路的设计，如图 6.1 所示。

基于知识图谱的在线健康社区智慧服务，主要涉及以下内容的具体实现过程。

（1）用户知识需求识别与关联关系挖掘。通过从 39 健康网中获取宫颈炎疾病相关的文本与数据，全面了解用户对该疾病的知识需求，并深入挖掘用户知识需求间的关联关系，以此作为分面检索、智能问答与智慧推荐的重要依据。

（2）知识图谱构建与实现。较之医学知识图谱，本书构建的知识图谱以在线健康社区用户知识需求为导向，充分考虑在线健康社区信息资源及用户知识需求特征与类型，通过知识抽取、知识融合及知识存储等步骤进行图谱构建，旨在全面实现在线健康社区信息资源的有效组织。

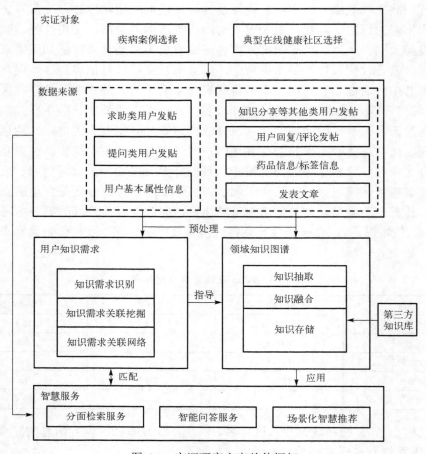

图 6.1　实证研究方案整体框架

（3）在线健康社区的智慧服务实现。依据第 5 章提出的在线健康社区智慧服务实现路径，以 39 健康网现有服务形式为基础，实现在线健康社区分面检索服务、智能问答服务及场景化智慧推荐服务。

上述三个方面内容的具体实施过程与实现环节将在 6.2～6.4 节中进行详细阐述，本节仅对实证研究的数据获取与预处理过程进行说明。由于 39 健康网中信息资源丰富、版块繁多、服务多样，既有针对具体问题的问答区，也有涉及疾病、药品、医院、医生等不同资源类型的知识搜索功能；既有患者与医生之间的问答，也有患者间的沟通与交流，还有医生发表的专业性文章及患者就诊记录、用药情况的经验分享，更有已经结构化的知识性内容，其具体资源呈现方式如图 6.2 所示。

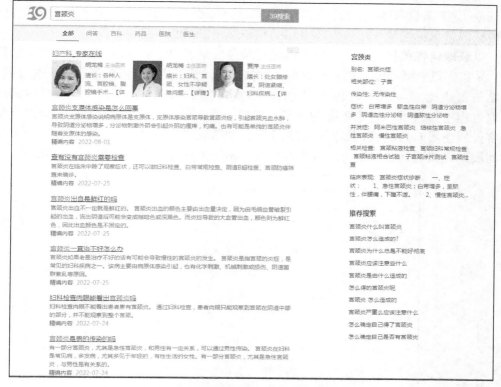

图 6.2　39 健康网中的资源检索界面

　　由于本书既需要了解用户知识需求，还需要基于丰富的数据来源构建领域知识图谱，故对 39 健康网中所提供的不同信息资源类型均需进行合理处理。

　　基于上述原因，针对问答、百科、药品、医院、医生在内的所有分类资源进行获取。其中，问答版块中主要为患者-医生间的问答与交流；百科版块中主要为某一疾病知识的半结构化呈现，展现了包括别名、发病部位、传染性、典型症状等多个属性及其涉及的实体，这也为知识抽取与知识融合提供了重要数据来源与依据；药品版块中展示了治疗或预防某一疾病的常见中西药品；医院及医生版块则展示了某疾病可就诊的医院及医生信息，针对医院信息提供了详细的医院地址与路线导航，针对医生信息除提供医生专长、所属医院、医生职务等信息外，还可直接通过该平台对医生进行询问与线上挂号。据此，本书共获取宫颈炎相关的 28674 条问诊数据，再剔除掉字段缺失、与主题无关的记录后，最终得到 26013 条有效问诊数据；共获取 86022 条回答数据，由于该在线平台的回答均由医生完成，故回复质量较高，所有回答数据均有效。需要说明的是，本书所获取的问答有效数据须针对 26013 条有效问诊数据进行判断，共涉及 73062 条回复数据。此外，由于构建知识图谱的需要，还获取了 78 条百科数据、123 条医院数据、368 条医生数据及 198 条药品数据信息，同时获取常见标签 415 个、宫颈炎相关知识性文章 12986 篇。

以获取问答数据为例，按照时间先后顺序采集了 39 健康网中妇科问答下的帖子，采集字段包括该帖子的发帖标题、发帖时间、帖子内容、回帖数、相关关键词、回帖信息(回帖医生姓名、回帖医生职称、回帖医生所在医院、回帖医生的回帖时间)，抓取过程中需判断：①重复 id 的帖子只抓取一次，不重复入库；②对于不确定长度的字段应使用 json 格式，如回帖信息字段；③抓取文本信息时间应尽可能回避工作时间段，应该选择该网站访问量小的时段。帖子采集部分代码如图 6.3 所示。

```
def spiderHtml(j):
    net = "http://ask.39.net/news/44-"+j+".html"
    html = urlopen(net).read().decode('utf-8')
    soup = BeautifulSoup(html, features='lxml')
    tTitle = soup.select('ul>li>span>p>a')
    answerNumber = soup.select('ul>li>span>span')
    answerTime = soup.select('ul>li>span>cite')
    all_href = soup.find_all('ul', {'class': 'list_ask list_ask2'})
    links =[]
    for item in all_href:
        href_tmp =item.find_all('a')
        for i in href_tmp:
            _tmp = i.get('href')
            links.append("http://ask.39.net"+_tmp)
    for i in range(len(tTitle)):
        #进入详情页，爬取帖子具体内容：回复医生姓名、职称、所在医院、回复内容、回复时间
        tContent,resultInfo = spiderDetailPage(links[i])
        values = [[tTitle[i].text.replace('\\n',''),tContent,answerNumber[i].text,
                  answerTime[i].text,resultInfo[1],resultInfo[2],resultInfo[3],
                  resultInfo[4],resultInfo[5],resultInfo[6],resultInfo[0]],]
        va=[resultInfo[0],]
        save.write_excel_xls_append_norepeat('E:/Python/workspace/Crawer/39.xls', values)
```

图 6.3　39 健康网妇科问答区爬虫代码(部分)

利用上述代码进行数据爬取，所获的内容如图 6.4 所示。

宫颈炎数据.txt

慢性宫颈炎伴鳞化是宫颈活检的病理检查结果，这种情况是良性改变，不是恶性病变。

慢性宫颈炎可引起宫颈圆柱上皮向鳞状上皮的转化，也就是鳞状上皮，这是一种良性的变化，不是恶性的，也不是癌前的疾病。如果有需要，需要进行子宫颈TCT和HPV检测，需要进行子宫颈组织学检查。如果宫颈组织切片检查显示有慢性宫颈炎伴有鳞化。无临床表现，无须进行任何处理，只需长时间随访。白带过多会导致性交后出现腰酸、腰痛、性交后出血等情况可以洗择激光、冷冻、微波等物理疗法，烧灼磨烂面，周边正常上皮被糜烂面包裹，就可以治愈。慢性宫颈炎合并有鳞化，属于宫预的慢性炎症，并伴随着宫颈的恢复，所以要根据宫颈炎的具体症状进行治疗，慢性宫颈炎主要有宫颈糜烂、宫颈肥大、富颈息肉、内囊等。鳞化是鳞状上皮化生的缩写，是指在慢性宫颈炎自身修复的时候，鳞片上皮代替了圆柱上皮。鳞化是一种很常见的疾病，并且会反复出现。如果是单纯地鳞化，一般不会有特别的治疗，但是对于长期的宫颈炎，可以通过物理治疗、药物治疗和外科治疗来进行治疗。目前采用的方法很多，但是都没有达到最好的疗效，其中以生物物理疗法最为奏效由于慢性宫预炎的病变有很多，所以一般都是由宫颈腺体囊肿、宫颈肥大、宫颈轻度糜烂等引起的，不过，目前的治疗原则还是以药物干预为主，如果对药物治疗不起作用，或疗效不理想，可以进行物理疗法。

患有慢性宫颈炎的女性，可以用热水把内裤放在阳光下暴晒，三个多月之后再进行一次检查，日常生活中要注意多强入一些新鲜的蔬菜和水果。避免食用辛辣和辛辣的食品。宫颈炎的预防需要注意月经卫生、干净的性生活、注意个人卫生和多锻炼身体。

1、注意月经卫生。月经期是女性的特殊时期，在此期间，女性的免疫力和抵抗力会下降，这时，如果女性不做好个人卫生，如使用不合格的月经垫，很容易引起细菌感染，从而导致宫颈炎。因此为了有效预防宫颈炎的发生，女性需要做好月经期间的清洁工作。2、干净的性生活。不干净的性生活是女性朋友患宫颈炎的主要原因之一。因此，女性在生活中应注意性生活的清洁，以免接触感染。双方需要同时接受治疗。3、注意个人卫生。女性平时应注意个人卫生，尤其是私人部位的卫生。不能在月经期间性交，如果患有性传播疾病应该每天用温水清洗生殖器。要养成经常洗澡、经常更换

图 6.4　所获取的原始数据(部分)

此后，所获取的所有信息进行数据预处理。本书使用以 jieba 分词工具与人工干预相结合的过滤策略，具体主要包括三个步骤：①使用 jieba 分词工具对发帖标题进行分词；②统计分词结果，筛选出与妇科炎症、人工流产、性病、月经不调、不孕不育等类别相关的特征词；③对原始数据进行分析，基于上述特征词再次进行内容有效性判断，从而保证用户知识需求分析与知识图谱构建的质量。经过上述环节后，所得到的数据格式如图 6.5 所示。

帖子标题	帖子内容	回答数量	发帖时间	回帖医	医生职称	医生所在	医生擅长	回帖内容	回帖时间	特征关键词
月经不调喝抗衰老	我最近一	2个回答	2020-12-1	曹晓菊	主任医师	陕西省人民	擅长：擅	抗衰老口服	2020-12-16 16	月经不调、衰老、月经卵巢功能、地骨皮、地黄麦、冬天
绝经了喝抗衰老口	我绝经有二	2个回答	2020-12-1	郑湘宏	主任医师	广州医科大	擅长：中医	在美国《	2020-12-16 16	衰老、月经绝经、卵巢功能、青春宝、抗衰老口服液、
阴道干涩、性欲下	我今年46岁	2个回答	2020-12-1	郑湘宏	主任医师	广州医科大	擅长：中医	中年女性	2020-12-16 16	更年期、性欲减退、阴虚、阴道干涩、皮肤粗糙、口干、
绝经后潮热盗汗能	自从绝经之	2个回答	2020-12-1	郑湘宏	主任医师	广州医科大	擅长：中医	绝经是女性	2020-12-16 16	更年期、心悸、阴虚、疲乏、停经、阴道干涩、失眠、
女人更年期烦躁失	我现在正处	2个回答	2020-12-1	郑湘宏	主任医师	广州医科大	擅长：中医	女人更年期	2020-12-16 16	更年期、耳鸣、心悸、头晕目眩、疲乏、气阴两虚、更年
月经量少可以喝抗	我平时月经	2个回答	2020-12-1	郑湘宏	主任医师	广州医科大	擅长：中医	引起月经量	2020-12-16 16	月经不调、气血不足、妇科疾病、头晕、月经、月经量少
延缓更年期可以喝	身边好几个	2个回答	2020-12-1	郑湘宏	主任医师	广州医科大	擅长：中医	更年期是女	2020-12-16 16	更年期、心悸、更年期综合症、失眠、衰老、盗汗、潮热
乳腺增生可以吃抗	闺蜜推荐我	2个回答	2020-12-1	郑湘宏	主任医师	广州医科大	擅长：中医	抗衰老口服	2020-12-16 16	内分泌失调、乳腺增生、疲劳、地骨皮、地黄麦、冬天冬
女性更年期综合症	我最近老是	2个回答	2020-12-1	郑湘宏	主任医师	广州医科大	擅长：中医	根据年龄和	2020-12-16 16	更年期、心悸、阴虚、更年期综合症、失眠、心慌、衰老
药店推荐的抗衰老	我最近到店	2个回答	2020-12-1	郑湘宏	主任医师	广州医科大	擅长：中医	抗衰老口服	2020-12-16 16	更年期、耳鸣、心悸、头晕目眩、疲乏、气阴两虚、失眠
医生您好。我是11	医生您好。	5个回答	2021-01-1	孙翠霞	副主任医师	新河县人民	擅长：妇科	一般数值小	2020-12-09 15	怀孕、流产、月经推迟、是否怀孕、月经安全期、妊娠孕
内分泌失调长痘痘	我最近因为	2个回答	2020-11-3	孙广政	副主任医师	广州市第一	擅长：擅长	内分泌失调	2020-11-30 18	便秘、内分泌失调、痤疮、色斑、长痘痘、排毒养颜胶囊
长期月经不调吃乌	我最近同时	2个回答	2020-11-3	孙广政	副主任医师	广州市第一	擅长：擅长	乌鸡白凤丸	2020-11-30 18	月经不调、便秘、排毒养颜胶囊、乌鸡白凤丸
月经不调便秘长色	我最近有月	2个回答	2020-11-3	孙广政	副主任医师	广州市第一	擅长：擅长	月经不调伴	2020-11-30 18	月经不调、便秘、痤疮、色斑、排毒养颜胶囊、乌鸡白凤
月经不调便秘在吃	我最近因为	2个回答	2020-11-3	孙广政	副主任医师	广州市第一	擅长：擅长	便秘可以服	2020-11-30 18	便秘、排毒养颜胶囊
月经不调气色差吃	我最近一段	2个回答	2020-11-3	孙广政	副主任医师	广州市第一	擅长：擅长	月经不调气	2020-11-30 17	月经不调、通便排毒、排毒养颜胶囊
女性内分泌失调可	我最近又出	2个回答	2020-11-3	孙广政	副主任医师	广州市第一	擅长：擅长	内分泌失调	2020-11-30 18	内分泌失调、痤疮、色斑、月经紊乱、排毒、排毒养颜胶
月经不调长痘痘，	我最近出现	2个回答	2020-11-3	孙广政	副主任医师	广州市第一	擅长：擅长	月经不调长	2020-11-30 17	月经不调、痤疮、长痘痘、排毒、排毒养颜胶囊
已经月经不调很久	我已经有月	2个回答	2020-11-3	孙广政	副主任医师	广州市第一	擅长：擅长	已经月经不	2020-11-30 17	月经不调、便秘、痤疮、色斑、通便排毒、排毒养颜胶囊
月经不调会引起腹	我最近有点	2个回答	2020-11-3	孙广政	副主任医师	广州市第一	擅长：擅长	月经不调可	2020-11-30 16	月经不调、多囊卵巢综合症、腹胀、肥胖、排毒养颜胶囊
长期内分泌失调，	我最近很长	2个回答	2020-11-3	孙广政	副主任医师	广州市第一	擅长：擅长	长期内分泌	2020-11-30 16	便秘、内分泌失调、痤疮、色斑排毒、排毒养颜胶囊
月经不调脸色腊黄	我最近出现	2个回答	2020-11-3	孙广政	副主任医师	广州市第一	擅长：擅长	可以服用排	2020-11-30 15	月经不调、便秘、痤疮、色斑、通便排毒、排毒养颜胶囊

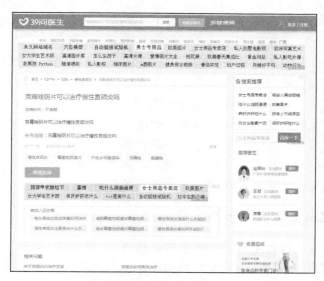

图 6.5　39 健康网妇科问答区预处理后数据(部分)

需要进一步说明的是，6.2 节中需要对用户知识需求进行全面了解，6.4 节中需要对用户查询意图与提问意图进行识别，而诸如分享经验类发帖、药品信息、医院/医生信息均不能直观反映用户知识需求，故本书将用户问诊数据(即求助类或提问类用户发帖信息)单独作为用户知识需求分析与用户查询/提问意图识别的数据来源，如图 6.6 所示。

图 6.6　39 健康网问诊页面

在此基础上，考虑到 6.4 节构建用户画像的需要，对上述提问用户基本属性信息进行获取，如地域、年龄等。表 6.2 即为用户问诊数据的常见有效信息项。

表 6.2　实验数据情况（部分）

序列号	患者信息	疾病描述	疾病
12457	30 岁	2 月份体检发现宫颈 TCT 非典型鳞状上皮细胞不明确意义，查 HPV58.66 阳性，用了两个半月干扰素栓，活检，慢性宫颈炎伴糜烂，白带黄，查白带常规细菌性阴道炎，支原体阴性，用了左氧氟沙星栓效果不好，白带反复发黄量多	慢性宫颈炎
78654	25 岁	患者:宋大夫您好!本人今年 25 岁，3 年前做过微波治疗宫颈糜烂，后来又复发了，最近 TCT 检查宫颈炎性中度。阴道镜检查轻度宫颈糜烂，且宫颈上有 2~3 个米粒大小的囊肿，宫颈肥大。平时白带有点黄，外阴有时有点痒。请问宋大夫，像我这种情况有什么好的治疗方法?要不要做宫颈锥切术?谢谢!	宫颈炎、宫颈糜烂
17456	26 岁	病情描述:病情就是月经后七天，月经干净后还有褐色白带差不多七天，加上月经期差不多十五天。医生说我宫颈炎和阴道炎，医生开的美林淑宁和丹黄祛瘀胶囊，用了一个月的美林淑宁白带好转，第二个月继续使用时白带多不舒服后停药，现在又开始出现白带褐色的情况，请医生帮我看一下是什么问题?	阴道炎、宫颈炎

在问诊记录中，疾病描述字段主要是患者直接向医生描述病症情况并提出希望得到什么指导帮助，是患者健康知识需求的直接表达，相较于其他数据，该字段最能够体现患者的健康知识需求。

6.2　面向妇科疾病的在线健康社区用户知识需求分析

本节以 6.1 中获取的 39 健康网"问答""百科""药品""医院""医生"版块信息资源为数据基础，以宫颈炎为疾病案例，进行面向妇科疾病领域的用户知识需求分析，其具体过程包括以下几个方面。首先对已预处理的数据进行定性分析，从患者数量、患者年龄、疾病类型等对其知识需求进行基本统计分析；而后进行 LDA 主题提取，基于聚类算法获取知识需求主题簇，并对其进行分布特征分析；再对不同的健康知识需求进行关联分析，分别得到特征词间的支持度及置信度，从而识别健康知识需求之间的支持度和置信度；最后，将多类健康知识需求的置信度转换为一模矩阵，通过可视化手段呈现健康知识需求关联网络。

6.2.1　用户健康知识需求分布分析

从数据项和人口统计学特征对获取数据进行分布维度的分析，可以粗略了解在线健康社区中用户的健康知识需求。从问诊文本的性别分布上来看，由于妇科疾病的特殊性，除少量替代问诊外，问诊用户均为女性，如图 6.7 所示。

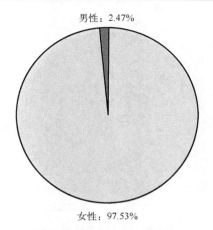

图 6.7　问诊用户性别分布

　　从问诊数量的时间分布来看，宫颈炎相关提问呈上升趋势，如图 6.8 所示。这是由于宫颈炎疾病是妇科常见病之一，随时间增多的问诊数量意味着在线健康社区中，用户健康知识需求的程度在逐渐增加，也可以解释成随着互联网和在线健康社区的发展，用户更多地借助在线健康社区满足自身知识需求。

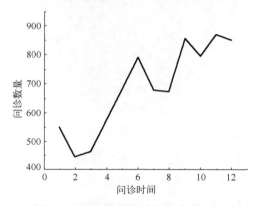

图 6.8　问诊数量的时间分布（部分）

　　从疾病分布来看，大多数患者患有一种或多种妇科疾病，疾病类型主要集中在慢性宫颈炎、宫颈糜烂、急性宫颈炎等，且此类疾病较容易引起一系列并发症，呈现出种类多、关系强等特征，如图 6.9 所示。

　　从年龄分布来看，患者集中在 24～36 周岁年龄段。一方面，宫颈炎本多发于育龄妇女；另一方面，该年龄段患者更倾向于使用在线健康社区进行问诊。不同年龄的用户患病种类也有所不同，对应的知识需求也有所差异。具体如图 6.10 所示。

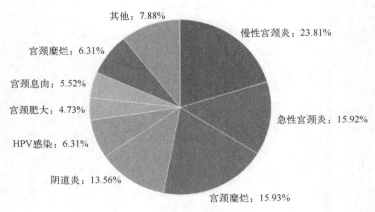

图 6.9　患者所患疾病分布

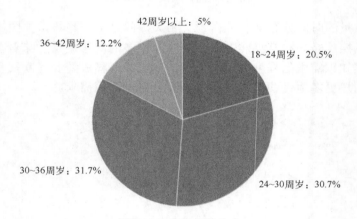

图 6.10　患者年龄分布

由上述基础数据分析可以发现，一方面，该疾病在线问诊或在线咨询的需求量急剧上升；另一方面，女性用户较为注重隐私，该疾病又具有较强的私密性，故一般由本人直接使用在线健康社区服务平台进行咨询，很少出现异性替代问诊的情况。同时，患者年龄年轻化，且所患疾病较为集中并逐步向慢性病发展，而慢性疾病中饮食起居护理极为重要，故患者对在线健康社区资源及其所提供的知识服务极为渴求。这也充分说明本章选取宫颈炎为疾病案例的合理性与针对性。

6.2.2　面向妇科疾病的在线健康社区知识需求挖掘

按照 3.2 节中提出的基于 LDA 的在线健康社区用户知识需求识别方法，以 6.1 节中获取的数据为基础，进行 LDA 模型训练，实现用户健康知识需求提取。为确定最优主题个数，本书利用一致性曲线和困惑度曲线来获取最佳主题数。本节计算了主题个数为 1～60 时的主题一致性与困惑度，根据一致性与困惑度对真实情况的代表性成正比的原则，对主题个数进行选取，见图 6.11 和图 6.12。

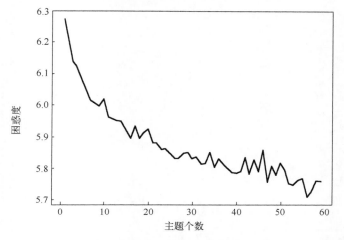

图 6.11　LDA 模型困惑度曲线

图 6.11 直观反映了 LDA 模型困惑度曲线，当主题数为 26、40、46、52、53、54、55、56 时，困惑度较低。

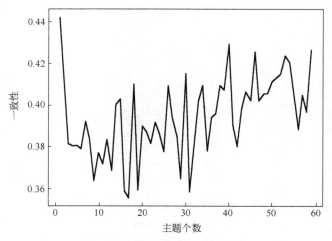

图 6.12　LDA 模型一致性曲线

综合考虑图 6.12 所反映的 LDA 模型一致性曲线数值，由一致性曲线与困惑度曲线图看出当主题个数为 40、46 和 54 时，LDA 模型效果较好。因此，需要分别以 40、46 和 54 为主题个数，进行 LDA 主题建模并利用 pyLDAvis 库对主题提取进行可视化，以进一步确定主题个数 40、46 或 54 时的主题提取效果。主题提取结果如图 6.13～图 6.15 所示。

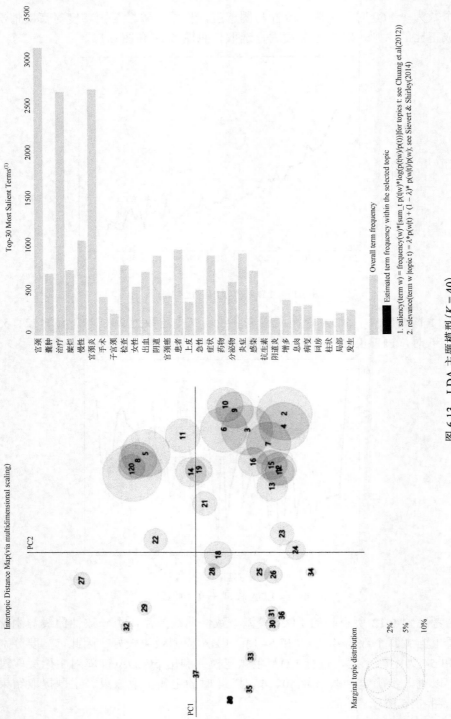

图 6.13 LDA 主题模型 (K = 40)

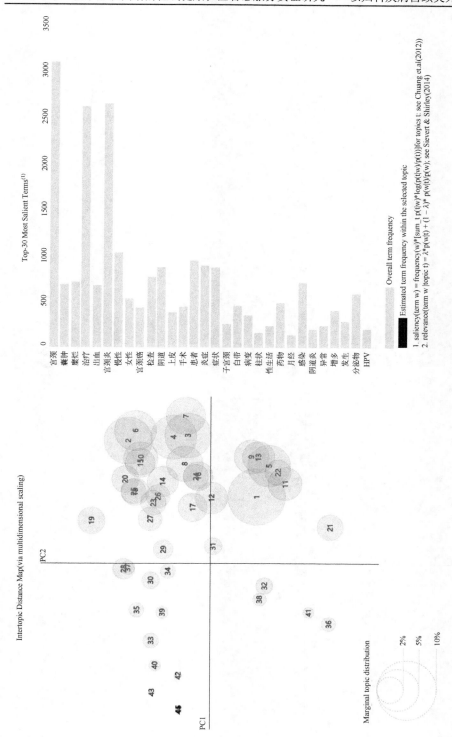

图 6.14　LDA 主题模型（$K = 46$）

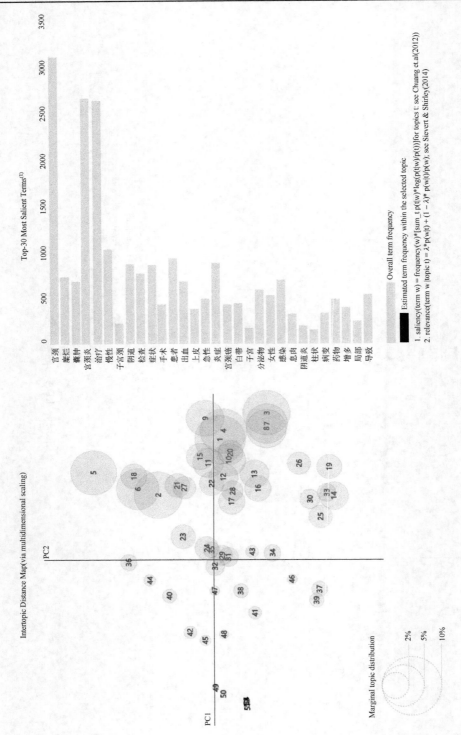

图 6.15 LDA 主题模型 ($K = 54$)

图 6.13 呈现的是主题数为 40 时的 LDA 主题提取效果。可以看出主题数为 40 时的主题提取效果不佳，一半以上的主题所涉及的特征词有重叠现象，并不能很好地识别出各主体的特殊性，换言之，用户所表现出的知识需求主题特征并不明确。

从图 6.14 可以看出，主题数为 46 时，所反映的主题提取情况更为不佳。诸如宫颈、治疗、宫颈炎、宫颈癌等此类高频词频繁出现在各主题中，使主题识别过程更为困难。

图 6.15 显示，从可视化效果上来看，各个主题越分散，则效果越好。因此本节选择最佳主题数 K 为 54，并提供主题词概率矩阵如表 6.3 所示。

表 6.3　主题词概率矩阵($K = 54$)

主题序号	主题词概率矩阵
1	0.062*"治疗" + 0.061*"宫颈炎" + 0.024*"阴道" + 0.021*"咨询" + 0.021*"感染" + 0.018*"意见" + 0.015*"症状" + 0.015*"出血" + 0.015*"宫颈" + 0.015*"检查"
2	0.056*"宫颈炎" + 0.037*"检查" + 0.033*"宫颈" + 0.029*"女性" + 0.028*"息肉" + 0.027*"感染" + 0.024*"咨询" + 0.019*"同房" + 0.018*"白带" + 0.014*"建议"
3	0.051*"宫颈炎" + 0.027*"慢性" + 0.023*"子宫颈" + 0.023*"治疗" + 0.021*"女性" + 0.020*"性生活" + 0.018*"炎症" + 0.016*"患者" + 0.015*"症状" + 0.014*"宫颈"
4	0.071*"治疗" + 0.027*"阴道" + 0.025*"慢性" + 0.024*"患者" + 0.024*"宫颈" + 0.023*"治愈" + 0.021*"药物" + 0.020*"恶化" + 0.018*"效果" + 0.017*"过敏"
5	0.085*"宫颈" + 0.065*"糜烂" + 0.038*"治疗" + 0.023*"上皮" + 0.021*"宫颈炎" + 0.014*"症状" + 0.013*"感染" + 0.013*"急性" + 0.013*"柱状" + 0.011*"药物"
6	0.053*"宫颈炎" + 0.044*"阴道" + 0.034*"出血" + 0.026*"症状" + 0.025*"分泌物" + 0.023*"增多" + 0.023*"感染" + 0.023*"患者" + 0.022*"宫颈" + 0.020*"表现"
7	0.044*"宫颈炎" + 0.027*"出血" + 0.026*"慢性" + 0.022*"患者" + 0.022*"宫颈" + 0.022*"治疗" + 0.021*"症状" + 0.021*"急性" + 0.018*"盆腔炎" + 0.018*"阴道"
8	0.054*"宫颈炎" + 0.040*"出血" + 0.026*"阴道" + 0.022*"宫颈" + 0.018*病原体" + 0.017*"治疗" + 0.016*"导致" + 0.015*"症状" + 0.014*"感染" + 0.014*"结核性"
9	0.070*"治疗" + 0.061*"宫颈炎" + 0.039*"阴道炎" + 0.033*"宫颈" + 0.026*"炎症" + 0.022*"阴道" + 0.018*"咨询" + 0.018*"检查" + 0.015*"康栓" + 0.014*"是否"
10	0.051*"宫颈癌" + 0.037*"治疗" + 0.026*"患者" + 0.019*"症状" + 0.018*"宫颈炎" + 0.017*"手术" + 0.015*"状态" + 0.014*"病变" + 0.013*"女性" + 0.012*"阿米巴"
11	0.101*"宫颈" + 0.037*"宫颈炎" + 0.035*"炎症" + 0.030*"慢性" + 0.019*"治疗" + 0.018*"检查" + 0.015*"导致" + 0.014*"HPV" + 0.014*"宫颈癌" + 0.013*"患者"
12	0.030*"霉素" + 0.026*"康复" + 0.024*"治疗" + 0.023*"宫颈炎" + 0.018*"好转" + 0.015*"皮肤" + 0.014*"出院" + 0.014*"检查" + 0.013*"意见" + 0.012*"恢复"
13	0.012*"流产" + 0.010*"卫生巾" + 0.010*甲硝唑片" + 0.010*"护理" + 0.009*"干净" + 0.007*"更换" + 0.005*"卫生用品" + 0.005*"异性" + 0.005*"保健" + 0.005*"糜烂性"
14	0.107*"宫颈" + 0.074*"囊肿" + 0.031*"治疗" + 0.016*"症状" + 0.014*"分泌物" + 0.014*"腺体" + 0.012*"女性" + 0.012*"甲硝唑片" + 0.010*"情况" + 0.010*"上皮"
15	0.048*"治疗" + 0.033*"宫颈" + 0.023*"女性" + 0.023*"手术" + 0.020*"阴道" + 0.015*"情况" + 0.014*"影响" + 0.012*"康栓" + 0.012*"药物" + 0.012*"患者"

续表

主题序号	主题词概率矩阵
16	0.104*"宫颈炎" + 0.066*"药物" + 0.065*"治疗" + 0.030*"宫颈" + 0.030*"急性" + 0.018*"白带" + 0.017*"病原体" + 0.017*"炎症" + 0.015*"患者" + 0.014*"消糜栓"
17	0.076*"治疗" + 0.033*"宫颈" + 0.032*"炎症" + 0.029*"宫颈炎" + 0.023*"症状" + 0.023*"慢性" + 0.021*"手术" + 0.020*"出院" + 0.018*"住院" + 0.015*"好转"
...	......
49	0.036*"生理性" + 0.032*"改变" + 0.031*"子宫颈" + 0.022*"红色" + 0.022*"呈" + 0.019*"柱状" + 0.015*"原因" + 0.015*"妇女" + 0.015*"区" + 0.015*"子宫颈癌"
50	0.078*"时间" + 0.074*"宫颈" + 0.069*"手术" + 0.065*"术后" + 0.061*"伤口" + 0.041*"愈合" + 0.035*"复查" + 0.034*"局部" + 0.033*"同房" + 0.029*"注意"
51	0.046*"宫颈" + 0.036*"治疗" + 0.021*"检查" + 0.020*"宫颈炎" + 0.018*"给予" + 0.017*"霉素" + 0.017*"炎症" + 0.016*"康复" + 0.014*"腹痛" + 0.012*"导致"
52	0.103*"上皮细胞" + 0.042*"好转" + 0.037*"柱状" + 0.033*"康复" + 0.025*"导致" + 0.025*"过渡" + 0.024*"生长" + 0.022*"蔬菜" + 0.017*"治疗" + 0.017*"环境"
53	0.046*"宫颈" + 0.036*"治疗" + 0.021*"检查" + 0.020*"宫颈炎" + 0.018*"给予" + 0.017*"霉素" + 0.017*"勤换内裤" + 0.016*"饮食" + 0.014*"腹痛" + 0.012*"导致"
54	0.039*"治疗" + 0.039*"检查" + 0.025*"宫颈炎" + 0.021*"药物" + 0.020*"妊娠" + 0.019*"患者" + 0.017*"胎儿" + 0.017*"尿道" + 0.016*"手术" + 0.016*"怀孕"

使用 LDA 主题模型对原始语料数据进行主题抽取后，可以发现主题数较多，反映用户知识需求的粒度较细，因此，使用 K-means 算法对各主题文档进行相似度计算，文档内容使用 word2vec 进行语义表征，通过 word2vec 模型可以快速计算文档中特征词的相似度。表 6.4 反映了文档中与宫颈炎一词最相关的五个特征词。

进一步通过 K-means 聚类算法将主题汇聚成若干个主题簇，最终 54 个主题归纳为八个主题簇。表 6.5 反映了主题簇的归纳情况。

表 6.4　word2vec 特征词表征

特征词	相似度
急性	0.97578
转变	0.95545
慢性	0.94223
鳞化	0.93692
注意	0.93295

表 6.5　主题簇归纳

主题簇序号	主题名称
1	病情诊断与检查
2	病情情况描述
3	并发症及治疗
4	治疗及用药指导
5	恢复与复发治疗
6	病因描述
7	饮食控制
8	日常护理

需要说明的是，由于各主题簇并没有实质意义上的命名，需要人工确定主题簇

名称。为尽量避免个人认知的主观因素对主题簇名称归纳造成影响，采取多研究者独立进行名称归纳，再进行讨论汇总，最终得出该主题簇归纳表。

如图 6.16 所示，主题簇 1 命名为"病情诊断与检查"，该主题主要指用户咨询医生疾病检查事项及自我诊断疾病类别，明显主题词有状态、检测、检查等。主题簇 2 命名为"病情情况描述"，该主题主要是用户描述自身近期症状，以便医生诊断病情是否有加重的迹象，也包含了更细粒度的疾病描述。明显主题词有慢性、急性、感染、结核性等。主题簇 3 命名为"并发症及治疗"，是宫颈炎的并发症及治疗情况，明显主题词有 HPV、阴道炎、糜烂等。主题簇 4 命名为"治疗及用药指导"，主要为药物类的主题词，如甲硝唑片、康栓、消糜栓等。主题簇 5 命名为"恢复与复发治疗"，宫颈炎经过药物治疗后，往往可以达到临床康复，但有一定程度的复发率，该主题下的主题词包括好转、住院、出院等。主题簇 6 命名为"病因描述"，病因是导致疾病发作的因素，明显主题词包括细菌感染、遗传、内分泌失调等。主题簇 7 命名为"饮食控制"，是指该疾病忌吃宜吃的食物，主题词主要是一些食物，如蔬菜、

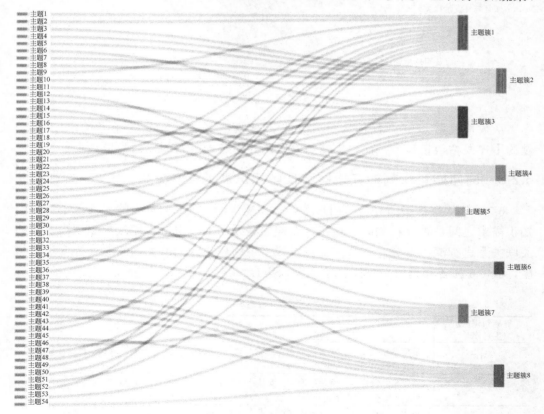

图 6.16　主题隶属主题簇一览

水果、辛辣、清淡等。主题簇 8 命名为"日常护理"，是指患该种疾病在生活起居方面的注意事项，主题词涉及清洁、卫生、勤换内裤等。

除以上文本内容方面体现的用户知识需求外，还可以从各主题簇下的问诊文本数量关系可视化呈现在线健康社区中宫颈炎患者的健康知识需求，如图 6.17 所示。

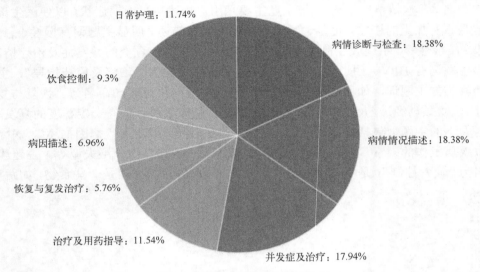

图 6.17　各主题簇数量关系分布

从数量关系上看，"病情诊断与检查""疾病情况描述""并发症及治疗"三个主题的用户发帖数量最多，而"恢复与复发治疗"这一主题的发帖数量最少。

6.2.3　面向妇科疾病的在线健康社区知识需求关联分析

6.2.1 节从整体层面分析了用户各类知识需求的分布特征。为能够深入了解不同知识需求之间是否存在关联、存在什么样的联系，本节拟对上述八类知识需求间的关联关系进行深入探究。本节将计算隶属于主题簇集合的特征词间的支持度和置信度，表 6.6 为各类健康知识需求的主题词集合。

表 6.6　健康知识需求的主题词集合(部分)

健康知识需求 (主题序号)	主题词集合
1	{治疗；宫颈炎；阴道炎；咨询；感染；意见；症状；出血；检查；女性；息肉；同房；白带；建议；治疗；炎症；康栓……}
2	{宫颈炎；慢性；子宫颈；治疗；女性；性生活；炎症；患者；症状；药物；恶化；效果；过敏；宫颈糜烂；上皮；急性……}
3	{检查；治疗；HPV；宫颈癌；宫颈炎；导致；患者；慢性；分泌物；感染；表现；出血；阴道……}

健康知识需求 （主题序号）	主题词集合
4	{流产；甲硝唑片；护理；康栓；治疗；药物；情况；患者；病原体；消糜栓；手术⋯⋯}
5	{出院；住院；手术；复查；检查；宫颈；药物；好转；康复；恢复⋯⋯}
6	{病原体；诱发；激素水平；内分泌；环境；病菌；沙眼衣原体；淋病奈瑟菌⋯⋯}
7	{蔬菜；水果；喝水；动物肝脏；花生；蛋类；牛奶⋯⋯}
8	{个人卫生；勤换内裤；运动；透气；清洁⋯⋯}

通过 Apriori 算法计算需求关联程度，最小支持度阈值设置为 0.02，最小置信度阈值设置为 0.3，即将支持度大于 0.02 的有向特征词对视为强关联词对，然后对强关联词对的关联关系置信度进行计算，保留置信度大于 0.3 的关联关系，最终得到 4315 条特征词对之间的有效关联。表 6.7 给出了置信度为最高的十组特征词对，并给出其置信度。

表 6.7　置信度最高的十组特征词

特征词 A	特征词 B	置信度
给予	建议	0.732
宫颈	糜烂	0.647
急性	宫颈炎	0.612
药物	治疗	0.602
宫颈炎	症状	0.581
阴道	出血	0.503
慢性	宫颈炎	0.473
咨询	医生	0.446
出院	住院	0.432
感染	HPV	0.301

由于经过 LDA 输出的八类健康知识需求主题已具备词的表征性质，因此根据特征词的置信度，可进一步获得由若干特征词所构成的主题与主题间的语义关联关系，从而实现对不同健康知识需求之间关联强度的度量。对于任意两个健康知识需求而言，首先计算这两个健康知识需求下的所有特征词两两之间的置信度总和，最后取平均值作为这两个健康知识需求之间的关联关系强度。通过计算最终得到主题间的关联关系置信度，如表 6.8 所示。

表 6.8　健康知识需求间置信度矩阵

	D_1	D_2	D_3	D_4	D_5	D_6	D_7	D_8
D_1	/	765.54	0	0	0	242.24	0	0

续表

	D_1	D_2	D_3	D_4	D_5	D_6	D_7	D_8
D_2	761.14	/	0	0	0	147.51	0	0
D_3	681.14	674.12	/	102.14	121.41	0	0	0
D_4	0	680.47	0	/	110.53	245.21	0	0
D_5	0	594.75	124.72	113.74	/	0	124.21	0
D_6	0	0	0	0	0	/	0	0
D_7	0	0	0	0	0	0	/	146.35
D_8	575.20	487.24	214.25	0	124.24	0	145.24	/

通过计算可知，能够明确判断呈现平行关系的健康知识需求与前序/后继关系的健康知识需求。表 6.9 展示了五组具有平行关系的健康知识需求，即"病情诊断与检查""疾病情况描述"是平行关系健康知识需求主题；"并发症及治疗""治疗及用药指导""恢复与复发治疗"两两互为平行关系健康知识需求主题；"饮食控制""日常护理"是平行关系健康知识需求主题。

表 6.9　呈现平行关系的健康知识需求

主题关系	Co($D_m \rightarrow D_n$)	Co($D_n \rightarrow D_m$)	置信度差值
$D_1 = D_2$	765.54	761.14	4.40
$D_3 = D_4$	101.15	102.14	−0.99
$D_3 = D_5$	124.72	121.41	3.31
$D_4 = D_5$	113.74	110.53	3.21
$D_7 = D_8$	146.35	145.24	1.11

另一方面，也可通过表 6.10 中展现的主题关系及其置信度，判断具有前序或后继关系的健康知识需求。即"病情诊断与检查"是"治疗及用药指导"的前序健康知识需求；"疾病情况描述"是"并发症及治疗""治疗及用药指导""恢复与复发治疗"的前序健康知识需求；"病情诊断与检查""病情情况描述""并发症及治疗""恢复与复发治疗"是"日常护理"的前序健康知识需求；"病因描述"是"病情诊断与检查""病情情况描述""治疗及用药指导"的前序健康知识需求；"饮食控制"是"恢复和复发治疗"的前序知识需求。

表 6.10　关系为前序或后继关系的主题

主题关系	置信度	主题关系	置信度
$D_1 => D_3$	681.14	$D_2 => D_4$	680.47
$D_1 => D_8$	575.20	$D_2 => D_5$	594.75
$D_2 => D_3$	674.12	$D_2 => D_8$	487.24

续表

主题关系	置信度	主题关系	置信度
$D_3 => D_5$	124.72	$D_6 => D_2$	147.51
$D_3 => D_8$	214.25	$D_6 => D_4$	245.21
$D_5 => D_8$	124.24	$D_7 => D_5$	124.21
$D_6 => D_1$	242.24		

综上，完成了面向妇科疾病的在线健康社区知识需求的挖掘与关联分析，本节获取八个主要健康知识需求主题及其关联关系。其中，"病情诊断与检查""疾病情况描述""病因描述"是主要的前序健康知识需求主题；"并发症及治疗""治疗及用药指导""恢复与复发治疗""日常护理""饮食控制"是主要的后续健康知识需求主题，可使用有向图呈现在线健康社区知识需求的关联关系网络。具体如图 6.18 所示。

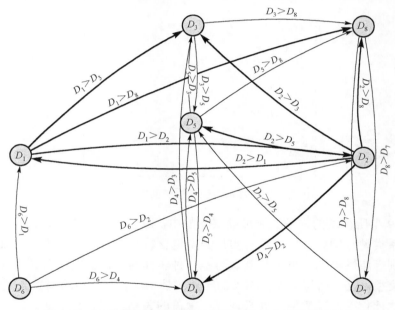

图 6.18　39 健康网中宫颈炎相关的知识需求关联关系网络

6.3　面向在线健康社区的宫颈炎知识图谱构建与实现

本节主要针对 39 健康网中与宫颈炎相关的结构化/半结构化/非结构化数据，按照 4.1 节中界定的医学实体与关系类型，以 4.2 节中提出的知识抽取方法进行实体/属性/关系抽取，并在此基础上，从数据层与模式层实施知识融合，并实现其结构化存储与可视化展示，从而达到形成较为完善的宫颈炎领域知识图谱的技术目标。

6.3.1　宫颈炎领域的顶层框架构建

4.1 节中已界定了 13 种实体类型与多种实体关系类型。基于此，针对宫颈炎这一特定疾病领域，也包含上述实体类型与实体关系类型，从而可以直接使用所构建的图谱顶层框架，如图 6.19 所示。

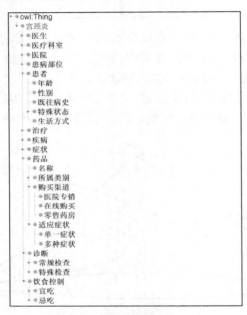

图 6.19　宫颈炎领域顶层框架（部分）

图 6.19 中所呈现的宫颈炎领域顶层框架中，除包含实体类型外，还包含了属性类型与关系类型，例如，患者这一实体类型包含特殊状态、生活方式、既往病史、年龄、性别等属性类型，也可将其认为是一种实体与属性值间的名词性关系；疾病这一实体类型，应包括与宫颈炎相关的疾病实体，均具有相同的属性类型，如含义、英文名称、死亡率、发病率、同义词等，覆盖的关系类型包括疾病之间的上下位关系、因果关系、影响关系，也涉及与其他实体类型间的关系，如与症状、治疗、诊断、患病部位等实体类型间的对应关系。

从实体类型上来说，疾病、病因、症状、部位、诊断/检查实体用于明确用户病情及其患病程度；患者实体，是为添加用户特征从而进一步增加医疗信息匹配概率、缩小医疗信息模糊空间的实体；医生实体中某些属性会对患者需求产生影响，如性别属性，尤其是妇科疾病，患者或只愿意选择女性医生问诊；药物/药品、医疗科室、治疗、饮食控制、日常护理实体则是用于满足用户知识需求，宫颈炎疾病尤其是慢性宫颈炎，具备病程周期长、易反复发作且容易引发并发症的特点，需要在日常生活中长期护理，如药品、饮食、运动、生活起居方面。此外，慢性宫颈炎治疗周期长，药品和饮食在此期间一般不会发生较大变动，同时在现实生活中药品和饮食是用户可接触且方便控制的，故该类实体的存在对于满足用户需求具有重要影响。

从实体关系类型来说，包括等同关系、等级关系和相关关系。等同关系，即两种实体类型表达相同含义，如缩写词、英文名称、异形同义词等；等级关系，即实体类型之间在语义、语法结构上存在上下位关系；相关关系，则是指实体类型之间存在密切的、有必要予以标引的关系，存在医学实体间的相关关系是其主要关系，不仅涉及实体间的各类关系，如疾病与诊断/检查项目两类实体间存在的诊断关系，还涵盖某一实体类型中的所有属性类型，如药品这一实体类型中包括的所属类型、名称、购买渠道、适应症状等。

6.3.2　面向在线社区的宫颈炎知识抽取

基于 6.3.1 节所构建的宫颈炎领域顶层概念框架，对已选定的 39 健康网中的结构化、半结构化及非结构化数据进行知识抽取，其方案按照 4.2.1 节中针对不同数据来源所制定的抽取策略进行。

考虑到知识抽取的困难程度，本章与第 4 章类似，侧重于展示从非结构化数据中获取实体、属性与关系的过程。本节利用 4.2.2 节与 4.2.3 节中提出的实体识别方法与实体关系抽取方法，对非结构化数据实施知识抽取。

知识抽取任务开展之前，首先利用 BIO 标注方法对非结构化数据进行标注，构建训练集，利用训练集对机器学习模型进行训练，训练好的模型才能从数据中准确地获取实体与关系。可以说，BIO 标注是机器学习模型学习实体和关系特征的必要步骤。表 6.11 展示了从图 6.20 文本片段中进行 BIO 数据标注过程。

> 宫颈炎支原体感染引起的宫颈炎也称为非淋菌性宫颈炎。这种宫颈炎只需要积极的抗支原体治疗。阿奇霉素或强力霉素通常口服。宫颈支原体感染是女性常见的宫颈阴道炎之一，当患者感染支原体时，白带会增加，颜色为黄色或黄绿色。

图 6.20　待标注的文本片段样例

表 6.11　BIO 数据标注过程

BIO	B	I	I	I	I	I	O	O	B	I	O	B	I	I	O
文本	宫	颈	炎	支	原	体	感	染	引	起	的	宫	颈	炎	也
BIO	B	O	B	I	I	I	I	I	I	O	O	O	B	I	I
文本	称	为	非	淋	菌	性	宫	颈	炎	。	这	种	宫	颈	炎

续表

BIO	O	B	I	O	O	O	B	I	I	I	I	I	O	B	I
文本	只	需	要	积	极	的	抗	支	原	体	治	疗	。	阿	奇
BIO	I	I	O	B	I	I	I	O	O	O	O	O	B	I	I
文本	霉	素	或	强	力	霉	素	通	常	口	服	。	宫	颈	支
BIO	I	I	O	O	B	O	O	O	O	O	B	I	I	I	I
文本	原	体	感	染	是	女	性	常	见	的	宫	颈	阴	道	炎
BIO	O	O	O	O	B	I	O	O	B	I	I	O	O	B	I
文本	之	一	，	当	患	者	感	染	支	原	体	时	，	白	带
BIO	O	O	O	O	B	I	O	B	I	O	B	I	I	O	
文本	会	增	加	，	颜	色	为	黄	色	或	黄	绿	色	。	

此后，机器学习模型通过 BIO 标注数据能够学习非结构化数据中实体和关系的特征，利用这些特征，模型能够从其他未标注的非结构化数据中获取实体和关系。表 6.12 展示了原始文本及基于 Bi-LSTM-CRF 模型进行实体抽取、基于实体感知模型进行实体关系抽取的结果。通过知识抽取结果可以看出，本书提出的实体及实体关系抽取方法，取得了较为良好的效果。

表 6.12　半结构化和非结构化数据知识抽取过程

半结构化和非结构化数据	模型	结果
宫颈炎支原体感染说明病原体是支原体，支原体感染宫颈导致宫颈炎症，引起宫颈充血水肿，导致阴道分泌物增多，分泌物刺激外阴会引起外阴的瘙痒，灼痛。也有可能是单纯的宫颈炎伴随着支原体的感染。二者可能没有直接联系。	Bi-LSTM-CRF 模型抽取实体	**实体:** 宫颈炎支原体、病原体、支原体、宫颈、宫颈炎症、宫颈充血水肿、阴道分泌物、外阴、外阴瘙痒灼痛
	实体感知模型抽取实体关系	**关系:** 是、感染、导致、引起、刺激、伴随

需要说明的是，BIO 数据标注环节决定了知识抽取的准确率。因此，在实际抽取过程中，既要保证数据标注的准确性，又要确保所包含实体和关系的种类尽可能全面。为实现数据标注的准确性，本书采用人工和算法相结合的检查方法。人工方面将采用多名研究人员进行人工筛查，剔除其中误差；算法方面，依据在线健康社区的半结构化和非结构化数据特点，构建了如表 6.13 所示的误差纠正算法。

表 6.13　数据标注误差纠正算法

算法 1：纠正标签错误

Input: File_path: File path of dataset; Tags_standard: All label tags in the dataset;

Output: No output

1:　　　　**function** CorrectLabelingErrors (File_path; Tags_standard; get_data (): function to get dataset):

续表

```
2:        Var
3:            words: list for saving words                                    //单独保存词语的列表
4:            tags: list for saving tags                                      //单独保存标签的列表
5:            target_indexs: list for index of target word                    //储存待检查单词序号的列表
6:            target_tags:   list for tag of target word                      //储存待检查单词标签的列表
7:            begin
8:        train_data ← get_data(File_path)
9:        //以下检查是否符合 BIO 标注规则
10:       B_point ← [0] * len(tags_standard)                                  //用来判断是否按照 BIO 标注的指针
11:       for i ← range(0, len(train_data)) do
12:            if train_data[i] == '' then:
13:                B_point ← [0] * len(tags_standard)                         //每一次到新的一行指针归零
14:                words.append(''), tags.append('')                          //词语和标签记录新的一行
15:            if train_data[i] != '' then:
16:                words, tags ← train_data[i].split(' ')                     //按照空格切分词语和标签
17:                B_tags ← [('B-' + x) for x in tags_standard]
18:                I_tags ← [('I-' + x) for x in tags_standard]
19:                O_tags ← ['O']
20:                if tag not in B_tags, I_tags, O_tags then:
21:                    print('第%d 不符合标签规范，标签为%s' % (i + 1, tag))
22:                if tag in B_tags then:
23:                    if B_point[B_tags.index(tag)] != 1 then:
24:                        B_point[B_tags.index(tag)] ← 1
25:                    else
26:                        print('第%d 行%s 标注 BIO 顺序错误' % (i + 1, tag))
27:                if tag in I_tags then:
28:                    if B_point[I_tags.index(tag)] != 1 then:
29:                        print('第%d 行%s 标注 BIO 顺序错误' % (i + 1, tag))
30:       //以下检查同一实体标注不同情况
31:       for target_num ← range(0, len(words)) do:
32:            for index, word ← enumerate(words) do:
33:                if word == words[target_num] then:
34:                    target_indexs.append(index)
35:                    target_tags.append(tags[index])
36:                if len(list(set(target_tags))) >= 3 then:
37:                    if target_num == target_indexs[0] then:
38:                        print('不一致位置', [(x + 1) for x in target_indexs])
39:            end
```

基于上述方法，知识抽取结果如表 6.14 所示，受篇幅限制，只对部分结果进行展示。

表 6.14 知识抽取结果（部分）

实体	关系	实体
慢性宫颈炎伴鳞化	病理检查结果	宫颈活检
慢性宫颈炎	引起	宫颈圆柱上皮向鳞状上皮转化
宫颈圆柱上皮向鳞状上皮转化	等同	鳞状上皮
鳞状上皮	检测	子宫颈 TCT
鳞状上皮	检测	HPV 检测
白带过多	导致	性交出血
物理疗法	包括	激光
慢性宫颈炎合并有鳞化	属于	慢性炎症
鳞化	简称	鳞状上皮化生
宫颈腺体囊肿	引发	慢性宫颈炎病变
宫颈轻度糜烂	引发	慢性宫颈炎病变
慢性宫颈炎病变	治疗原则	药物干预
药物干预	无效后采用	物理疗法
宫颈炎	预防方法	多锻炼身体
月经卫生	不做好	免疫力下降
细菌感染	导致	宫颈炎
宫颈炎	宫颈息肉	并发症
组织增生	导致	宫颈息肉
宫颈息肉	导致	性生活出血
宫颈息肉	导致	白带出现血丝
炎症性反应	部位	骶韧带
不孕不育	导致	局部出现大量白细胞
局部出现大量白细胞	导致	吞噬精子
宫颈炎	发病部位	女性子宫颈
急性宫颈炎	检查症状	黏液脓性分泌物
慢性宫颈炎	病因	宫颈损伤
……	……	……

通过此过程，面向 39 健康网共抽取与宫颈炎相关的 15869 个实体和 7658 个关系，覆盖前面提及的所有实体类型与关系。

6.3.3　面向在线健康社区的宫颈炎知识融合

在实现面向在线健康社区的宫颈炎知识抽取后，获得了大量的实体及关系。但知识来源的多样化造成了大量关联关系模糊、数据质量参差、知识重复等问题，其中医学实体多元指代问题尤为突出。在利用机器学习所获得的知识抽取结果中，存在一词多义及一义多词等实体和关系描述情况。例如，宫颈糜烂这一实体的别名为宫颈柱状上皮异位、子宫糜烂，患者的表述经常以宫颈糜烂与子宫糜烂为主，但某些专业场景下可能会出现宫颈柱状上皮异位的表述，这就需要通过知识融合建立起上述三个实体之间的连接，将其统一表述为宫颈糜烂。为将不同来源的知识放置于同一框架规范中，全面提升数据质量，消除多源信息的错误、冲突和冗余问题，本节采用 4.3 节中所提出的知识融合方法，开展数据层知识融合。表 6.15 展示了几例典型的实体融合与关系融合结果。

表 6.15　知识融合部分结果展示

实体融合		关系融合	
融合前	融合后	融合前	融合后
宫颈糜烂 子宫糜烂 宫颈柱状上皮异位	宫颈糜烂	引起 造成 使	造成
抗菌素 抗生素	抗菌素	引发 导致	
抗宫炎片	抗宫炎片 宫炎平胶囊	包括 涵盖 涉及	包括

表 6.15 中，宫颈糜烂、子宫糜烂及宫颈柱状上皮异位均指代同一实体宫颈糜烂，属异形同义的合并问题。抗宫炎片扩展为抗宫炎片、宫炎平胶囊的意思是，已存在一个三元组<宫颈炎，药物治疗，抗宫炎片>，而从其他数据来源中获取了另一药品实体宫炎平胶囊，同样可用于宫颈炎的治疗，此时可以添加实体宫炎平胶囊，与之对应，还应添加一条关系即药物治疗。

在线健康社区中虽然包含大量有关宫颈炎的知识，但其知识结构并不全面，这就导致所构建的知识图谱存在一定的缺失，因此需要集成外部知识库实现与当前知识图谱的合并。在这一过程中，除涉及上述数据层的知识融合外，还需要进行本体层融合。本书选择《医学主题词表》与春雨医生疾病知识库作为待合并的外部知识库。《医学主题词表》是美国国家医学图书馆编制的权威性主题词表，是一部规范化且可扩充的动态性叙词表，如图 6.21 所示，其结构化词表结构可用于完善宫颈炎相关实体的层级关系与未包含实体。春雨医生疾病知识库所涉疾病种类丰富，且对疾病知识均进行了疾病介绍、高发群体、传染性、症状、检查、诊断/鉴别、治疗、护理、饮食宜忌等方面的归纳总结，与已构建的图谱顶层框架存在较大的映射可能，如图 6.22。故将上述两者作为本书实施知识融合时的外部知识库。

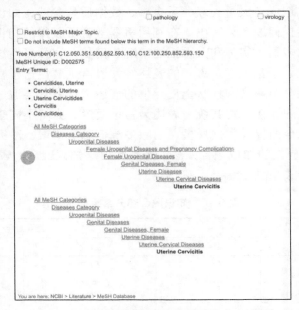

图 6.21 《医学主题词表》中宫颈炎知识界面

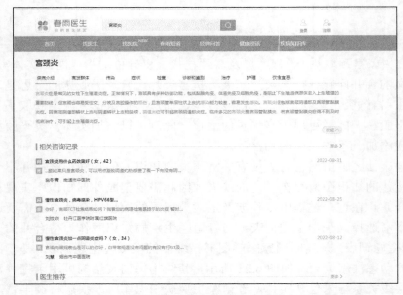

图 6.22 春雨医生疾病知识库中宫颈炎知识界面

通过上述外部知识库的引入，在数据层中可有效实现实体、属性与关系的融合。例如，宫颈炎包括了宫颈阴道部炎及宫颈管黏膜炎，但由于临床多见的宫颈炎为宫颈管黏膜炎，因此，可将所抽取的宫颈炎实体与春雨医生疾病知识库中的宫颈管黏膜炎这一主题词对应，并进行映射，添加"其他名称"关系（图6.23）。cMeSH 词表提供了疾病间的层级与并列关系，因此可以参照 cMeSH 词表的规则，为宫颈炎实体划分两个下位类实体，即急性宫颈炎和慢性宫颈炎（图6.24）。

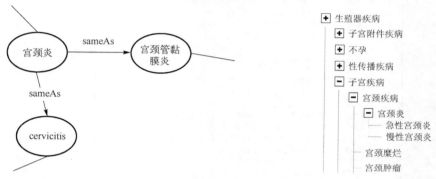

图 6.23　宫颈炎实体融合（部分）　　　图 6.24　宫颈炎疾病知识的层级划分（部分）

与此同时，由于外部数据的引入，涉及知识库间的知识融合，故除上述数据层融合外，还涉及模式层融合。在模式层融合中，不改变现有的图谱顶层框架，仅进行与外部数据库知识体系间的映射。例如，本书抽取一类实体属性类型为"别名"，但在春雨医生知识库中此类属性类型被称为"即"，此时，则需要进行模式层的映射，如表 6.16 所示。

表 6.16　知识融合部分结果展示

原文本句举例	映射前	映射后
阴道炎即阴道炎症	即	
宫颈炎别名：宫颈炎症	别名	
宫颈炎又名宫颈管黏膜炎	又名	别名
宫颈炎又称宫颈管炎	又称	

由此可见，模式层融合旨在建立与外部数据库知识体系间的映射关系及映射规则，不仅可以将更多的领域知识体系纳入所构建的知识图谱中，还可以指导数据层中实体、属性与关系的融合。至此，按照上述方法，对面向在线健康社区的宫颈炎实体与关系进行融合，融合后的实体数量为 13615 个、关系数量为 6729 个。

6.3.4　面向在线健康社区的宫颈炎领域知识图谱存储

按照"知识抽取-知识融合-知识存储"的基本流程，在实现宫颈炎领域知识抽取与知识融合后，随即开展其图谱存储与可视化展示。本书采用 Neo4j 图形数据库对宫颈炎领域知识图谱进行结构化存储，在此之前，需将知识抽取结果转换为 Neo4j 可接受的数据格式，部分结果如图 6.25 所示。

```
['宫颈炎','complication','盆腔炎性疾病（PID）']
['宫颈炎','complication','不孕']
['宫颈炎','symptom','白带增多']
['宫颈炎','symptom','腰腹部酸痛']
['宫颈炎','symptom','外阴病痒或刺痛']
['宫颈炎','symptom','尿频']
['宫颈炎','symptom','排尿时刺痛']
['宫颈炎','symptom','阴道异常出血']
['宫颈炎','symptom','性交出血']
['宫颈炎','canEat','饮食清淡']
['宫颈炎','canEat','蔬菜']
['宫颈炎','canEat','水果']
['宫颈炎','canEat','瘦肉']
['宫颈炎','canEat','鸡肉']
['宫颈炎','checkingMethod','分泌物涂片革兰染色']
['宫颈炎','checkingMethod','淋球菌培养']
['宫颈炎','checkingMethod','核酸检测']
['宫颈炎','treatmentMethod','药物治疗']
['宫颈炎','treatmentMethod','饮食控制']
['宫颈炎','treatmentMethod','物理治疗']
['宫颈炎','treatmentMethod','中医治疗']
['宫颈炎','sickPeople','女']
['宫颈炎','causeBy','宫颈损伤']
['宫颈炎','causeBy','性传播疾病病原体感染']
['宫颈炎','causeBy','内源性病原体感染']
['宫颈炎','causeBy','激素失调']
['宫颈炎','causeBy','过敏']
```

图 6.25　转换后的实体抽取结果(部分)

完成数据转换之后，在 Neo4j 中进行图谱展示。随着查询的关系越多，知识图谱的节点越密集，形成的图谱也越复杂。为进一步了解三元组之间的关系，本节利用相关数据构建了更少实体及实体关系节点，以便更加清晰地观察节点与节点之间的关系。图 6.26 展示了面向在线社区的宫颈炎部分实体知识图谱。

图 6.26 中显示了疾病(宫颈炎)、并发症(盆腔炎性疾病、不孕)、发病部位(子宫颈)、医疗科室(妇科、泌尿科)、诊断/检查项目(分泌物涂片革兰染色、酶联免疫吸附试验、白带常规、核酸检测、淋球菌培养)、治疗手段(药物治疗、饮食控制、手术治疗、物理治疗)、性别(女)、病因(宫颈损伤、性传播疾病病原体感染、激素失调、过敏)、症状(白带增多、腰腹部酸痛、尿频、性交出血、阴道异常出血)、药品/药物(头孢菌素类药物、头孢霉素类药物、四环素类药物、氨基糖苷类药物、大环内酯类药物、氟喹诺酮类药物、抗病毒药物)、宜吃(饮食清淡、蔬菜、水果、瘦肉)、忌吃(甜食、酒、煎炸类食物、辛辣刺激食物)。通过该知识图谱可以较为直观地了解宫颈炎疾病的相关知识，也为实现在线健康社区的分面检索、智能问答、场景化智慧推荐提供了必要依据。

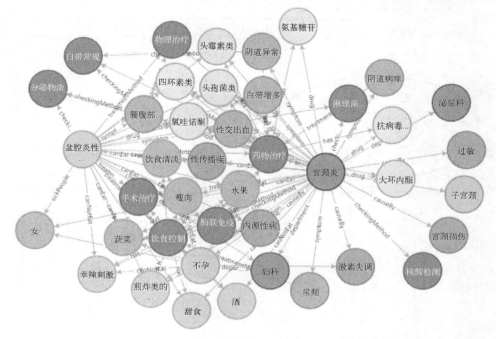

图 6.26　覆盖 76 条实体关系的宫颈炎疾病知识图谱

6.4　基于宫颈炎疾病知识图谱的在线健康社区智慧服务实现

6.2 节借助于 LDA 模型、Apriori 算法识别用户对宫颈炎知识的需求，6.3 节构建了面向在线健康社区的领域知识图谱，为实现在线健康社区知识服务建立了全景知识库。本节则直接聚焦在线健康社区智慧服务的实现路径，以用户知识需求为目标导向，以知识图谱为资源语义化组织工具，以 39 健康网为应用背景，分别实施分面检索、智慧问答、场景化智慧推荐三类服务功能。

6.4.1　基于领域知识图谱的在线健康社区语义化分面检索实现

由于在线健康社区用户交流内容是非结构化方式，且其中的信息内容并未得到有效的标注，因此检索结果交互界面大多以线性形式对健康信息资源进行展示。较之传统的信息资源展示及其单一的分类或主题导航方式，本书借助于已构建的医学知识图谱，可以将检索词、分面、焦点与医学知识图谱中的实体对应，由此形成在线健康社区多维分面导航体系，帮助用户在检索健康信息过程中，快速匹配其需求。这类检索方式充分保留了健康信息内容的多样性，同时更符合用户利用主题导航信息的行为习惯。实现分面检索系统的思路如图 6.27 所示。

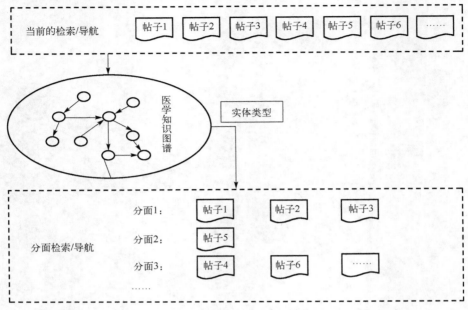

图 6.27　基于医学知识图谱的 39 健康网分面检索系统设计思路

按照 5.2.1 节中提及分面检索模型的构建过程,在实证研究中也将从分面体系框架、分面及焦点排序、分面与焦点展现控制三个方面,对面向宫颈炎领域的分面检索服务进行展示。

1.　面向宫颈炎领域的分面体系框架

结合 5.2.2 节中的分面体系框架与宫颈炎疾病特征的基础上,确定其核心检索概念的分面体系框架,如表 6.17 所示。

表 6.17　面向宫颈炎领域的分面体系框架

大类	分面	亚面	焦点
疾病	疾病名		宫颈炎、阴道炎、盆腔炎……
	并发症		盆腔炎性疾病
			不孕
			……
	传染性		传染
			不传染
症状	症状		白带增多
			腰腹部酸痛
			……
病因	病因		宫颈损伤

续表

大类	分面	亚面	焦点
病因	病因		性传播疾病病原体感染
			……
部位	发病部位		子宫颈
医院	医院	医院等级	三级甲等
			三级乙等
		……	……
医生	医生	医生职称	主任医师
			副主任医师
		……	……
医疗科室	医疗科室名称		妇科
			产科
			妇产科
诊断/检查	诊断/检查项目	化学检查	分泌物涂片革兰染色
			淋球菌培养
		……	……
治疗	治疗手段	手术治疗	微创手术
			激光手术
		……	……
药品(药物)	药品(药物)	西药	头孢菌素类药物
			头孢霉素类药物
		……	……
饮食控制	宜吃	水果	苹果
			香蕉
		……	……
	忌吃	酒水饮料	啤酒
			白酒
		……	……
日常护理	日常护理	适宜	注意卫生
			适当运动
			清淡饮食
		……	……

　　需要指出的是，由于疾病固有的特征，面向宫颈炎疾病所构建的分面体系较之其他疾病也会存在一定区别。本节充分考虑 6.2 节所获取的宫颈炎知识需求特征与 6.3 节构建的宫颈炎领域知识图谱实体/属性/关系具体情况，对分面体系框架进行适

当调整，其主要原因就是为了充分满足用户知识需求。若是用户针对某一知识性内容无任何需求，即使知识图谱中对该知识单元涉及的实体/属性/关系有所体现，上述实体/属性/关系也不会以分面、亚面或是焦点形式呈现在本节所构建的分面体系中。本节对 5.2 节中所构建的在线健康分面体系框架的调整如下。

(1)删除患者分面，这是由于宫颈炎疾病多发生在育龄女性群体中，不具备遗传性，且任何年龄段均有可能患此疾病，因此，在该框架中将该大类剔除。

(2)信息质量评价的权威性、时效性、相关性等问题，可能是每一个用户在进行每次信息查询时都会关心的内容，信息质量分面一般辅助用户提升检索结果质量，故考虑将 UGC 内容质量评价分面设置为高级选项，并未直接列入该分面体系框架中。

(3)在选择焦点时，综合考虑语料库中出现且被大众熟知的名词，而并非直接选择知识图谱中的节点，但分面与分面、分面与焦点、焦点与焦点间的关系，均依据知识图谱实体、属性与关系确定。

(4)一部分分面或焦点采用固定顺序，而大多数分面或者焦点将会随着检索词的不同而发生较大的动态变化，如某一具体疾病可能涉及的患病部位是有限的，而并非将所有部位都以焦点的形式出现在分面中。

(5)医生分面设置医生职称与医生性别两个亚面，这是由于此类疾病隐私性较强，有些患者只愿意寻求女性医生帮助。

(6)医院分面，设置医院地域、医院等级、医院名称、是否医保四个亚面，在线健康社区中医院地域这一亚面时常具有至关重要的作用，这是由于当患者无法满足在线健康社区获取所需知识且需要查询线下就医方式时，一定会考虑地域方面的因素，如本市医院、本省医院、全国医院等。

基于上述分析可认识到，即使在 5.2.3 节中构建了基于知识图谱的在线健康社区分面体系框架，但依然会因为特定疾病的特殊性及其引发的知识需求的差异性，而使得其分面体系框架发生一定的变化。

2. 分面排序与焦点排序

依据 5.2.3 节对宫颈炎相关分面进行半固定化排序，由于宫颈炎属于疾病名分面，与其他大类中的分面都可以直接关联，语义距离为 1，因而其余分面都需显示（患者分面已剔除）。此外，在线健康社区中的用户需求主题主要囊括"是什么"与"怎么做"两方面，当用户以宫颈炎为关键词进行检索时，可以推测出用户的需求主题偏向于"怎么做"，这时应优先向用户展现诊断治疗和自我管理相关的分面，即治疗手段、药品(药物)、医疗科室、诊断/检查项目、宜吃、忌吃、日常护理分面排在前面。

由于实证研究展示需要，抽取已有数据集中关于宫颈炎的问诊-回复帖数量为

551 条，以人工形式对这 551 条帖子进行分面划分后得到各分面的覆盖率，需要说明的是治疗手段分面的覆盖率将药品(药物)分面的覆盖率计算在内，最终得到的结合语义关联强度与分面覆盖率的分面排序如表 6.18 所示。

表 6.18　宫颈炎疾病为例的分面排序结果

范畴	分面	各分面与疾病分面的语义关联强度	分面覆盖率/%
诊断治疗	治疗手段	1	63.64
	药品(药物)	1	52.73
	医生	1	0.00
	医院	1	0.00
	医疗科室名称	1	0.00
	诊断/检查项目	1	40.00
自我管理	日常护理	1	58.18
	宜吃	1	9.36
	忌吃	1	8.76
明确病情	病因	1	18.18
	症状	1	45.45
	并发症	1	0.00
	传染性	1	0.00
	发病部位	1	0.00

由于表 6.18 中的分面排序中并未涉及医疗科室名称、并发症、传染性、发病部位、医生、医院六个分面，因此，在进行焦点排序时不会列出这六个分面及其焦点。通过对患者问诊帖的详细分析，发现在该网站中医生和医院很少会直接出现于患者提问中，患者提问较多的仍以治疗手段、日常护理、饮食事项为主。

以宫颈炎为例的焦点排序依据 5.2.3 节中的方法进行，即先查询出各分面中与宫颈炎语义关联强度为 1 的焦点，然后在已有的 551 条宫颈炎相关帖子中计算这些焦点的覆盖率，最终得到一个面向宫颈炎领域的焦点排序方案(表 6.19)。可以看出，宫颈炎疾病中较大一部分为慢性疾病，患者极为关注日常护理、饮食等方面的知识性内容。从另一方面也说明，这类女性疾病在一段时间内若无法得到医治，患慢性疾病的可能性极大，且有可能发展为更为严重的宫颈癌病变。因此，女性健康问题更应得到广泛的关注，在线健康社区中的妇科疾病知识普及与提供势在必行。

表 6.19　面向宫颈炎领域的焦点排序结果

分面	语义关联强度为 1 的焦点及其覆盖率
治疗手段	药物治疗 (52.73%)、物理治疗 (12.73%)、手术治疗 (10.91%)

分面	语义关联强度为 1 的焦点及其覆盖率
药品(药物)	外用栓剂(25.45%)、中成药(21.82%)、抗真菌类药物(16.36%)、抗生素药物(5.45%)
诊断/检查项目	宫颈细胞学检查(TCT)(27.27%)、阴道镜手术(9.09%)、淋球菌培养(3.64%)、白带常规(3.64%)、妇科彩超(1.82%)
日常护理	注意卫生(50.91%)、清淡饮食(18.18%)、适当运动(9.09%)
忌吃	辛辣刺激食物(10.91%)、辣椒(7.27%)、寒凉食物(3.64%)
宜吃	水果(5.45%)、蔬菜(5.45%)、高蛋白食品(1.82%)
病因	病原体感染(10.91%)、宫颈受损(7.27%)、激素失调(3.64%)
症状	白带增多(30.91%)、腰腹部酸痛(21.82%)、外阴瘙痒(10.91%)、阴道出血(9.09%)、性交疼痛(7.27%)

3. 分面展现控制

在健康信息检索过程中，对用户而言，以最小的努力满足更多的健康需求是非常重要的，这就要求在线健康社区建设者不断对检索系统进行优化。除此之外，用户体验也是在线健康社区建设者应该关注的方面，而健康信息展现方式与用户体验息息相关。因此，本书在满足用户需求的基础上，以用户体验为首要目标制定分面展现策略。首先，分面导航体系置于页面的左端，并且在页面的上方设置检索框，用户既可以点击分面中的焦点检索，也可以使用检索框进行检索。其次，在检索框的下方设有高级选项，用户可根据相应的需求对返回的结果集进行排列。再次，为了不增加用户的视觉负担，各分面中的焦点展现数量设置为四个，其余焦点则省略，当用户点击展开，再全部展开该分面的所有焦点。此外，若某一亚面中的焦点少于四个，则将该亚面下的焦点上移一个等级，缓解焦点路径过深问题。最后，页面的翻页方式采用下滑翻页形式，用户不需要点击"下一页"进行翻页。

4. 分面检索原型展示与对比分析

通过上述分析可以发现，借助于知识图谱所构建的宫颈炎领域分面检索系统，能够极大地提升检索效率，且不给用户造成认知与知识获取的负担，节省了用户在知识获取过程中的时间与精力，所反馈的检索结果无论是从数量上还是质量上，都能够在一定程度上满足用户需求。故基于知识图谱的在线健康社区分面检索系统，一方面以用户查询意图为目标，为其提供优质的反馈结果，从而提升信息检索效率；另一方面直观呈现了知识图谱在分面体系设置、焦点选择、分面排序、焦点排序中的重要作用，发挥其优势，为分面检索系统构建提供逻辑性关联与常识性背景，使知识单元并非孤立存在，而是以实体-属性-属性值、实体-关系-实体等多维方式呈现知识与知识间的关联关系，辅助用户进行知识获取。

本节以 39 健康网妇科版块为例进行了原型系统的开发，并与原版块中的检索结果进行对比分析。图 6.28 和图 6.29 展示了 39 健康网妇科版块初始页面与原型系统的初始页面。

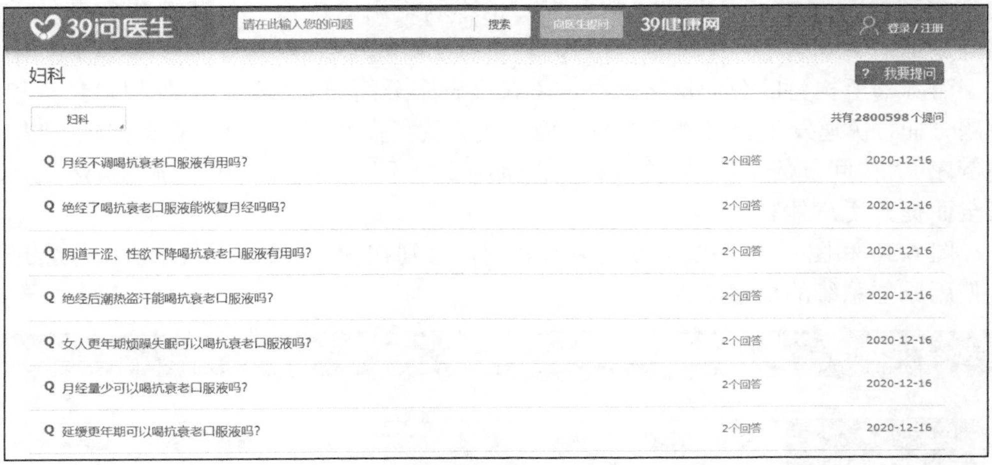

图 6.28　39 健康网中妇科问答版块初始页面

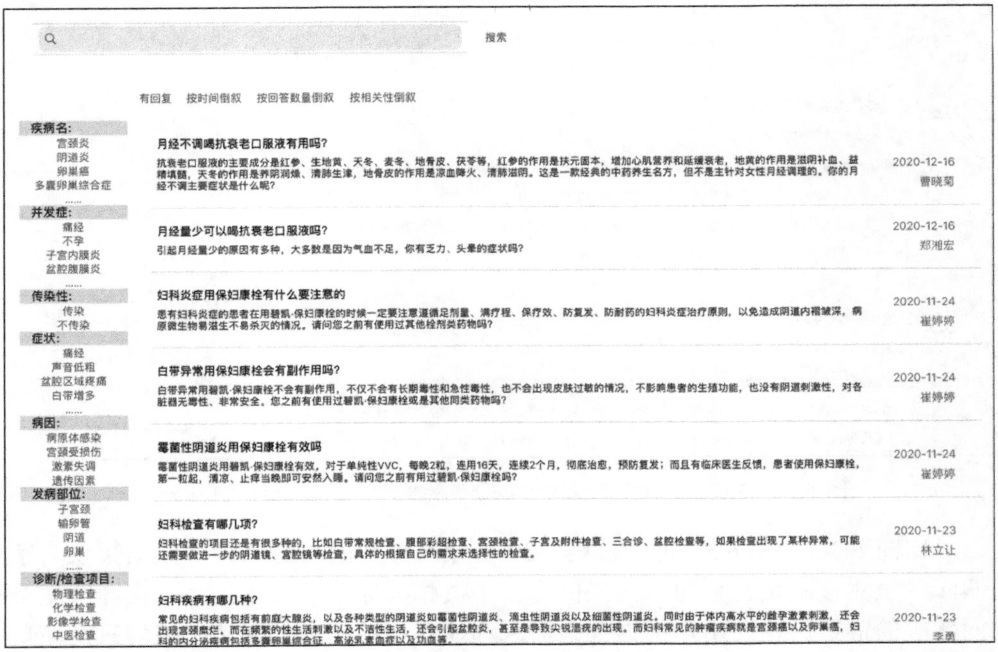

图 6.29　原型系统的初始页面（部分）

39 健康网原妇科问答版块的初始页面中，检索框旁提供了"向医生提问"的功能，适用于希望直接与医生交流的用户。而对于不愿与医生交流的用户，该版块中的健康帖仅按照时间倒序排列，用户只能使用检索框进行检索或者依靠浏览的方式查找，增加了用户的视觉负担，也不利于用户快速、便捷地找到自己所需的健康信息。

　　而本书所构建的分面检索原型，不仅设置了分面导航体系，方便用户预览相关主题分面，快速发现自身健康需求，而且还设置了高级选项，从"有无回复""按时间倒序""按回复数量倒序""按相关性倒序"等不同维度辅助用户筛选健康帖，从而全面提升用户体验。

　　图 6.30 和图 6.31 是以宫颈炎为检索词，分别在 39 健康网妇科版块的检索结果及使用原型系统的检索结果。

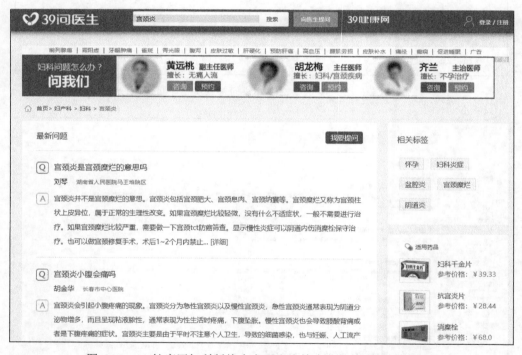

图 6.30　39 健康网妇科版块中宫颈炎为检索词的检索结果（部分）

　　对比图 6.30 和图 6.31 可以发现，39 健康网妇科版块返回的检索结果仅为字词的匹配。虽然该版块在页面右侧提供了宫颈炎相关标签、适用药品、推荐医生及热门问题等的链接，辅助用户根据健康需求选择某一链接进行跳转，但均只是简单的罗列，其间并未存在语义关联。分面检索原型尝试分析用户的查询意图，即检索宫颈炎这一疾病时，应该优先展现宫颈炎的诊断治疗相关分面信息，并且根据分面的优先程度返回具体的检索结果。

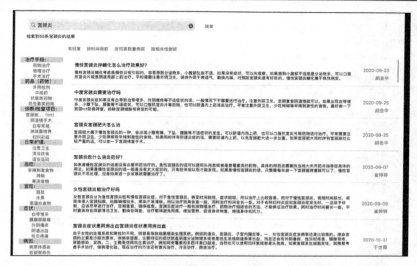

图 6.31　原型系统中宫颈炎为检索词的检索结果(部分)

在 39 健康网妇科版块以宫颈炎的药物治疗为检索词,返回了相关帖子、推荐医生、宫颈炎相关介绍、推荐搜索等的链接(图 6.32),可从多方面帮助用户满足健康需求,但还存在改进的空间。由于查找的是宫颈炎的药物治疗信息,因而应该聚焦于药物治疗方法和具体的药品(药物)上,不建议向用户返回较为宽泛的健康信息,如宫颈炎的别名、相关部位、并发症、症状等信息。分面检索原型根据宫颈炎的药物治疗这一检索目标,进一步细化用户的检索需求,向用户返回具体的药品(药物)相关的健康帖子(图 6.33)。

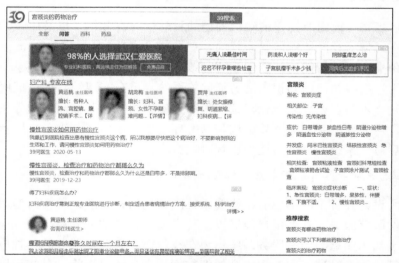

图 6.32　39 健康网妇科版块中以宫颈炎的药物治疗为检索词的检索结果(部分)

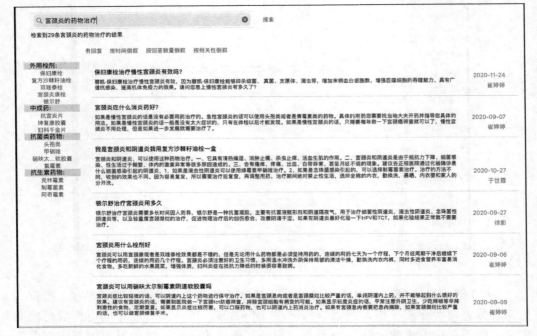

图 6.33　　原型系统以宫颈炎的药物治疗为检索词的检索结果(部分)

综上，本节在宫颈炎领域知识图谱的基础上，进行了分面体系框架构建与分面及焦点排序，实现了基于医学知识图谱的在线健康社区语义化分面检索应用实例。

6.4.2　基于知识图谱的疾病智能问答服务实现

为进一步实现前面所构建的知识图谱的科学性与有效性，以及所设计的基于知识图谱的在线健康社区智能问答系统的合理性与可用性，本节基于 Django 框架设计了针对宫颈炎疾病的智能问答原型系统。该系统结合网页前后端组建了一套较为完备的支持用户在线访问的知识图谱智能问答系统，旨在实现针对用户健康需求提问的精确回复。本节在充分分析以宫颈炎疾病为应用领域的智能问答服务系统开发需求基础上，对其原型系统的整体架构与开发环境进行说明，并进一步展示系统运行效果，最后对该系统的功能与性能进行测试。

1. 在线健康社区智能问答服务系统开发的需求分析

本节所设计并将予以实现的在线健康社区智能问答系统，旨在为健康信息消费者提供辅助医疗服务，帮助用户能够以一种方便、快捷的方式精准定位所需的健康信息。基于知识图谱的问答服务系统作为在线健康社区智能服务的一种应用方式，不仅可以满足用户精准获取知识内容的细粒度需求，还可以将大量知识以结构化形式存储在知识图谱中，为后续实现知识推理与知识发现提供有利途径，其系统开发需求主要表现在以下两个方面。

(1)用户需求层面。普通用户面对较为常见、简单的疾病时，只希望了解与该疾病相关的某些信息，如某疾病的治疗方式、预防措施，或者是就医途径、挂号科室等，通过问答方式与系统进行交互，得到自己所需要的答案是一种简单易行且能够很好保护其个人隐私的良好方法。传统搜索引擎对于用户查询的具体方式是通过问题的关键词进行精确或模糊检索得到反馈信息，不仅所呈现的信息不够直观，且反馈至用户的答案还需要用户进一步筛选与总结，信息服务的精准化程度低、智能化效果不佳，甚至有时一些错误或断章取义的信息还会误导用户做出错误的判断。而面向在线健康社区所进行的智能问答系统构建，尽管所面对的仍是用户自然语言的提问，但会经过问题分类、语义解析、知识图谱查询等多个过程后针对特定问题提供答案，以及针对复杂问题尽可能提供答案的排序，使得反馈答案的精准化程度大大提升，从而实现在线健康社区智慧服务。

(2)可行性分析。从技术层面来说，本节所构建的在线健康社区智能问答系统，较为关键的实现模块已经在 5.3 节中进行了详细描述，即知识图谱模块、用户问题解析与答案获取模块及人机交互模块。其中第 4 章中全面描述了知识图谱的构建流程与技术方法，并在 6.3 节中选择予以实现，最终形成的领域知识图谱存储于 Neo4j 图数据库中，整个知识图谱构建过程中使用的开发语言均是开放性的，实现技术方案也较为成熟，程序可移植性较强。而在用户问题解析与答案获取模块，应用的 BERT 分类模型、基于 Bi-LSTM+CRF 的实体抽取及基于语义相似度的知识检索和图检索，其技术与算法均是有实施依据的，因此本节所构建的基于知识图谱的在线健康社区智能问答系统，在具体的技术实现上具有很强的可行性。而从经济可行性上来说，在线健康社区本身就拥有规模较大且极为稳定的用户群体，在此基础上提供智能问答服务就是为了解决当前社会医疗方面的迫切需求，从而适应市场需求，为民众提供健康知识方面的精准化服务。综上，无论从技术还是经济上，本节所设计并实现的基于知识图谱的在线健康社区智能问答系统均具有良好的可行性。

2. 在线健康社区智能问答服务系统整体架构与开发环境

本节所设计的智能问答服务系统，以面向在线健康社区的医学知识图谱为依据，主要由三个系统模块组成，即 5.3 节中所呈现的数据获取与处理模块、知识图谱构建模块及问题分析与答案获取模块。在原型系统具体开发过程中，其构建过程主要包括以下步骤。首先，在用户输入提问后进行词典匹配，识别出用户提问中是否存在现有医学主题词表或医疗实体关键词库中的关键词，若不存在，则通过计算语义相似度进行模糊匹配，以达到对用户检索进行扩展的作用，避免检索结果为空的情况出现。由此获取医学主题词表或医疗实体关键词库外的语义相似实体集合，并进行存储。然后对用户提问进行解析，识别出问句中的实体，根据已经建立的常见用户问句类型，借助 5.3.2 节中已构建的问句特征词库，对用户提问进行分类，如果出现诸如特征词识别错误或无法与现有模板类型匹配而导致该方法没有分类成功的情况，则通过 BERT 分类算法得到用户提问的意图分类。最后将得到的实体信息和查询意图信息解析成可在知识图谱中查询的语句，借助于已构建的知识图谱，基于模板匹配和语义分析这两种方式获取问题的答案。系统实现流程如图 6.34 所示。

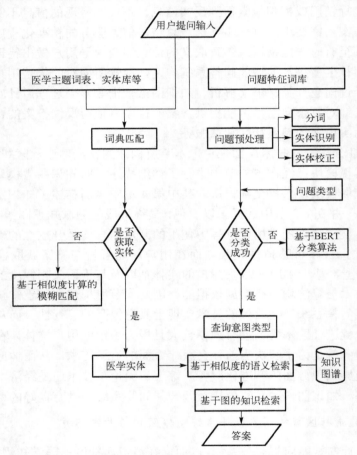

图 6.34　在线健康社区智能问答原型系统开发流程

　　最终，所设计的在线健康智能问答服务系统主要功能是解析用于以自然语言所提出的各类问题，并依据知识图谱返回一个较为精准的自然语言答案，有效实现系统的人机交互。

　　在开发阶段，使用基于 Python 的 Django 网页开发框架实现该系统前后端数据的交互。Django 是一种全面、大规模的开源网页设计框架，采用经典的 MVC 架构，能够实现业务模型、用户界面与控制器的分类，使系统更具有迁移性，这也能够使开发后的智能问答系统与本书中涉及的分面检索系统、场景化推荐系统嵌入与对接，并共同为用户提供智慧服务。除此之外，Django 还具备强大的后台功能，通过代码就能够轻易实现一个丰富、动态的数据库操作 API，采用正则匹配网址并传递到对应的函数。本节选择的开发语言为应用极为成熟与广泛的 Python 语言，其所具备的简洁性、易操作性等特征，能够有效处理大规模数据集，是目前人工智能领域与大数据应用领域最为流行的语言之一。在问句解析与深度学习时，采用 Pytorch 深度学习框架，数据库则采用 Neo4j 3.4.6 图数据库、MongoDB 4.0.9 非关系型数据，其原因就是为了契合知识图谱的存储方式，适应知识图谱结构数据的存储要求。具体来说，系统的开发环境如图 6.35 所示。

```
处理器：Intel(R)Core(TM)i6-5500UCPU@2.40GHz(2401 MHz)
显卡：Tesla P100-PCIE-16GB
操作系统：Windows 10 X64
计算机内存：16G
系统开发集成工具：PyCharm 2019.1.2 x64
数据库：Neo4j 3.4.6 图数据库、MongoDB 4.0.9 非关系型数据
```

图 6.35　系统运行环境

3. 在线健康社区智能问答服务系统运行效果展示

由图 6.34 所设计的在线健康社区智能问答原型系统开发流程可知，该系统的核心功能模块即为知识图谱构建模块、问题分析与答案获取模块，其中知识图谱模块已在 6.3 节中予以实现，该章节中涉及知识抽取、知识融合、知识存储等各个环节，可以说，已经面向在线健康社区这一特定的应用领域，构建起较为完善的且高效可用的医学知识图谱，同时针对本书所选择的宫颈炎疾病，系统展示了该疾病所涉及的实体、属性及其实体间关联关系，并进行了可视化展示。故在本节实现智能问答服务的环节中，将直接调用 6.3 节中构建的宫颈炎领域知识图谱。此外，本节所涉及的用户提问中的实体抽取，也将直接使用前面在知识图谱构建环节的知识抽取方法，此处则不再进行赘述。基于此，本节将重点针对用户查询意图分类与系统回答两个方面进行说明。

为了精确理解用户提问中健康方面的问题，在抽取问题中的实体后，还需要进一步对用户查询意图进行全面理解。在线健康社区中的用户提问方式多样，语言、用词都极为随意，故本书采用基于特征词与 BERT 的分类方法进行用户查询意图的分类。基于特征词的分类方法，是指通过建立问题特征词词库的方式，实现对用户查询意图的分类，其过程较为简单，即判断用户问题中是否存在问题特征词库中不同类型问题对应的特征词，并结合已确定的实体类型，确定用户提问

的具体意图。本书已在 5.3 节中展现了较为典型的实体类型所涉及的大部分特征词，即构建了较为完整的问句特征词词典。比如，针对疾病原因的提问中，所涉及的特征词大致包括"原因""成因""病因""为什么""怎么会""怎样才""怎样会""如何会""为何""如何才会""怎么才会""会导致""会造成"。而将实体类型与不同类型对应的特征词进行融合，能够有效表达出不同用户提问意图的信息。例如，"宫颈炎有哪些基本症状？"，通过实体抽取可以识别出其中的实体为宫颈炎，对应着知识图谱中的疾病实体类型，将该问题与问题特征词库进行联合对比与匹配时可以发现，其含有症状这一实体类型，即获取 symptom_words 类的特征词，从而可以得出该问题的意图是希望获取某疾病的症状。诸如此类，针对实体-实体类型这类的用户提问，本书所构建的基于知识图谱的在线健康社区智能问答系统将发挥出巨大的优势。

通过上述分析，较为集中的问题类型如表 6.20 所示。

表 6.20　针对宫颈炎疾病的典型提问

问题类型	查询意图	举例
disease_ symptom	疾病的症状	宫颈炎的症状是什么？
disease_ accompany	疾病的并发症	宫颈炎有什么并发症？
disease_ cause	疾病的原因	宫颈炎是如何引发的？
disease_ cureway	疾病的治疗方式	宫颈炎应该如何治疗？
disease_ prevent	疾病的预防措施	如何预防宫颈炎？
disease_check	疾病的检查项目	宫颈炎需要做什么检查？
disease_ nursing	疾病的护理	宫颈炎日常生活的注意事项
disease_ accompany	疾病的并发症	宫颈炎有什么并发症吗？

从表 6.20 中可以看出，借助特征词所进行的问题分类比较容易实施，也能够在用户提问特征词使用较为明确且正确时获取很好的效果。但正因为该方法对特征词的高度依赖，对于没有涵盖的特征词或者用户提问过于随意引发的分类不明问题，并没有得到有效解决。因此，本书考虑到在线健康社区用户提问的特殊性与随意性，将 BERT 分类算法作为基于特征词分类方法的补充。本书针对 5.3 节已构建的用户提问意图类型与编号，针对每种意图类型分别存储对应的问题数据。图 6.36 展示了第一类意图"疾病-症状"中部分问题数据。

通过遍历这些用户意图文件，按照 10:1:1 对训练集、验证集与测试集进行划分，利用问题训练集对 BERT 进行训练，再利用测试集对模型进行测试，最终得到所需的意图分类模型。当用户输入某一问题时，使用该算法进行分类，获取该问题的分类标签，从而最终得到该问题的意图类型。用户提问的分类结果如图 6.37 所示。系统模拟用户随机输入问题"宫颈炎有什么表现""宫炎平可以治疗什么疾病？""宫颈炎是由于什么引起的？",系统均能够解析所对应的意图类型,即 disease_symptom 类型、drug_disease 类型及 disease_cause 类型。

1	disease 的症状是什么
2	disease 有哪些症状
3	disease 症候是什么
4	disease 有哪些表征
5	disease 会有什么表现
6	disease 的症状是什么样的
7	disease 的特征是什么
8	disease 的表象有哪些

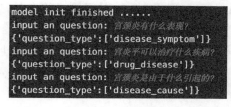

```
model init finished ......
input an question: 宫颈炎有什么表现?
{'question_type':['disease_symptom']}
input an question: 宫炎平可以治疗什么疾病?
{'question_type':['drug_disease']}
input an question: 宫颈炎是由于什么引起的?
{'question_type':['disease_cause']}
```

图 6.36　第一类意图类型的部分问题数据　　　　图 6.37　用户提问的意图分类结果

　　基于此,已实现对所有用户提问的意图分类,其意图类型对应已构建知识图谱中的关系和属性类型,问题中所包含的实体则对应已经构建知识图谱中的实体。如用户提问"宫颈炎有什么并发症吗?",其中实体是宫颈炎,对应着知识图谱中的实体类型为 disease,意图类型为 disease_accompany,则对应着知识图谱中的关系类型为并发症。结合所识别出的实体与意图类型,得到宫颈炎-并发症,而针对这一简单用户提问,以及知识图谱中的三元组存储方式,很容易在已知一个实体和关系的情况下,在知识图谱中获取与其相关的另一实体作为问题答案进行反馈。图 6.38 是本节所开发的在线健康社智能问答系统,其主要功能包括医学知识图谱的展示、用户问句中实体识别、用户意图识别、健康知识问答。

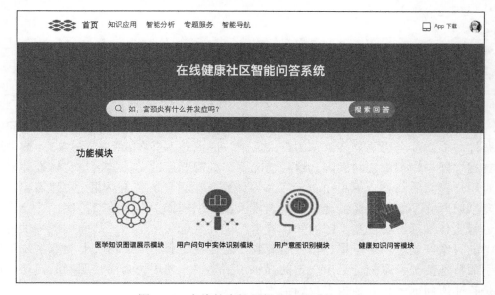

图 6.38　在线健康社区智能问答系统界面

　　用户将需要查询的问句输入至界面对话框中，如问句"宫颈炎有什么并发症吗？"，通过上述分析已经获知其实体宫颈炎对应知识图谱中的 disease 实体类型节点，该问题意图类型为 disease_accompany 对应知识图谱关系类型并发症，其查询语句为"match（m:Disease)-[r: '并发症']->(n) where m.name= '宫颈炎' return m.name, r.name, n.name"。而针对问题"什么是盆腔炎？"，其中的实体盆腔炎同样对应知识图谱中的 disease 实体类型节点，而问题意图类型则为 disease_desc 对应知识图谱属性类型疾病描述，故其查询语句可以写成"match（m:Disease）where m.name = '盆腔炎' return m.name, m.desc"。此后系统就会在存储于 Neo4j 中的知识图谱数据中进行知识查询，反馈结果如图 6.39 所示。

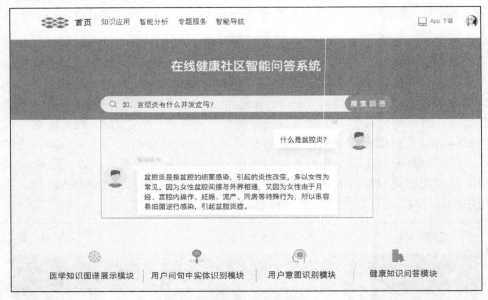

图 6.39　系统回答效果展示

　　值得注意的是，并非每一个问题均能在知识图谱中获取精准答案，用户提问的复杂性与多样性会影响复杂语句的查询需求，这也是本书在 5.3.3 节与 5.3.4 节中进行查询扩展与知识检索的原因。这种情况下，则需要通过实体链接与实体推理来完成对用户提问的回答。图 6.40 展示了本系统中复杂语句的查询结果。可以看出，这类复杂问题并不能直接通过现有的查询模板在知识图谱中直接获取答案，还要进一步进行实体推理，实现基于图的知识检索，扩大候选实体范围，从而提供可供用户参考的答案。当然，对于用户输入的问题，若存在逻辑错误、语义不明或系统无法识别的特殊情况，系统会给出一定的提示，指导用户使用更为简洁明确的问句，而不是答非所问或者将其他内容反馈给用户。

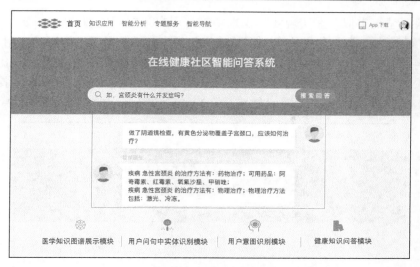

图 6.40　复杂语句查询效果展示

同时，为了使问答系统更加智能化，本书对系统的其他模块也进行了完善，增加了医学知识图谱的展示、用户问句中实体识别与用户意图识别功能。医学知识图谱的展示则依赖 6.3 节中已构建的知识图谱，针对所输入的问题与回答，对已构建的知识图谱进行切割与筛选，实现实体扩展深度为 3，即选择提问及回答中所涉及实体的三步内相关实体及其关系进行展示。图 6.41 展示了问题"宫颈炎有什么并发症吗？"及其回答，以及与上述提问、回答相关的知识图谱结构。

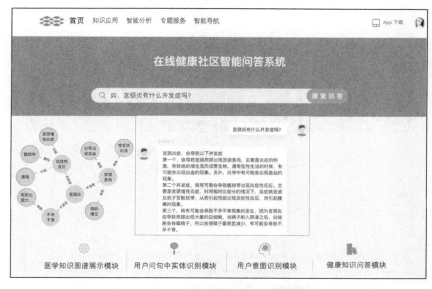

图 6.41　与提问及回答相关的知识图谱

　　与问题系统类似，在实现实体识别功能与用户意图识别功能时，通过用户输入的问句，可以直接获取其中的相关实体或问句类别，再根据问句类别确定用户意图。需要说明的是，该系统能够反馈的实体是知识图谱中已经存在的实体，若出现知识图谱中未涉及的实体，系统则默认寻找知识图谱其他相关实体，而并非直接使用问句中的实体。图 6.42 展示了在线健康社区智能问答系统中的实体识别模块。

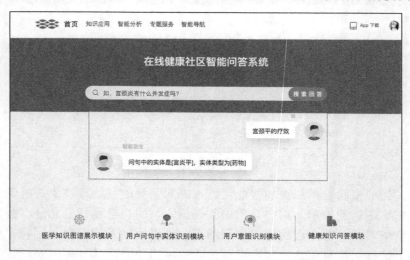

图 6.42　在线健康社区智能问答系统中的实体识别模块

　　图 6.43 展示了针对用户提问，进行问句类别分析后，所确定的用户查询意图，并将其反馈至用户。

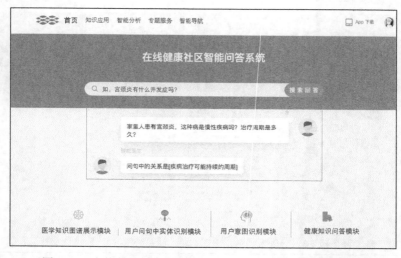

图 6.43　在线健康社区智能问答系统中的问句意图识别模块

4. 系统功能与性能测试

经过上述步骤，基于知识图谱的在线健康社区智能问答系统功能已经实现。为验证该系统的整体表现，下面将对系统进行简单的核心功能测试、性能测试与相应时长测试。

（1）核心功能测试。其主要目标是验证该系统主要功能即问答功能是否能够正常使用，是否出现答非所问的情况。由人工模拟用户向系统提问，系统返回答案。测试结果显示，系统问答功能可以达到预期目标。

（2）性能测试。受领域知识图谱规模限制，模拟用户向系统提出 100 条与宫颈炎疾病有关的咨询，测试系统回答准确率。鉴于问答系统需优先保证正确率，故对其计算方式重新定义如下：

$$准确率 = 系统正确回答的问题数量/问题总数 \qquad (6.1)$$

$$召回率 = 系统能回答的问题数量/问题总数 \qquad (6.2)$$

准确率这一评价指标需要对其进行人工标注来完成，该指标容易受标注人员的主观影响，系统能回答的问题数则直接取决于知识图谱的规模。测试方法采用网络问卷调查方式进行人工测评，邀请十名医学领域博士研究生，采集 100 条宫颈炎有关问题，每次随机收取 20 个问题进行测试，共实验五次，结果显示系统准确率达到85%左右，见表 6.21。

表 6.21　问答系统性能测试结果

实验序号	问句数量	答案正确数	答案反馈数	准确率	召回率
1	20	17	18	0.85	0.90
2	20	17	19	0.85	0.95
3	20	18	19	0.90	0.95
4	20	16	17	0.80	0.85
5	20	16	19	0.80	0.95

经过对上述 100 个问题的具体分析发现，系统未能给出正确答案或者未能进行反馈答案的问题主要是类似于图 6.40 中提出的复杂问题。

（3）响应时长测试。针对上述步骤中所提出的 100 个问题，均进行时长的记录。响应时间的计算方式如下：

$$平均响应时间 = 总时间/有效问题数量 \qquad (6.3)$$

表 6.22 记录了实验序号为 1～5 的系统响应时间。

表 6.22　部分用户提问的系统响应时长

实验序号	意图类型	中文含义	响应时间/s
1	disease_symptom	疾病的症状	2.55
2	disease_accompany	疾病的并发症	1.82
3	disease_drug	疾病的对症药品	2.12
4	disease_department	疾病的就诊科室	1.98
5	disease_desc	疾病描述	3.09

本节中有效问题数量按照性能测试结果计算，能够有效反馈的问题数量为 95 个，平均响应时长为 2.12s，用户能够在较短的时间得到系统对某一问题的回答。

6.4.3　融合知识图谱与用户画像的场景化智慧推荐服务实现

本书以在线健康社区用户需求为出发点，实现场景的划分，并根据场景划分的层次结构，提供以网页位置为划分依据的不同场景下的精准推荐策略。基于此，本节在构建在线健康社区用户画像的基础上，融合知识图谱和用户画像，分别实现社区首页的融合用户情境要素的热门信息推荐、详情页的融合用户病情和语义信息的同主题信息推荐、个人主页的基于用户兴趣的个性化推荐及发布页面的基于内容标注的标签推荐，以达到为用户精准提供更为合理的信息推荐的目的，最后对传统推荐和改进后的推荐结果进行比较分析。

1.　面向在线健康社区宫颈炎疾病的用户画像构建

(1)数据预处理。以宫颈炎疾病数据为例，在线健康社区用户标签属性可以分为用户基本属性标签(用户昵称、性别、年龄)、用户病情属性标签(症状、治疗方案)、用户信息行为属性标签(搜索、提供、分享)、用户能力属性标签(发帖总量、好友数)及用户情境属性标签(时间、位置)。用户数据兼具文本、布尔、数值类型，与概念格构建的出发点相去甚远，因此首先使用 RFM 模型筛选典型用户从而实现精细化运营。用户信息行为维度的数据，其数值形态较明显且难以进行概念区分，可用于典型用户的 RFM 模型构建，从而实现用户数据的再次精简，如图 6.44 所示。该模型虽然是电子商务平台惯常使用的客户关系管理模型，但已经有学者将其成功运用至在线健康社区。

对 103 名用户 RFM 三项指标的数值取均值进行比较，按每项高于平均值或低于均值分为八类，每种类型选择两名用户，共计 16 名典型用户。本书获取的 39 健康网用户数据中用户昵称加密，因此以"用户+数字"的形式标识，如表 6.23 所示。

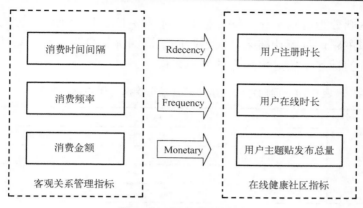

图 6.44　RFM 指标映射

表 6.23　宫颈炎在线健康社区 RFM 典型用户

用户 ID	R	F	M	用户 ID	R	F	M
用户 89	高	高	高	用户 19	高	高	低
用户 6				用户 9			
用户 5	高	低	高	用户 65	高	低	低
用户 101				用户 14			
用户 27	低	高	高	用户 17	低	高	低
用户 33				用户 50			
用户 48	低	低	高	用户 52	低	低	低
用户 73				用户 53			

(2)用户标签体系构建。概念格中的数据需呈现二值化形式,因此将对数据进行标准化,并对各标签维度实现逐一细分,如表 6.24 所示。本书中,在线健康社区用户标签属性大致可以从五个方面来展开,即自然属性标签、用户病情属性标签、用户信息行为标签、用户能力属性标签及用户情境属性标签。其中,用户自然属性标签包括用户性别和年龄,针对宫颈炎疾病的特殊性,将年龄具化为已婚或未婚可以更清晰地区分用户类型,本书以全国最新的初婚平均年龄 29 周岁来界定未婚和已婚,另外宫颈炎虽是女性特有的疾病,但社区中依然有男性用户,因此仍需对性别进行界定;用户能力属性标签包括用户内容生产能力和社交能力,其中内容生产能力用发帖总量来衡量,社交能力以用户好友数量衡量,好友数不为零的用户界定为社交型标签,好友数为零的用户则界定为非社交型用户;用户信息行为特征反映用户的需求,主要是指用户参与活动的类型,即搜索、提供及分享;用户病情属性标签分为三个部分,患病类型标签分为慢性宫颈炎、急性宫颈炎、其他,症状类标签分为白带增多、腰腹部酸痛、尿频、接触性出血、阴道异常出血、无特殊症状,治

疗方案类标签则分为药物治疗、饮食控制、手术治疗、物理治疗、预防；用户情境属性标签按照主题词频统计结果，表示时间层次的标签分为夏季、餐后、晚上、早上，表示位置的标签主要是由用户的城市来确定。

表 6.24　面向在线健康社区宫颈炎疾病的用户标签体系

用户自然属性标签			
年龄		A1	未婚：29 周岁以下
		A2	已婚：29 周岁及以上
性别		G1	男
		G2	女
用户病情属性标签			
患病类型		J1	慢性宫颈炎
		J2	急性宫颈炎
		J3	其他
症状		S1	白带增多
		S2	腰腹部酸痛
		S3	尿频
		S4	接触性出血
		S5	阴道异常出血
		S6	无特殊症状
治疗方案		C1	饮食控制
		C2	手术治疗
		C3	药物治疗
		C4	物理治疗
		C5	预防
用户能力属性标签			
社交能力		F1	社交型：好友数不为 0
		F2	非社交型：好友数为 0
内容生产能力		M1	内容生产能力强：发帖量>Avg
		M2	内容生产能力弱：发帖总量≤Avg
用户行为属性标签			
搜索	R1	搜索行为>Avg	浏览
	R2	搜索行为≤Avg	搜索 求助提问
提供	O1	提供行为>Avg	记叙描述
	O2	提供行为≤Avg	情感互动 评论帖
分享	M1	分享行为>Avg	知识分享
	M2	分享行为≤Avg	医疗广告

续表

用户情境属性标签		
时间	T1	夏季
	T2	餐后
	T3	晚上
	T4	早上
位置	P	所在城市

(3)用户画像的实现与分析。本书面向宫颈炎疾病实现在线健康社区用户画像构建，并对聚类结果进行分析，其实现过程分为以下几个步骤。

步骤 1　编辑 context。利用 Conexp 工具构建概念格，构建对象即 RFM 模型的 16 名典型用户，构建属性包括男、女、未婚、已婚、慢性宫颈炎、急性宫颈炎、其他、白带增多、腰腹部酸痛、尿频、接触性出血、阴道异常出血、无特殊症状、饮食控制、手术治疗、药物治疗、物理治疗、预防、社交型、非社交型、内容生产能力强、内容生产能力弱、搜索行为>Avg、搜索行为≤Avg、提供行为>Avg、提供行为≤Avg、分享行为>Avg、分享行为≤Avg。对于某些属性而言，其使用频率极低，分类效果十分有限，如其他、白带增多，context 如图 6.45 所示，共 28 个维度。其中 X 格代表布尔 1，即用户有该标签，空白格代表布尔 0，即用户没有该标签；越稀疏的矩阵则意味着具备该属性的对象数量越少。

A	B	C	D	E	F	G	H	I	J	K	L	M	N	O
	男	女	未婚	已婚	慢性宫颈炎	其他	急性宫颈炎	白带增多	腰腹部酸痛	接触性出血	尿频	阴道异常	饮食控制	手术治疗
用户89		X	X		X					X			X	X
用户6		X		X	X				X			X	X	X
用户5		X		X	X				X				X	X
用户101		X	X				X	X					X	
用户27	X		X					X				X	X	X
用户33	X		X		X					X	X			X
用户48	X		X			X				X	X			X
用户73		X	X		X					X	X			X
用户19		X		X	X			X				X	X	X
用户9	X			X	X							X	X	X
用户65	X		X		X			X				X		
用户14		X		X	X					X		X	X	X
用户17	X			X	X		X	X	X			X		X
用户50	X			X				X				X		
用户52		X		X	X			X				X		
用户53	X			X		X		X			X			

图 6.45　在线健康社区宫颈炎患者标签概念格(部分)

步骤 2　Lattice 用户画像生成。对构建好的概念形式标签生成 Lattice，得到整体 Hasse 图，如图 6.46 所示。其中每个圆形节点代表一个概念，节点越大说明能支持该概念成立的对象越多。

步骤 3　用户画像聚类。由 Lattice 进行用户画像聚类可以揭示各类型用户群体的主要特征，并借助属性出现的频率完成用户特征等级的排序，从而更为精准地构建用户画像。

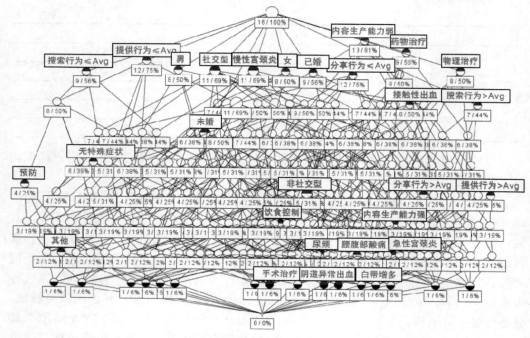

图 6.46　在线健康社区宫颈炎患者画像概念 Hasse 图

　　用户画像整体层次由上而下呈现属性重要程度递减的规律，根据其属性重要程度，可以将用户类型划分为四种类型，并以该类型中对象占比最大的标签命名，分别为内容生产能力较弱的群体、提供类行为较少的群体、社交型用户群体及患病类型为慢性宫颈炎的群体。各类型用户具有的属性及其数量，以及含有该属性对象数量、占比如表 6.25 所示。

表 6.25　在线健康社区宫颈炎患者类别及其属性-对象

序号	用户类别	属性		对象	
		数量	标签	数量	占比
1	内容生产能力较弱的群体	10	内容生产能力较弱、分享行为≤Avg、接触性出血、非社交型、尿频、腰腹部酸痛、急性宫颈炎、手术治疗、阴道异常出血、白带增多	13	81%
2	提供类行为较少的群体	8	提供行为≤Avg、饮食控制、非社交型、其他、接触性出血、手术治疗、急性宫颈炎、阴道异常出血	12	75%
3	社交型用户群体	8	社交型、其他、分享行为>Avg、提供行为>Avg、慢性宫颈炎、内容生产能力强、急性宫颈炎、手术治疗	11	69%
4	患病类型为慢性宫颈炎的群体	5	慢性宫颈炎、接触性出血、腰腹部酸痛、手术治疗、药物治疗	11	69%

（1）第一类，内容生产能力较弱的群体。该类群体具有的属性标签在六类用户群体中数量最多，包括内容生产能力较弱、分享行为≤Avg、接触性出血、非社交型、尿频、腰腹部酸痛、急性宫颈炎、手术治疗、阴道异常出血、白带增多，总计标签10 个，包含用户 13 人，占典型用户样本量的 81%。属性标签数量越多，对于该用户群体的描述便越精细，基于这部分标签构建的画像准确性就更强。点击总体 Hasse图的"内容生产能力弱"节点，可以展示与其相关的其他概念，如图 6.47 所示。此外，对该群体构建用户画像，并以词云的形式进行呈现，如图 6.48 所示。

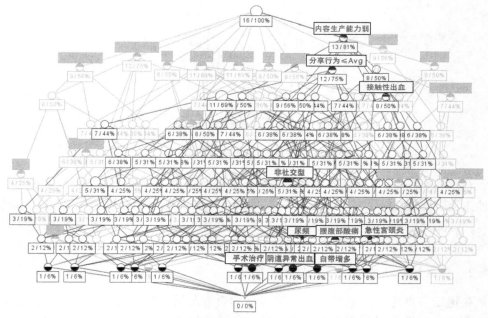

图 6.47　在线健康社区中内容生产能力弱的宫颈炎患者群体概念 Hasse 图

（2）第二类，提供类行为较少的群体。该类群体具有提供行为≤Avg、饮食控制、非社交型、其他、接触性出血、手术治疗、急性宫颈炎、阴道异常出血标签，包含用户 12 个，占据总样本量的 75%。该类用户包含两种患病类型的用户，急性宫颈炎的用户和患病情况不明的其他型用户，采用的治疗方案主要为饮食控制和手术治疗，主要表现症状为接触性或阴道异常导致的出血情况。

（3）第三类，社交型用户的群体。用户具有社交型、其他、分享行为>Avg、提供行为>Avg、慢性宫颈炎、内容生产能力强、急性宫颈炎、手术治疗标签，包含 11个用户，占总样本量的 69%。该类型用户的社交能力、内容生产能力、分享与提供行为均高于平均水平，包含慢性宫颈炎和急性宫颈炎两种疾病，治疗手段多采用手术治疗。

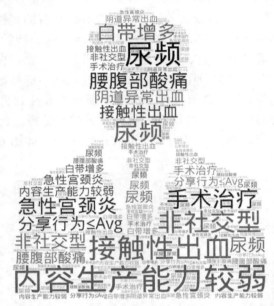

图 6.48　在线健康社区中内容生产能力弱的宫颈炎患者群体画像

（4）第四类，慢性宫颈炎患者群体。该类型用户包含患病类型为慢性宫颈炎、接触性出血、腰腹部酸痛、手术治疗、药物治疗标签，包含 11 个用户，占总样本量的 69%。这部分用户表现症状为接触性出血及腰腹部酸痛，治疗方案采用药物治疗及手术治疗。

2.　在线健康社区热门信息推荐实现

在论坛首页进行信息推荐时首要考量的要素是用户猎奇心理，而用户的信息需求与其所处的情境息息相关。例如，地理位置识别为武汉的用户，将会更关注所在地区可获取的药品信息及虚拟社区；时间季节识别为夏季的用户，则更加注重如夏季高发疾病的信息。故基于用户情境要素的信息推荐可以大幅提高用户的需求满意度，能够为用户推荐更为精准的信息。在实现层面，首先通过直接感知与间接感知相结合的方式，获取当前用户情境信息；在此基础上将粗糙的情境信息映射为用户画像中特征标签内容，包括季节、早晚时间段及城市名称；进而逐一计算其与待推荐信息的相似度，筛选出用户最可能喜欢的信息。社区首页的信息推荐效果如图 6.49 所示。

用户进入社区后，除满足用户对包括最新动态信息在内的新奇事物需要外，同时为用户提供当前较为醒目的日期管理，根据日程信息确定当前季节、节气，再结合用户当前时间为其提供与当下情境最为相关的热点信息。例如，通过用户的地理位置信息可以获取用户所在的城市，并为用户推荐城市相关的资讯信息。

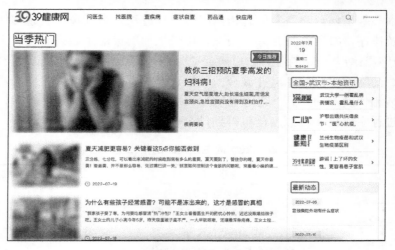

图 6.49　在线健康社区热门信息推荐结果

3.　在线健康社区同主题信息推荐实现

进入详情页的用户即已对该信息所属主题发生兴趣，由此出发，对语义相近主题进行筛选并提供给用户，能够给用户营造良好的社区氛围，吸引用户在兴趣的基础上更加全面、深入理解该主题内容。在推荐实现中，首要任务是对待推荐信息与当前信息的内容相似度及用户病情相似度加以计算，同时综合考虑待推荐信息的时效性、丰富性、热度等影响用户信息阅读的重要因素，从而为用户推荐能够引起其阅读兴趣并符合其当下需求的优质信息。具体推荐结果如图 6.50 所示。

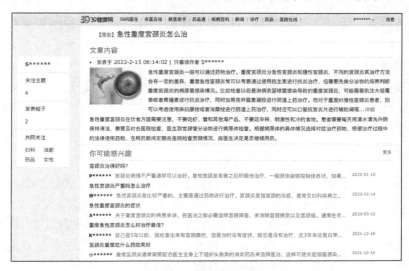

图 6.50　在线健康社区同主题信息推荐结果

　　根据本书基于病情和语义信息相似度的计算方法，得到按照主题相似度呈现的检索结果及排序，如表 6.26 所示。可见，用户当前阅读的主题内容包含多类型的内容信息，但需要结合病情特征，如患病类型为急性宫颈炎，治疗方案涉及饮食控制、物理治疗、药物治疗等信息，并结合新颖性、及时性阅读影响因素向其推荐语义相似度与病情相似度高的主题。患者当前感兴趣的实体是宫颈炎这一疾病，故围绕该疾病实体进行主题语义相似度计算得到排名前五的主题，并实施推荐。

表 6.26　同主题信息的相似度

帖子 ID	帖子标题	与主题相似度
[1]	宫颈炎治得好吗	0.812
[2]	急性宫颈炎严重吗怎么治疗	0.811
[3]	急性重度宫颈炎的症状	0.790
[4]	重度急性宫颈炎怎么样治疗最佳？	0.775
[5]	宫颈炎重度吃什么药效果好	0.752

　　4.　在线健康社区个性化推荐实现

　　对于在线健康社区而言，优质的社区分享知识可以给用户提供解决疑难病症的相关资源，辅助用户采取相应决策缓解当下疾病带来的困扰，良好的社区环境也能够为用户营造更为积极的经验分享、情感共鸣的氛围。因此本书的个性化推荐策略结合用户历史行为数据，综合考量在线健康社区内用户兴趣及用户社交需求，一方面通过用户历史参与主题构建兴趣模型，为用户推荐兴趣内容相似度高的信息列表，另一方面，依据用户的社交能力，为其推荐好友圈用户参与或发布的主题，从而激活社区内信息行为互动。同时还可以根据好友热度排序，即根据用户与好友之间交互自动累计一个参考值，数值越大，表示用户与这位好友互动越频繁，从而为用户推荐偏好相似的用户，并为其推荐好友用户浏览、参与和发布主题的相关信息。如图 6.51，根据用户画像构建兴趣模型，并借助知识图谱对推荐信息进行筛选，为用户推荐"夏天备孕，生殖专家建议这样吃""乳腺增生会发展成为乳腺癌吗？"等主题帖，同时推荐兴趣相似的好友。

　　5.　在线健康社区标签推荐实现

　　进入提问发布页面下的用户有着较为强烈的社区活动参与欲望，且有一定的求知欲或创作欲，虽然每个用户参与方式不同，如求助提问、日记、旅游或饮食照片、心灵鸡汤、广告或新闻转发评论等，但其目的还是希望引起其他用户的关注和共鸣。据此，对发帖内容进行合理标注有助于其他用户发现和参与该主题，在此场景下适合为用户提供主题、话题的短语式标签推荐。在实现上，本书基于用户历史行为挖掘用户对主题的兴趣度，并结合用户病情画像属性实现待推荐信息的主题提取，将其作为主题标签推送给用户，协助其进行发帖内容的标注。

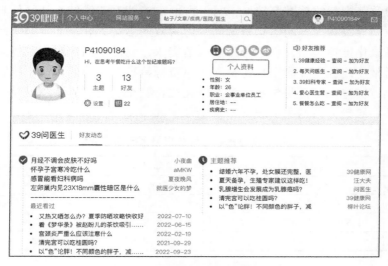

图 6.51　在线健康社区个性化推荐结果

如图 6.52 所示，根据分析用户历史参与行为，向正在发表帖子的用户推荐与其兴趣主题相似度高的宫颈炎、宫颈糜烂、减肥等标签，并向其推荐高阅读量的话题标签过敏性鼻炎、皮肤红疹等，以此鼓励用户参与社区活动。

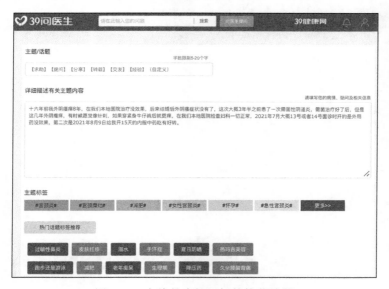

图 6.52　在线健康社区标签推荐结果

综上所述，现有的在线健康社区所实施的信息推荐明显存在智能化水平不足、个性化程度不高等问题，一方面，未考虑在线健康社区的用户特征、资源特征与场景特征，导致其推荐的精准度较低；另一方面，未能对在线健康社区信息资源实现有序化组织，导致其推荐的信息资源间缺乏有效的语义关联。而本书所制定的在线健康社区场景化推荐策略，更贴合患者病情需求，立足于用户画像和场景划分的机制，综合考量在线健康社区用户特征和信息资源特征，以不同场景下推荐结果的差异性为切入点实施推荐，与传统推荐策略相比，其个性化、智慧化、精准化程度均有较大提升，比较分析结果如表 6.27 所示。

表 6.27　本书推荐策略与传统推荐策略的差异化比较

	传统推荐模式	融合知识图谱和用户画像的场景化信息推荐策略
社区首页	热度、更新时间优先	情境要素映射，融入当季热点和本地热门
个人主页	供用户查看历史记录	提供个性化兴趣主题和好友动态推荐
详情页	主题内容信息和评论回复信息	主题内容下添加用户可能感兴趣的信息推荐
发布页面	标签热度优先展示	推荐用户常用标签和兴趣主题标签

第 7 章　总结与展望

本书 1～6 章以在线健康社区为研究对象，以知识图谱为技术手段，开展在线健康社区智慧服务研究。在识别在线健康社区用户知识需求及其关联关系的基础上，构建面向在线健康社区的医学知识图谱，据此探索基于知识图谱的在线健康社区智慧服务体系，并选择典型的应用场景进行实证研究。旨在验证所提出的方案或方法的合理性与科学性，从而为我国在线健康社区实施智慧服务提供有效的经验积累与启发。本章将对全书所做的理论研究与实践探索进行全面归纳总结，并以此启迪下一步研究的方向。

7.1　全　文　总　结

在深入调研在线健康社区知识管理与服务现状及知识图谱的应用实践后发现，当前在线健康社区知识管理与服务仍存在诸如用户知识需求理解精准度较低、资源组织序化程度不高、知识服务智慧化水平不足等问题。而知识图谱作为一种功能强大的知识组织工具，为在线健康社区知识管理与服务提供了合理、有效的技术手段，但在其应用的实际过程中仍存在一些现实问题，主要表现在以下两个方面。

(1) 在线健康社区知识管理与服务方面。伴随互联网和医疗健康领域的逐步渗透与深度融合，在线健康社区已引起了国家和学界的广泛关注，但其有效推广与应用仍存在较大阻力。一方面，以大数据为驱动的在线健康社区服务平台，其信息资源表现出显著的低质量、碎片化、无序性、多源异构等特征，致使信息来源的真实性、可靠性、权威性都有待考量，信息服务也存在着信息获取及资源导航方式单一、集成化程度不高、个性化程度较低等方面的问题，在线健康社区信息资源组织的语义化程度与信息资源服务的精准化程度均有待提升。另一方面，较之于传统的线下医疗服务方式及医学出版物信息资源获取方式不同，在线健康社区的用户在获取信息时，极易受自身教育水平、知识认知、知识获取能力的限制，其健康知识需求不明，从而导致在线健康社区知识组织与服务缺乏合理的目标导向，用户实现自我健康管理的难度较大。

(2) 知识图谱及其在医药卫生领域的应用方面。作为一种功能强大的语义组织工具，知识图谱强调实体、实体属性及实体间的关联关系，主要针对海量、多源、异构数据来源进行知识抽取、知识融合及知识应用，涉及知识表示、自然语言处理、机器学习等多种技术方法，目前已在医药卫生领域中得到了广泛的应用。然而，一方面知识图谱的构建过程较为复杂，现有研究基本聚焦于某个具体环节的零星技术与方法探索，如医学实体/属性/关系抽取、医学知识表示、医学实体消歧等，但针对在线健康社区这一特定应用领域的完整知识图谱构建过程研究还较少。另一方面，知识图谱虽已在语义搜索、智能问答、个性化推荐等应用方面积累了诸多有益经验，但并未集成上述多种服务方式，形成系统的在线健康社区知识服务体系，导致其知识服务升级与创新均受到限制，智能化、智慧化程度等均有待进一步提升。

  基于此，如何明确用户对健康知识的深入需求，实现海量、多源、异构在线健康社区信息资源的有序化组织，并以此为基础实施搜索、问答、推荐等服务方式，是在线健康社区知识服务真正走向"智慧化"的关键，亦是本书研究的关键内容。具体来说，本书涉及的具体研究工作包括以下几个方面。

  （1）从在线健康社区知识管理与服务、知识图谱构建及应用两个方面，对国内外研究现状进行全面梳理，分析了当前在线健康社区开展知识组织与服务实际过程中存在的不足，提出了以用户知识需求为导向，借助知识图谱技术，在实现在线健康社区信息资源高效知识组织的基础上，基于知识图谱构建在线健康社区智慧服务体系的技术方案，并对上述方案的可行性与科学性进行了分析。

  （2）从在线健康社区信息服务、用户信息需求及知识图谱三个方面，厘清了本书的理论基础。总结了在线健康社区的概念与类型、在线健康社区信息服务的内涵与特征、在线健康社区信息服务的内容与模式，聚焦在线健康社区信息服务、知识服务到智慧服务的演化过程；归纳了包括信息需求层次理论的基本内涵、信息需求状态与类型、信息需求语境模型、信息需求挖掘等用户信息需求理论与识别方法；梳理了知识图谱的内涵与外延、知识图谱的逻辑结构与技术架构、知识图谱构建方法与技术，以及知识图谱的具体应用场景。这些均为本书所作研究提供了必要的理论依据。

  （3）识别在线健康社区用户知识需求并挖掘其内在关联关系。从结构特征、内容特征与使用特征三个维度对在线健康社区用户知识需求特征进行全面分析，面向在线健康社区中的 UGC 数据，提出了基于 LDA 的用户健康知识需求识别方法，并实现基于聚类分析的用户健康知识需求主题簇构建。在此基础上，从逻辑思维和实际数据特点出发，提出基于改进 Apriori 算法的在线健康社区用户健康知识需求关联模型，旨在挖掘不同主题簇间的关联关系。

  （4）构建了面向在线健康社区的医学知识图谱。综合考量在线健康社区多源异构的资源特征与精细化的用户知识需求特征后，搭建了面向在线健康社区的医学知识图谱框架，并对知识图谱中的实体类型、实体间主要关联关系进行了详细分析，以此指导知识图谱构建。此后，按照"知识抽取-知识融合-知识存储"的知识图谱构建一般流程，对医学知识图谱构建方案进行详细阐述，主要包括以下三个方面。

①基于 BiLSTM-CRF 模型实现医学实体识别、基于实体感知模型实现医学实体关系抽取，以此达到面向非结构化数据进行知识抽取的目的。

②在数据层中，实现实体融合、属性融合与关系融合；在模式层中，通过知识库选择与预处理、元素对齐、元素映射，实现图谱顶层框架与外部知识库知识体系的映射，从而消除错误及冗余知识、补全已有实体/属性及逻辑关系链条的目的。

③选择 Neo4j 属性图数据库作为知识图谱的存储方案，实现对知识图谱的结构化存储与可视化展示。

（5）搭建了基于知识图谱的在线健康社区智慧服务体系。在分析在线健康社区实现知识组织与智慧服务需求基础上，构建了基于知识图谱的在线健康社区智慧服务体系整体架构，并以此为依据提出实现在线健康社区智慧服务的三条具体路径，即语义化分面检索服务、交互式智能问答服务及场景化智慧推荐服务。具体来说：提出基于知识图谱的在线健康社区分面检索模型，从构建分面体系框架、制定分面排序及焦点排序方案、实施分面展现控制三个方面，实现在线健康社区语义化分面检索服务；提出基于知识图谱的在线健康社区交互式智能问答系统模型，通过问句解析、用户查询扩展、知识检索三个功能模块，实现在线健康社区智能问答服务；提出基于知识图谱的在线健康社区场景化智慧推荐模型，分析并选择三类典型推荐场景，制定了四种智慧化推荐策略，主要包括融合用户情境要素的热门推荐、基于用户兴趣的个性化推荐、融合用户病情与语义信息的同主题推荐及基于用户内容标注的标签推荐，从而实现在线健康社区场景化推荐服务。

（6）开展基于知识图谱的在线健康社区智慧服务实证研究。针对上述研究所提出的方案与方法，以宫颈炎为疾病案例，选择 39 健康网为基本数据来源开展实证研究。对 39 健康网中的宫颈炎相关问诊数据进行用户知识需求识别与关联关系分析，构建用户对宫颈炎知识需求网络；对多源异构数据实施知识抽取、知识融合任务，并借助 Neo4j 构建宫颈炎知识图谱；基于所识别的宫颈炎细粒度知识需求及构建的宫颈炎知识图谱，实施 39 健康网语义化分面检索、交互式智能问答及场景化智慧推荐三类智慧服务方式。

7.2　研究展望

在线健康社区开展知识组织与知识服务的重要性不言而喻，本书所进行的关于在线健康社区用户知识需求及其关联分析、知识图谱构建、智慧服务体系建设方面的研究，旨在为本领域开展智慧服务实践，真正实现"智慧医疗"，提供有益的经验借鉴。然而由于受个人精力、技术条件等方面的限制，研究还存在诸多不足。鉴于知识图谱相关技术的不断更新与发展、在线健康社区数据来源增长迅速，后续的研究工作将着重克服以下几个方面的问题。

(1)数据来源问题。一方面，在进行用户知识需求识别时，所有的数据来源大多均为在线健康社区问诊文本，即为用户明确表达的知识需求，而如何从用户行为数据、日志数据中识别用户并未明确表达的知识需求，还需要进一步探索。故在后续研究中，仍需深入挖掘基于用户客观状态与意识层次的隐性知识需求，并对其进行语义化表达。另一方面，在知识图谱构建过程中，虽然涉及结构化、半结构化及非结构化数据，但数据来源大多为某特定在线健康社区，而诸如期刊、图书、诊断手册等能够对知识图谱构建产生重要指导作用的文献信息资源，还未被完全应用于知识图谱构建中。故后续研究中需进一步扩大知识来源的覆盖范围，深入考虑多模态数字资源，尤其是音视频资源在知识图谱构建中的重要作用。

(2)方法优化问题。本书在知识图谱的构建环节，涵盖了知识抽取、知识融合及知识存储等诸多过程，涉及实体相似度计算、实体链接、机器学习等多种技术方法，这些方法均在构建知识图谱时发挥了重要作用。后续研究如何对上述方法进一步地优化与完善，全面提升知识图谱质量，则显得尤为重要。此外，实体抽取与关系抽取准确度、知识融合效果，甚至是整个知识图谱的质量，都需得到进一步验证，这也是后续研究亟待解决的问题。

(3)应用场景问题。本书所开展的在线健康社区智慧服务研究，是通过三种服务路径实现的，即分面检索服务、智能问答服务及智慧推荐服务，但面向在线健康社区的智慧服务到底包括了哪些方面、涉及哪些要素、实现路径如何进行优化等问题，都有待进一步考量。故在后续研究中，将着重对在线健康社区智慧服务所涉及的要素及要素的关联关系进行详细分析，并由此探索更为全面的在线健康社区智慧服务体系。

综上，本书的研究与探索还有诸多值得继续完善与深化的内容，仍需进一步投入研究时间与研究精力，创新与实践知识图谱的相关技术方法，推动在线健康社区信息服务向智慧服务的不断发展。

参 考 文 献

[1] 石静, 厉臣璐, 钱宇星, 等. 国内外健康问答社区用户信息需求对比研究——基于主题和时间视角的实证分析[J]. 数据分析与知识发现, 2019, 3(5): 1-10.

[2] 王秀红, 沈世玲. 农民工健康信息获取影响因素研究[J]. 图书情报工作, 2020, 64(8): 103-110.

[3] 中国互联网络信息中心. 第 48 次中国互联网络发展状况统计报告[R/OL]. https://www.cnnic.cn/NMediaFile/old_attach/P020210915523670981527.pdf[2022-7-10].

[4] Bing W. Patient continued use of online health care communities: web mining of patient-doctor communication[J]. Journal of Medical Internet Research, 2018, 20(4): e126.

[5] 于保荣, 杨瑾, 宫习飞, 等. 中国互联网医疗的发展历程、商业模式及宏观影响因素[J]. 山东大学学报(医学版), 2019, 57(8): 39-52.

[6] 周晓英, 裴俊良. 健康信息学的学科范畴与中国健康信息学的发展——兼述健康信息学学科建设与发展学术研讨会[J]. 中国图书馆学报, 2022, 48(2): 76-93.

[7] 新华社. 国务院办公厅印发《关于促进"互联网+医疗健康"发展的意见》[EB/OL]. http://www.gov.cn/xinwen/2018-04/28/content_5286707.htm[2022-7-27].

[8] 季璐, 柯青. 基于眼动证据的在线健康社区用户信息浏览行为及影响因素研究[J]. 情报理论与实践, 2021, 44(2): 136-146.

[9] 姜婷婷, 郭倩, 徐亚苹, 等. 证据类型对在线健康信息标题选择的影响:眼动实验与启示[J]. 图书情报工作, 2020, 64(19): 61-70.

[10] 邓胜利, 赵海平. 用户视角下网络健康信息质量评价标准框架构建研究[J]. 图书情报工作, 2017, 61(21): 30-39.

[11] Shen J, Zhu P P, Xu M. Knowledge sharing of online health community based on cognitive neuroscience[J]. NeuroQuantology, 2018, 16(5): 476-480.

[12] 朱庆华, 杨梦晴, 赵宇翔, 等. 健康信息行为研究:溯源、范畴与展望[J]. 中国图书馆学报, 2022, 48(2): 94-107.

[13] Pier C, Shandley K A, Fisher J L, et al. Identifying the health and mental health information needs of people with coronary heart disease, with and without depression[J]. Medical Journal of Australia, 2008, 188(12): S142.

[14] 熊回香, 代沁泉, 梅潇. 面向在线医疗社区的慢病知识服务模型构建[J]. 情报理论与实践, 2020, 43(6): 123-130.

[15] 张海涛, 宋拓, 周红磊, 等. 基于谱聚类的虚拟健康社区知识聚合方法研究[J]. 图书情报

工作, 2020, 64(8): 134-140.

[16]　钱宇星, 周华阳, 周利琴, 等. 老年在线社区用户健康信息需求挖掘研究[J]. 现代情报, 2019, 39(6): 59-69.

[17]　曹树金, 闫欣阳. 社会化问答网站用户健康信息需求的演变研究——以糖尿病为例[J]. 现代情报, 2019, 39(6): 3-15.

[18]　Da Rosa Tavares J E, Victória Barbosa J L. Apollo SignSound: an intelligent system applied to ubiquitous healthcare of deaf people[J]. Journal of Reliable Intelligent Environments, 2021, 7(2): 157-170.

[19]　Rodríguez-Blanco L, Carballo J J, de León S, et al. User profiles of electronic ecological momentary assessment in outpatient child and adolescent mental health services[J]. Revista de Psiquiatría Y Salud Mental, 2020. S1888-9891(20)30025-2.

[20]　Aalipour E, Ghazisaeedi M, Moghadam M, et al. A minimum data set of user profile or electronic health record for chemical warfare victims' recommender system[J]. Journal of Family Medicine and Primary Care, 2020, 9(6): 2995.

[21]　李岩, 郭凤英, 翟兴, 等. 基于 jieba 中文分词的在线医疗网站医生画像研究[J]. 医学信息学杂志, 2020, 41(7): 14-18.

[22]　佟金铎, 郭凤英, 翟兴, 等. 基于用户画像的患者就医影响因素研究[J]. 医学信息, 2021, 34(2): 11-14.

[23]　姚华彦, 张鑫金, 何萍. 基于大数据的患者画像标签体系构建方法及应用研究[J]. 中国卫生信息管理杂志, 2019, 16(6): 667-671.

[24]　Lu Y J, Zhang P Z, Liu J F, et al. Health-Related hot topic detection in online communities using text clustering[J]. PLoS One, 2013, 8(2): e56221.

[25]　司莉, 舒婵. 在线医疗社区医患群体及问答记录特征研究——以"好大夫在线"糖尿病主题分析为例[J]. 图书馆论坛, 2019, 39(7): 99-105.

[26]　张超, 王效俐. 在线医生社区中关注关系网络形成机理研究[J]. 中国卫生事业管理, 2020, 37(3): 175-179.

[27]　吴江, 刘冠君, 胡仙. 在线医疗健康研究的系统综述: 研究热点、主题演化和研究方法[J]. 数据分析与知识发现, 2019, 3(4): 2-12.

[28]　成全, 蒋世辉. 面向用户需求的多源在线健康社区信息多层级融合框架研究[J]. 情报理论与实践, 2022, 45(3): 103-109.

[29]　施亦龙, 许鑫. 中美在线问答社区中的自闭症信息分析[J]. 中华医学图书情报杂志, 2015, 24(4): 5-8.

[30]　翟姗姗, 潘英增, 胡畔, 等. UGC 挖掘中的在线医疗社区分面体系构建与实现[J]. 图书情报工作, 2020, 64(9): 114-121.

[31]　陈果, 肖璐, 孙建军. 面向网络社区的分面式导航体系构建——以丁香园心血管论坛为例

[J]. 情报理论与实践, 2017, 40(10): 112-116.

[32] 傅泽平, 陈果. 网络社区领域概念共现关系分析及应用——以丁香园眼科论坛为例[J]. 信息资源管理学报, 2019, 9(2): 103-108, 128.

[33] Terol R M, Martínez-Barco P, Palomar M. A knowledge based method for the medical question answering problem[J]. Computers in Biology and Medicine, 2007, 37(10): 1511-1521.

[34] Lee M, Cimino J, Zhu H R, et al. Beyond information retrieval—medicalquestion answering[C]. Proceedings of the AMIA Annual Symposium Proceedings, 2006: 469-473.

[35] 马费成, 周利琴. 面向智慧健康的知识管理与服务[J]. 中国图书馆学报, 2018, 44(5): 4-19.

[36] 王凯, 潘玮, 杨枢, 等. 基于模糊概念格的丁香园社区用户多粒度画像研究[J]. 情报理论与实践, 2020, 43(8): 103-111.

[37] Li L, Deng Z. A system dynamics approach of users' dynamic behavior for mobile services in academic library[J]. Libri, 2017, 67(3): 165-177.

[38] 张佳琳. 基于移动轨迹融合的旅游阅读推荐服务[J]. 图书馆论坛, 2021, 41(1): 111-118.

[39] 刘峤, 李杨, 段宏, 等. 知识图谱构建技术综述[J]. 计算机研究与发展, 2016, 53(3): 582-600.

[40] 姜赢, 张婧, 朱玲萱. 面向 Cytoscape 平台的关联数据知识图谱概览抽取与可视化[J]. 数据分析与知识发现, 2017, 1(3): 29-37.

[41] 陈华钧. 从数据互联到万物互联[EB/OL]. http://www.cipsc.org.cn/kg3/[2022-7-27].

[42] 许鑫, 杨佳颖. 国外语义网研究现状与动向——基于 2002—2018 年 ISWC 会议[J]. 情报学报, 2020, 39(7): 761-776.

[43] 田玲, 张谨川, 张晋豪, 等. 知识图谱综述——表示、构建、推理与知识超图理论[J]. 计算机应用, 2021, 41(8): 2161-2186.

[44] Akbik A, A Löser. KrakeN: N-ary facts in open information extraction[J]. Proceedings of the Joint Workshop on Automatic Knowledge Base Construction and Web Scale Knowledge Extraction, 2012, (6): 52-56.

[45] Auer S, Bizer C, Kobilarov G, et al. Dbpedia: A Nucleus for A Web of Open Data[M]. Berlin: Springer, 2007: 722-735.

[46] Bean D L, Riloff E. Unsupervised learning of contextual role knowledge for coreference resolution[C]. Proceedings of the Human Language Technology Conference of the North American Chapter of the Association for Computational Linguistics: HLT-NAACL 2004, 2004: 297-304.

[47] Qin P D, Xu W R, Wang W Y. Robust distant supervision relation extraction via deep reinforcement learning[C]. Proceedings of the 56th Annual Meeting of the Association for Computational Linguistics. 2018: 2137-2147.

[48] Feng J, Huang M L, Zhao L, et al. Reinforcement learning for relation classification from noisy data[C]. Proceedings of the 32nd AAAI Conference on Artificial Intelligence. 2018: 5779-

5786.

[49] 廖开际, 黄琼影, 席运江. 在线医疗社区问答文本的知识图谱构建研究[J]. 情报科学, 2021, 39(3): 51-59, 75.

[50] 杨佳琦. 基于中文自然语言处理的糖尿病知识图谱构建[D]. 包头: 内蒙古科技大学, 2020.

[51] 奥德玛, 杨云飞, 穗志方, 等. 中文医学知识图谱 CMeKG 构建初探[J]. 中文信息学报, 2019, 33(10): 1-9.

[52] 聂莉莉, 李传富, 许晓倩, 等. 人工智能在医学诊断知识图谱构建中的应用研究[J]. 医学信息学杂志, 2018, 39(6): 7-12.

[53] Jayaraman S, Tao L, Gai K, et al. Drug side effects data representation and full spectrum inferencing using knowledge graphs in intelligent telehealth[C]. 2016 IEEE 3rd International Conference on Cyber Security and Cloud Computing (CSCloud). IEEE, 2016: 289-294.

[54] Pham T, Tao X, Zhang J, et al. Constructing a knowledge-based heterogeneous information graph for medical health status classification[J]. Health Information Science and Systems, 2020, 8(1): s1-s14.

[55] 梅祎, 王亚东. 基于本体的疾病关联搜索方法的研究[J]. 智能计算机与应用, 2020, 10(1): 233-236.

[56] 于彤, 刘静, 贾李蓉, 等. 大型中医药知识图谱构建研究[J]. 中国数字医学, 2015, 10(3): 80-82.

[57] Beyer K M M, Comstock S, Seagren R. Disease maps as context for community mapping: a methodological approach for linking confidential health information with local geographical knowledge for community health research[J]. Journal of Community Health, 2010, 35(6): 635-644.

[58] 李贺, 刘嘉宇, 李世钰, 等. 基于疾病知识图谱的自动问答系统优化研究[J]. 数据分析与知识发现, 2021, 5(5): 115-126.

[59] Shen Y, Deng Y, Yang M, et al. Knowledge-aware attentive neural network for ranking question answer pairs[C]. The 41st International ACM SIGIR Conference on Research & Development in Information Retrieval, 2018: 901-904.

[60] 王继伟, 梁怀众, 樊伟, 等. 基于中文医疗知识图谱的智能问答系统设计与实现方法[J]. 中国数字医学, 2021, 16(2): 54-58.

[61] Wellman B. An electronic group is virtually a social network[J]. Culture of the Internet, 1997, 4: 179-205.

[62] Demiris G. The diffusion of virtual communities in health care: concepts and challenges[J]. Patient Education and Counseling, 2006, 62(2): 178-188.

[63] Yan L, Peng J, Tan Y. Network dynamics: how can we find patients like us?[J]. Information Systems Research, 2015, 26(3): 496-512.

[64] 马骋宇, 王启桢. 在线健康服务平台医生采纳行为及影响因素研究[J]. 中国卫生政策研究, 2018, 11(6): 68-73.

[65] 李莹莹. 在线健康社区医生服务价格的影响因素研究[D]. 哈尔滨: 哈尔滨工业大学, 2016.

[66] Hashim K F, Tan F B, Andrade A D. Continuous knowledge contribution behavior in business online communities[C]. International Conference on Information Resources Management, 2011: 233-239.

[67] 金唐. 在线健康信息服务对高血压患者用药依从性的影响分析[D]. 武汉: 华中科技大学, 2020.

[68] 盛姝, 黄奇, 郭进京, 等. 基于知识库与案例库的在线健康社区诊疗解决方案自动推理模型研究[J]. 情报科学, 2022, 40(5): 161-172.

[69] 崔阳. 在线健康社区场景化推荐模型研究[D]. 长春: 吉林大学, 2019.

[70] 黄清芬. 用户信息需求探析[J]. 情报杂志, 2004, (7): 38-40.

[71] Maslow A H. A theory of human motivation[J]. Psychological Review, 1943, 50(4): 370-396.

[72] 胡昌平. 现代信息管理机制研究[M]. 武汉: 武汉大学出版社, 2004.

[73] 李贺, 张世颖. 国内外网络用户信息需求研究综述[J]. 图书情报工作, 2014, 58(5): 111-123.

[74] Wilson T D. On user studies and information needs[J]. Journal of Documentation, 1981, 37(6): 658-670.

[75] Taylor R S. The process of asking questions[J]. Journal of the Association for Information Science and Technology, 1962, 13(4): 391-396.

[76] 邓胜利, 孙高岭. 面向推荐服务的用户信息需求转化模型构建[J]. 情报理论与实践, 2009, 32(6): 14-17, 50.

[77] Ingwersen P. Cognitive perspectives of information retrieval interaction: elements of a cognitive IR theory[J]. Journal of Documentation, 1996, 52(1): 3-5.

[78] Reijo S. Conceptualizing information need in context[J]. Information Research, 2012, 17(4): 534-547.

[79] Armstrong N, Powell J. Patient perspectives on health advice posted on Internet discussion boards: a qualitative study[J]. Health Expectations, 2009, 12(3): 313-320.

[80] Schultz P N, Stava C, Beck M L, et al. Internet message board use by patients with cancer and their families[J]. Clinical Journal of Oncology Nursing, 2003, 7(6): 663-667.

[81] Rodgers S, Chen Q. Internet community group participation: psychosocial benefits for women with breast cancer[J]. Journal of Computer-Mediated Communication, 2005, 10(4): 1-27.

[82] Kingod N, Cleal B, Wahlberg A, et al. Online peer-to-peer communities in the daily lives of people with chronic illness: a qualitative systematic review[J]. Qualitative Health Research, 2017, 27(1): 89-99.

[83]　Attard A, Coulson N S. A thematic analysis of patient communication in Parkinson's disease online support group discussion forums[J]. Computers in Human Behavior, 2012, 28(2): 500-506.

[84]　Bekhuis T, Kreinacke M, Spallek H, et al. Using natural language processing to enable in-depth analysis of clinical messages posted to an internet mailing list: a feasibility study[J]. Journal of Medical Internet Research, 2011, 13(4): e98.

[85]　Zhou L, Srinivasan P. Concept space comparisons: explorations with five health domains[J]. AMIA Annual Symposium Proceedings. AMIA Symposium, 2005: 874.

[86]　Chen A T. Exploring online support spaces: using cluster analysis to examine breast cancer, diabetes and fibromyalgia support groups[J]. Patient Education & Counseling, 2012, 87(2): 250-257.

[87]　Chee B, Berlin R, Schatz B. Measuring population health using personal health messages[J]. AMIA Annual Symposium Proceedings. AMIA Symposium, 2009: 92-96.

[88]　Vydiswaran V, Zhai C, Roth D. Gauging the internet doctor: ranking medical claims based on community knowledge[C]. Proceedings of the 2011 Workshop on Data Mining for Medicine and Healthcare, 2011: 42-51.

[89]　Qiu B, Zhao K, Mitra P, et al. Get online support, feel better--sentiment analysis and dynamics in an online cancer survivor community[C]. 2011 IEEE 3rd International Conference on Privacy, Security, Risk and Trust and 2011 IEEE 3rd International Conference on Social Computing. IEEE, 2011: 274-281.

[90]　熊回香, 夏立新. 自然语言处理技术在中文全文检索中的应用[J]. 情报理论与实践, 2008, (3): 432-435.

[91]　何铠. 基于自然语言处理的文本分类研究与应用[D]. 南京: 南京邮电大学, 2020.

[92]　怀宝兴, 宝腾飞, 祝恒书, 等. 一种基于概率主题模型的命名实体链接方法[J]. 软件学报, 2014, 25(9): 2076-2087.

[93]　王志, 夏士雄, 牛强. 本体知识库的自然语言查询重写研究[J]. 微电子学与计算机, 2009, 26(8): 137-139.

[94]　常亮, 张伟涛, 古天龙, 等. 知识图谱的推荐系统综述[J]. 智能系统学报, 2019, 14(2): 207-216.

[95]　中华人民共和国中央人民政府. 《关于深入推进"互联网+医疗健康""五个一"服务行动的通知》[EB/OL]. http://www.gov.cn/zhengce/zhengceku/2020-12/10/content_5568777.htm [2022-2-26].

[96]　陈静, 张璐, 陆泉. 突发公共卫生事件中大学生健康信息需求动因与主题研究[J]. 图书情报工作, 2021, 65(6): 82-92.

[97]　张馨遥. 健康信息需求研究的内容与意义[J]. 医学与社会, 2010, 23(1): 51-53.

[98] 严秀芬, 杨少贤. 浅谈网络环境下用户信息需求对信息资源建设的影响[J]. 现代情报, 2004, (5): 186-187.

[99] 丁宇. 网络信息用户需求的特点与利用特征及规律浅析[J]. 情报理论与实践, 2003, (5): 412-414, 446.

[100] 张鑫. 在线健康社区用户参与行为的类型及偏好研究[J]. 情报资料工作, 2019, 40(5): 84-91.

[101] Syed S, Spruit M. Full-text or abstract? Examining topic coherence scores using latent Dirichlet allocation[C]. 2017 IEEE International Conference on Data Science and Advanced Analytics (DSAA), 2017: 165-174.

[102] 崔洁, 陈德华, 乐嘉锦. 基于 EMR 的乳腺肿瘤知识图谱构建研究[J]. 计算机应用与软件, 2017, (12): 128-132.

[103] Zhou Y, Qi X, Huang Y, et al. Research on construction and application of TCM knowledge graph based on Ancient Chinese Texts[C]. IEEE/WIC/ACM International Conference on Web Intelligence-Companion Volume, 2019: 144-147.

[104] Xiu X, Qian Q, Wu S. Construction of a digestive system tumor knowledge graph based on Chinese electronic medical records: development and usability study[J]. JMIR Medical Informatics, 2020, 8(10): e18287.

[105] 李宏伟, 史培中, 张素智. 一种高效 web 数据抽取包装器的设计与实现[J]. 计算机技术与发展, 2009, 19(2): 123-126.

[106] 蒋德焕. 基于上下文感知的医疗实体及关系联合抽取方法[D]. 哈尔滨: 哈尔滨工业大学, 2021.

[107] 周利琴. 面向智慧健康的多源异构知识融合研究[D]. 武汉: 武汉大学, 2019.

[108] Disease Ontology[EB/OL]. http://disease-ontology.org/[2022-1-16].

[109] 化柏林, 李广建. 从多维视角看数据时代的智慧情报[J]. 情报理论与实践, 2016, 39(2): 5-9.

[110] 张力元, 王军. 古籍数据库分面分类体系设计研究[J]. 图书馆建设, 2021, (3): 56-61.

[111] 高建忠, 何绯娟. 分面检索模型与关键技术综述[J]. 图书馆论坛, 2012, 32(6): 112-116.

[112] Stvilia B. Measuring Information Quality[D]. Urbana Champaign: University of Illinois, 2006.

[113] 郝丽芸, 王连纪, 赵建平, 等. 因特网上医学信息质量评价和控制的初步探讨[J]. 医学情报工作, 2002, (4): 216-217, 230.

[114] 唐小利, 杜建, 李姣, 等. 国外健康信息网站评价工具及我国相关网站质量评价体系框架设计[J]. 中国健康教育, 2015, 31(3): 297-301, 315.

[115] 张玢, 许培扬. 互联网医学信息资源模糊综合评判模型的构建和应用[J]. 医学情报工作, 2005, (1): 22-25.

[116] 王春柳, 杨永辉, 邓霏, 等. 文本相似度计算方法研究综述[J]. 情报科学, 2019, 37(3):

158-168.

[117] 胡昌平, 林鑫. 科技文献检索中基于主题词表分面化改造的分面构建[J]. 情报学报, 2015, 34(8): 875-884.

[118] 谢项. 基于古诗知识图谱的智能问答研究[D]. 武汉: 华中师范大学, 2020.

[119] 医疗知识问答-数据集[EB/OL]. https://download.csdn.net/download/weixin_40469691/12546253 [2022-8-10].

[120] 中文医学问答数据集 cMedQA 1.0[EB/OL]. https://github.com/zhangsheng93/cMedQA [2022-8-10].

[121] 医疗问答数据集[EB/OL]. https://github.com/Vitas-Xiong/Chinese-Medical-Question-Answering-System[2022-8-10].

[122] Oh H S, Jung Y, Kim K Y. A multiple-stage approach to re-ranking medical documents[C]. International Conference of the Cross-Language Evaluation Forum for European Languages, 2015: 166-177.

[123] Al-Chalabi H, Ray S, Shaalan K. Semantic based query expansion for Arabic question answering systems[C]. 2015 First International Conference on Arabic Computational Linguistics (ACLing). IEEE, 2015: 127-132.

[124] Damiano E, Minutolo A, Silvestri S, et al. Query expansion based on wordnet and word2vec for Italian question answering systems[C]. International Conference on P2P, Parallel, Grid, Cloud and Internet Computing, 2017: 301-313.

[125] 罗立群, 李广建. 智慧情报服务与知识融合[J]. 情报资料工作, 2019, 40(2): 87-94.

[126] 任萍萍. 5G 技术驱动下的智慧图书馆应用场景与智慧平台模型构建[J]. 情报理论与实践, 2020, 43(7): 95-102.

[127] 旭荣花, 郝喜凤. 移动图书馆场景化服务模式及其应用[J]. 图书馆, 2021, (1): 56-61.

[128] 王雪峰. 智慧图书馆知识服务场景构建研究——以吉林艺术学院图书馆为例[J]. 情报科学, 2019, 37(12): 98-104.

[129] 柳益君, 蔡秋茹, 何胜, 等. 高校移动图书馆的场景化资源推荐服务: 要素、模型和技术[J]. 图书馆学研究, 2018, (1): 67-71.

[130] 王福, 毕强, 许鹏程, 等. 移动图书馆信息接受适配及场景推荐[J]. 图书情报工作, 2018, 62(15): 23-30.

[131] 杜巍, 高长元. 移动电子商务环境下个性化情景推荐模型研究[J]. 情报理论与实践, 2017, 40(10): 56-61.

[132] 王福, 庞蕊, 高化, 等. 场景如何重构新零售商业模式适配性——伊利集团案例研究[J]. 南开管理评论, 2021, 24(4): 39-52.

[133] 国家卫生健康委员会. 2021 年中国卫生健康统计年鉴[M]. 北京: 中国协和医科大学出版社, 2021.